Jakob Landolt

SATANIC PANIC

Teuflische Verschwörungstheorien in der Psychiatrie

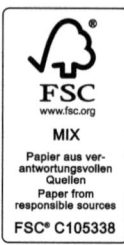

Bibliografische Informationen der Deutschen Nationalbibliothek:

Die Deutsche Nationalbibliothek verzeichnet diese Publikation in der Deutschen Nationalbibliografie; detaillierte bibliografische Daten sind im Internet über http://dnb.dnb.de abrufbar.

Verlag: BoD . Books on Demand GmbH, Überseering 33, 22297 Hamburg, bod@bod.de

Druck: Libri Plureos GmbH, Friedensallee 273, 22763 Hamburg

ISBN: 978-3-7693-2770-0

Bibliographische Bibliografische Information der Deutschen Nationalbibliothek

Die Deutsche Nationalbibliothek verzeichnet diese Publikation in der Deutschen Nationalbibliografie; detaillierte bibliografische Daten sind im Internet über http://dnb.d-nb.de abrufbar.

Dieses Buch erscheint auch als E-Book

Zum Einsatz gelangte folgendes KI-System:
ChatGPT, ein Sprachmodell von OpenAI. ChatGPT (Open AI, GPT-3.5 basiertes Sprachmodell)
https://chat.openai.com/
(PS.: ChatGPT wurde vom Autor nicht überprüft. Bezüglich der Angaben dieser Chatbot übernimmt der Autor keine Gewähr.)

Rücksicht:
Aus Rücksicht (Persönlichkeitsschutz) gegenüber im Text erwähnten Personen, wird auf die volle Ausschreibung der Nachnahmen verzichtet, jedoch werden auch keine Alias-, Deck- oder Künstlernahmen erfunden. Erwähnt wird der echte Vorname sowie der Initialbuchstabe des Nachnamens. Der Persönlichkeitsschutz soll jedoch keine Fehlverhalten von Personen decken, die im öffentlichen Dienst stehen oder standen. Ihre vollen Namen wurden durch die Medien erwähnt.

Bei öffentlich-rechtlichen Personen, wie z. B. Chefärztinnen* in öffentlichen Anstellungen oder Verfasserinnen von öffentlich zugänglichen Publikationen (Autorinnen oder Autoren) etc., wird der Name erwähnt. (* im gesamten Textteil erfolgt der Sexus in freier Wahl.)

Wenn es der Leserlichkeit dient, wird zwischen Fachwörtern ein Bindestrich eingefügt.

Inhaltsverzeichnis:

Satanic Panic und Mind Control

Teuflische Verschwörungstheorien in der Psychiatrie

Die Untersuchungsberichte

Statement des Autors:
In diesem Jahr werde ich 74 Jahre alt. Schreiben ist mein Hobby, das ich jedoch nur in den Wintermonaten ausübe. Ich widme mich der Schriftstellerei in meiner Freizeit, aus reinem Spass an der Sache, jedoch nicht als Ausgleich für berufliche oder tägliche Verpflichtungen. Schliesslich bin ich seit etwa zehn Jahren im Ruhestand.

Die Geschichte der sogenannten ,Satanic Panic', die ich, zugegebenermassen, als perfide Verschwörungstheorie betrachte, ergriff mich, als ich durch verschiedene Medien erfuhr, dass sie seltsamerweise auch meinen ehemaligen Arbeitgeber betroffen hatte. Trotz allem werde ich die Ehre meines ehemaligen Arbeitgebers weiterhin hochhalten und verteidigen – aber ich gehe ehrlich mit der perfiden Thematik um.

Es handelt sich um eine vorbildliche und moderne psychiatrische Klinik in der Ostschweiz. Sollte ich jemals in die Lage kommen, eine psychiatrische Behandlung zu benötigen, würde ich mich vertrauensvoll in dieser Klinik behandeln zu lassen.

Diese Klinik war rund 20 Jahre lang mein Arbeitgeber, und ich habe mich dort immer wohlgefühlt. Parallel dazu führte ich etwa 23 Jahre lang ein kleines Privatheim, in dem ich zusammen mit meinen Mitarbeiterinnen anfangs ältere Menschen pflegte und später psychisch kranke Menschen betreute.

Eine meiner unvergesslichen Bewohnerinnen war gleichzeitig auch Patientin in dieser Psychiatrie. Sie litt unter einer dissoziativen Identitätsstörung und hatte dort mehrere traumatherapeutische Behandlungen erhalten. Auch war sie auf einer Station hospitalisiert, auf der sich genau diese unverständliche und absurde ,Satanic Panic-Theorie' abspielte.

Meine Heimbewohnerin wurde zwar nicht direkt in diese leidige Verschwörungstheorie verwickelt, wurde aber von Ärzten und Therapeutinnen behandelt, die damit in Berührung kamen. Auch ich arbeitete rund ein halbes Jahr auf dieser Station, ohne jedoch direkt mit der ,Satanic Panic' in Kontakt zu kommen. Die Psychiatrie hat mich damit nie belästigt.

Leider nahm sich meine Heimbewohnerin 2014 das Leben. Lange Zeit fühlte ich mich schuldig an ihrem Tod und dachte darüber nach, was ich als Leiter des Privatheimes besser hätte tun können.

Über meine Erfahrungen mit dieser Bewohnerin habe ich übrigens ein Buch geschrieben, das noch immer im Buchhandel erhältlich ist:
Miranda M
Dissoziative Identitätsstörung
ISBN **978-3-7357-1875-4**.

Liebe Leserinnen und Leser

Lassen Sie mich Ihnen einen kurzen Einblick in die Thematik dieses Buches geben, das sich mit der dunklen Geschichte der Satanic Panic, ritueller Gewalt und den Mechanismen der Gedankenmanipulation befasst.

Die Satanic-Panic-Verschwörungstheorie

Die sogenannte „Satanic Panic" war eine Massenhysterie, die in den 1980er und 1990er Jahren in den USA weit verbreitet war und die Angst vor einem angeblichen, landesweiten satanischen Kult hervorrief. Diese Verschwörungstheorie behauptete, dass es ein geheimes Netzwerk von Satanisten gebe, das Kinder missbrauche, ritualistische Opfer (rituelle Gewalt) bringe und die Gesellschaft unterwandere.

Es wurde eine Vielzahl von vermeintlichen Zeugen und „Opfern" angeführt, die von „ritualisierten Misshandlungen" berichteten, oft unter fragwürdigen Umständen und mit zweifelhaften Beweismitteln. Die Vorstellung, dass Satanisten tief in die Gesellschaft integriert waren, führte zu einer Vielzahl von Fehlurteilen und Verhaftungen, basierend auf unbegründeten Anschuldigungen. Eine solche Angstwelle führte zu einer Reihe von Justizfehlern und Missverständnissen, bei denen unschuldige Menschen fälschlicherweise beschuldigt und verurteilt wurden.

Heute wird die „Satanic Panic" größtenteils als eine kollektive Hysterie betrachtet, die durch Medienberichte, Missverständnisse und die Popularisierung von Horrorfilmen und -geschichten genährt wurde, ohne dass es handfeste Beweise für die Existenz eines großflächigen satanischen Kults gab.

Vertiefung:

Die Theorie der „Satanic Panic" umfasste mehrere miteinander verbundene Annahmen und Behauptungen, die darauf abzielten, ein geheimes und weit verbreitetes satanisches Netzwerk zu entlarven. Hier sind die zentralen Elemente dieser Verschwörungstheorie:

1. **Geheime satanische Kults:** Die Theorie behauptete, dass es in der Gesellschaft und speziell in privilegierten oder einflussreichen Kreisen (wie unter Richtern, Ärzten, Lehrern, Polizisten oder Politikern) geheime satanische Kults gebe. Diese Kults sollen rituelle satanische Praktiken durchführen, die insbesondere Kindermissbrauch und Menschenopfer beinhalteten.

2. **Ritueller Kindesmissbrauch:** Ein zentrales Element der Verschwörungstheorie war die Vorstellung, dass Kinder systematisch von Satanisten missbraucht wurden. Es wurde behauptet, dass diese Missbräuche in geheimen, meist rituellen Kontexten stattfanden, wobei Kinder entweder in satanischen Ritualen geopfert oder durch rituellen Missbrauch psycholo-

gisch manipuliert wurden. Die Opfer sollen oft aus wohlhabenden oder gut vernetzten Familien stammen.

3. **Verschwörung der „Verschleierung":** Die Theorie ging davon aus, dass diese satanischen Gruppen von der Gesellschaft, den Medien und der Regierung absichtlich verschleiert oder geschützt wurden, um die „Wahrheit" zu verbergen. Die Idee war, dass die Eliten des Landes wüssten, was vor sich ging, aber sie seien entweder Teil des Kults oder fürchten sich davor, die Wahrheit öffentlich zu machen.

4. **Zeremonien und Opfer:** Die Theorie zeichnete Bilder von geheimen, dunklen Ritualen, die an abgelegenen Orten wie Kirchen, Wäldern oder versteckten Gebäuden durchgeführt wurden. In diesen Zeremonien sollen sowohl symbolische als auch tatsächliche Opfer (meistens Kinder) gebracht worden sein, oft im Zusammenhang mit Satanismus und okkulten Praktiken.

5. **„Unterwandern" von Institutionen:** Anhänger der Theorie glaubten, dass die satanischen Gruppen in vielen gesellschaftlichen Institutionen (Schulen, Kirchen, Kindergärten, Krankenhäuser, Polizei, usw.) infiltriert waren, um den Missbrauch und die Kontrolle über die Gesellschaft aufrechtzuerhalten. Die Idee war, dass diese Kults die Gesellschaft unterwandern, indem sie in Positionen der Macht und Autorität aufsteigen.

6. **Angst vor satanischer Indoktrination:** Es gab die Vorstellung, dass die Gesellschaft in einem „Krieg" gegen Satan und seine Anhänger stehe und dass bestimmte Kulturprodukte (wie Musik, Filme oder Bücher) insgeheim dazu dienten, Kinder und Jugendliche zu „indoktrinieren" oder in den satanischen Kult einzuführen. Dazu gehörten unter anderem Gerüchte über versteckte Botschaften in Rockmusik oder Horrorfilmen, die angeblich satanische Ideen verbreiten sollten.

Diese Verschwörungstheorie gewann besonders durch die Medien an Fahrt, die Berichterstattung über angebliche Missbrauchsfälle trugen zur Verbreitung bei, ohne dass immer genug Beweise vorlagen. Oft wurden die Vorwürfe auf Basis von suggestiven Befragungen oder zweifelhaften „Erinnerungen" aufgestellt, was später zu vielen Fehlurteilen führte.

Die „Satanic Panic" ist inzwischen weitgehend als eine durch soziale Hysterie und Fehlinformationen genährte Verschwörungstheorie anerkannt, die durch realen Missbrauch und Ängste über den Verlust von gesellschaftlicher Kontrolle ausgelöst wurde, ohne dass es die behaupteten geheimen satanischen Netzwerke in dem Maße gab, wie es dargestellt wurde

Die Verschwörungstheorie des Mind Control

Die „**Mind-Control**"-**Verschwörungstheorie** basiert auf der Vorstellung, dass geheime Organisationen oder Regierungen in der Lage sind, den menschlichen Geist zu kontrollieren, zu manipulieren und zu beeinflussen, ohne das Wissen oder die Zustimmung des betroffenen Individuums. Diese Theorie beinhaltet die Annahme, dass bestimmte Kräfte entweder durch Technologie, psychologische Techniken oder andere Mittel die Gedanken, Handlungen und Wahrnehmungen von Menschen verändern können, um ihre eigenen Ziele zu erreichen.

Die wichtigsten **Elemente** der „Mind-Control"-Verschwörungstheorie sind:

1. Geheime Programme und Experimente

- Anhänger dieser Theorie glauben, dass Regierungen (insbesondere in den USA und der Sowjetunion während des Kalten Krieges) geheime Experimente zur Gehirnwäsche oder „Mind-Control" durchgeführt haben. Ein prominentes Beispiel hierfür ist das **MKUltra**-Programm der CIA, das in den 1950er bis 1970er Jahren in der echten Geschichte stattgefunden hat und bei dem es um Experimente mit Drogen, Hypnose und anderen psychologischen Methoden zur Gedankenkontrolle ging.

- Es wird angenommen, dass solche Programme immer noch existieren oder in einem noch größeren Umfang durchgeführt werden, oft verdeckt vor der Öffentlichkeit.

2. Technologische Kontrolle

- Einige Varianten der Theorie argumentieren, dass fortschrittliche Technologien, wie **Gedankenlesegeräte**, **Hirnstimulationstechniken** oder **Elektromagnetische Felder**, verwendet werden, um den Geist eines Menschen zu beeinflussen oder direkt zu kontrollieren. Diese Technologien sollen es ermöglichen, Gedanken zu implantieren, das Verhalten zu steuern oder die Wahrnehmung zu manipulieren.

- Ein populäres Beispiel ist die Vorstellung von „**HAARP**" (High-Frequency Active Auroral Research Program), das in der Verschwörungstheorie als eine Technologie dargestellt wird, die in der Lage ist, das Wetter zu kontrollieren und möglicherweise auch Gedanken und Emotionen zu beeinflussen.

3. Programmierte Individuen

- Laut der Verschwörungstheorie gibt es Menschen, die durch verschiedene Methoden (z. B. Traumatisierung, Drogen, Hypnose, Elektroschocks) so manipuliert wurden, dass sie „**programmierte Manchurian-Kandidaten**" sind. Diese Individuen haben scheinbar normale Leben, können aber im Auftrag von Geheimdiensten oder kriminellen Organisationen spezifische Missionen ausführen, ohne sich ihrer Manipulation bewusst zu sein.

- Diese „Mind-Control"-Opfer sind in der Theorie fähig, in bestimmten Momenten oder unter bestimmten Bedingungen (wie etwa durch Auslöser oder Befehle) in einen anderen Zustand versetzt zu werden, in dem sie ohne Widerstand bestimmte Handlungen ausführen, die sie normalerweise nicht tun würden.

4. Medien- und Massenmanipulation

- Anhänger der „Mind-Control"-Theorie sind oft der Ansicht, dass die Massenmedien eine Schlüsselrolle bei der Manipulation des öffentlichen Bewusstseins und der kollektiven Gedanken spielen. Dies geschieht angeblich durch subtile, aber effektive Botschaften in Nachrichten, Filmen, Musik und Werbung, die das Denken und Verhalten der Menschen steuern, ohne dass diese sich dessen bewusst sind.

- In dieser Hinsicht wird behauptet, dass Medien oft als Werkzeug von Regierungen oder großen Unternehmen genutzt werden, um gesellschaftliche Trends zu beeinflussen und die öffentliche Meinung zu formen, indem sie verdeckte psychologische Manipulationstechniken anwenden.

5. Manipulation durch psychologische Techniken

- Ein weiteres wichtiges Element der „Mind-Control"-Theorie ist die Annahme, dass psychologische Techniken wie **Hypnose, Bewusstseinskontrolle, Wiederholungsmantras, Angstinduktion** oder **konditionierte Reflexe** zur Gedankenkontrolle verwendet werden können.

- Hier wird oft von psychologischen **Kulten** oder **Sekten** gesprochen, die Menschen gezielt durch Manipulation und Gehirnwäsche so kontrollieren, dass sie ihre eigenen Wünsche und Überzeugungen zugunsten der Führung oder einer anderen Agenda unterdrücken.

6. New-World-Order (NWO) und Elitekontrolle

- Die „Mind-Control"-Theorie ist oft mit anderen Verschwörungstheorien verknüpft, wie etwa der **New-World-Order (NWO)**-Theorie, die eine globale Verschwörung der Eliten postuliert, um die Menschheit unter ihre vollständige Kontrolle zu bringen. In dieser Version der Theorie wird angenommen, dass „Mind-Control" als ein Werkzeug dient, um die Bevölkerung in einem Zustand der Unterwerfung oder Unwissenheit zu halten, während die globalen Eliten ihre Agenda vorantreiben.

7. Überwachung und Kontrolle der Bevölkerung

- Einige Versionen der Theorie gehen davon aus, dass die zunehmende Überwachung durch Technologien wie **Smartphones, Kameras, Social Media** und **Künstliche Intelligenz** Teil eines groß angelegten Plans zur Kontrolle der Gesellschaft ist. Die Nutzung von Daten, um das Verhalten der Menschen vorherzusagen und zu beeinflussen, wird als eine moderne Form der „Gedanken- und Verhaltenskontrolle" betrachtet.

8. Popkultur und „MKUltra"

- In der Popkultur wird „Mind-Control" oft in Form von **Versklavung durch Musik, Werbung oder Hollywood** dargestellt. Berühmte Musiker oder Schauspieler, die als Teil einer Elite oder geheimen Gesellschaft gelten, sollen durch „Mind-Control"-Techniken manipuliert werden, um die breite Masse zu beeinflussen oder zu lenken.

Fazit:

Die „Mind-Control"-Verschwörungstheorie behauptet, dass bestimmte Akteure (insbesondere geheime Regierungen, Eliten oder Organisationen) Technologien und psychologische Methoden nutzen, um den menschlichen Geist zu manipulieren, zu kontrollieren oder zu „programmieren". Während es in der Geschichte echte Versuche zur Manipulation des menschlichen Verhaltens und Experimente wie **MKUltra** gegeben hat, gibt es keine belastbaren Beweise für die weitreichende, technologische Gedankenkontrolle, wie sie in den Verschwörungstheorien behauptet wird. Diese Theorien beruhen oft auf spekulativen Annahmen und mischen reale Ereignisse mit unbegründeten Vorstellungen.

Rituelle Gewalt als Verschwörungstheorie

Der Begriff „ritueller Gewalt" wird oft in Zusammenhang mit Verschwörungstheorien verwendet, die behaupten, dass bestimmte Gruppen oder Individuen in einer Gesellschaft Gewaltakte mit einem ritualisierten oder symbolischen Zweck begehen. Diese Theorie steht häufig im Kontext der Satanic Panic, aber auch in anderen Verschwörungstheorien, die die Existenz geheimer, gewalttätiger Rituale annehmen, in denen Opfer missbraucht, getötet oder auf andere Weise rituell misshandelt werden, um bestimmte religiöse oder okkulte Ziele zu erreichen.

Rituelle Gewalt als Verschwörungstheorie

Ja, **ritueller Gewalt** wird in vielen Fällen als Verschwörungstheorie betrachtet, besonders im Zusammenhang mit der Vorstellung, dass es geheime, organisierte Gruppen gibt, die solche Rituale durchführen. Diese Verschwörungstheorien beinhalten oft die Annahme, dass solche Gruppen sehr mächtig sind (häufig in hohen gesellschaftlichen Positionen oder sogar in Regierungen), und dass sie in geheimer Weise bestimmte gesellschaftliche Normen und Werte untergraben, um ihre eigenen dunklen und geheimen Ziele zu verfolgen.

In den populärsten Erzählungen, insbesondere während der **Satanic Panic**, wurde behauptet, dass es landesweite Netzwerke von Satanisten gibt, die rituelle Gewalt anwenden, um Kinder zu missbrauchen, zu opfern oder sie auf andere Weise zu schädigen, oft mit okkulten oder satanischen Zeremonien verbunden. Es wurde auch behauptet, dass diese Aktivitäten von der Gesellschaft, von Behörden oder von Eliten absichtlich verschleiert oder unterstützt werden, um die „Wahrheit" zu verbergen.

Wichtig ist, dass es **keine belastbaren Beweise** für weit verbreitete, organisierte „rituellen Gewalt"-Netzwerke gibt, wie sie in diesen Verschwörungstheorien behauptet werden. Stattdessen handelt es sich meist um das Produkt von Ängsten, Hysterie, Missverständnissen und selektiver Wahrnehmung, die durch Medienberichte, fälschliche Erinnerungen von Zeugen und manipulierte Aussagen verstärkt werden.

Unterschiede zwischen ritueller Gewalt und „normaler" Gewalt

Die **rituellen Gewalt**-Vorstellungen unterscheiden sich von „gewöhnlicher" Gewalt in der Art und Weise, wie der Missbrauch oder die Gewalt dargestellt wird. Einige der typischen Merkmale, die „ritueller Gewalt" zugeschrieben werden, sind:

1. **Symbolische Bedeutung und rituelle Struktur:**

    o **Rituelle Gewalt** wird oft als eine Form von Gewalt beschrieben, bei der der Täter eine bestimmte symbolische Bedeutung verfolgt, die mit einem religiösen, spirituellen oder okkulten Ritual verbunden ist. Dies könnte beispielsweise das Durchführen von bestimmten Handlungen wie „Opfern", „Segnungen" oder „Zeremonien" umfassen.

- o **Normale Gewalt**, auf der anderen Seite, ist meist pragmatischer und basiert auf unmittelbaren, oft persönlichen oder materiellen Motiven wie Wut, Rache, Gier oder Macht.

2. **Fehlende Notwendigkeit für persönlichen Gewinn:**

- o Bei **ritueller Gewalt** wird oft behauptet, dass die Täter keine unmittelbaren, greifbaren Vorteile suchen (wie Geld oder Besitz), sondern vielmehr spirituelle oder symbolische Ziele anstreben, etwa die Erlangung von Macht, den Erhalt von spirituellen Kräften oder die Ausführung von religiösen oder satanischen Ritualen.

- o **Gewöhnliche Gewalt** dient meist direkt einem praktischen Zweck, sei es aus Rache, Kriminalität, Terrorismus oder persönlichen Konflikten.

3. **Wiederholung und Ritualisierung:**

- o **Rituelle Gewalt** wird als wiederkehrende Praxis verstanden, bei der Täter und Opfer durch festgelegte Rituale gebunden sind. Diese Rituale könnten sich durch bestimmte Zeitpunkte, Orte, Gegenstände oder Symbole auszeichnen, die eine spirituelle Bedeutung haben.

- o **Normale Gewalt** ist oft nicht systematisch oder ritualisiert und folgt keinen festen Zeremonien oder wiederkehrenden Mustern.

4. **Verdecktheit und Geheimhaltung:**

- o **Rituelle Gewalt** wird in Verschwörungstheorien oft als eine geheime Praxis beschrieben, die hinter verschlossenen Türen stattfindet und absichtlich von den Behörden und der Gesellschaft verschwiegen wird. In diesen Erzählungen wird häufig angenommen, dass es mächtige Eliten gibt, die solche Praktiken geheim halten, um die „Wahrheit" zu verbergen.

- o **Gewöhnliche Gewalt** wird weniger mit Geheimhaltung in Verbindung gebracht und ist in der Regel mehr oder weniger offen oder wird durch Ermittlungen und Strafverfolgung ans Licht gebracht.

Echte Formen der rituellen Gewalt

Es gibt in der Realität vereinzelt Fälle von **ritueller Gewalt** im Sinne von tatsächlicher Misshandlung, die in einigen extremen religiösen oder esoterischen Kulten vorkommen, jedoch sind solche Fälle sehr selten und keine weit verbreitete Praxis. Diese Missbräuche sind oft isoliert und werden von extremen, fanatischen Gruppen oder Einzelpersonen begangen, ohne dass sie eine landesweite oder global organisierte Bewegung darstellen.

Solche Taten sind schwerwiegende Straftaten und müssen ernst genommen werden. Aber im Gegensatz zu den **Verschwörungstheorien** über rituelle Gewalt gibt es keine Hinweise darauf, dass diese Missbräuche in großem, systematischen Maßstab stattfinden, wie es die Theorie der Satanic Panic suggerierte.

Fazit

Rituelle Gewalt wird oft als Teil von Verschwörungstheorien gesehen, besonders in Erzählungen, die geheime, weit verbreitete satanische oder okkulte Netzwerke annehmen. Während es in der Realität vereinzelt Missbrauchs- und Gewaltakte in extremen religiösen oder okkulten Kontexten gibt, sind die Theorien über weit verbreitete, koordinierte rituelle Gewalt in der breiten Gesellschaft unbegründet. Sie basieren häufig auf Ängsten, Missverständnissen und spekulativen Behauptungen. **Normale Gewalt** hingegen ist in der Regel praktischer und nicht mit einem symbolischen, ritualisierten Kontext verbunden.

Intro

Kürzlich gerieten in der Schweiz drei **renommierte psychiatrische Kliniken** in die Schlagzeilen der Presse. Anlass war die Aufdeckung eines **Skandals** durch das Schweizer Fernsehen SRF. In Therapien von einigen Traumastationen war das verschwörungstheoretische **Gedankengut** des ‚**SATANIC PANIC, RITUELLE GEWALT UND MIND CONTROL**' eingezogen.

Namhafte Psychiater und gut ausgebildete Psychologinnen mit universitären Abschlüssen glaubten an **dunkle satanische Machenschaften einer versteckten, hohen gesellschaftlichen Elite**, die mit eiskalt geplanten, wissenschaftlich methodischen Vorgehensweisen zur Folter resp. zu sexuellem Missbrauch von Babys schritten und Kinder programmieren würden. (Satanic Panic).

Eine geheime elitäre Gesellschaftsschicht quäle, vergewaltige und ermorde kleine **Kinder** und **Säuglinge** auf die grausamste Art und Weise, **trinke genüsslich deren Blut und esse ihr Fleisch an satanistischen Ritualen.** So ihre kruden Behauptungen. Mit unvorstellbarer Gewalt würden Kinder gequält, gepeinigt und vergewaltigt. Mittels **Martermethoden**, wie man sie aus **Experimenten** an Menschen aus **Konzentrationslagern der Nazi-Zeit** kenne, so diese Psychiater, würde das **Gedächtnis der Opfer** zu willenlosen **Zombies** ‚gespalten' (dissoziiert) und dann neu **programmiert und überwacht**, so dass diese den zukünftigen **sexuellen Bedürfnissen und der Mordlust** ihrer Peiniger jederzeit zur Verfügung stehen würden. Etwa an Tagen wie **Halloween.** Dies nennt sich Gedankenkontrolle oder **Mind Control.**

Mittels eines arglistigen, weltumspannenden Komplotts und bösartiger gesellschaftlicher Intrigen könnten diese **teufelsanbetenden Peiniger und Satanisten**, die **in höchsten gesellschaftlichen Eliten** zu finden seien, jegliche Aufdeckung und gerichtliche Verurteilung ihrer Gewalttaten bis heute verunmöglichen. Die Täter seien mit Unterstützung von Polizei und Staatsanwaltschaft extrem gut geschützt und gut organisiert.

Zur Aufdeckung dieses Skandals missbrauchen diese Psychiater Menschen, meist Frauen, die an der sehr seltenen **dissoziativen Identitätsstörung** leiden und sich an diese grausamen, **ritualisierten und sexualisierten Gewalttaten**, die sie in früher Kindheit erlebten, nicht mehr erinnern können. Ihre Peinigungen sind ihnen aus dem Gedächtnis gefallen, sind verschüttet und entziehen sich ihrem Bewusstsein. Die Gräueltaten bleiben diesen Frauen **dissoziiert** und sind von Erinnerungen abgeschnitten und umfassen sowohl die Wahrnehmung, das Denken, das Handeln wie auch das Fühlen.

Diese **Verschwörungstheorie** ist eher ein **Verschwörungsmärchen** oder ein **Verschwörungsnarrativ.** Sie gründet nicht auf Wissen, sondern auf einem kruden und bizarren Glauben. Diesen Unsinn jedoch glauben sowohl gestandene, universitär ausgebildete Traumaspezialisten und Psychologinnen, wie auch die ratsuchenden Patientinnen mit ihren schweren Traumata selbst.

Das Verschwörungsmärchen des Satanic Panic/rituelle Gewalt/Mind Control

Das Verschwörungsnarrativ lehnt sich eng an das Krankheitsbild der dissoziativen Identitätsstörung an. Die grossen Lehrmeister dieser Psychiater sind angeblich die Betroffenen, aber es sind in Tat und Wahrheit gewisse Therapeuten und Therapeutinnen, die solche Märchen mit dem Störungsbild der DIS vermischen und verbreiten. **Die Traumatherapeuten sind die wahren Urheber dieses Märchens.**

Sie reden von **Satan**, von Mind Control, resp. von **Programmierungen** und von **ritueller Gewalt**. Die Programmierung basiere auf westlichen Kulten, Sekten und Organisationen. Mittels **ausgeklügelten und geheimen Techniken** und **hochentwickelten Technologien** würden Babys und Kinder (auch Erwachsene) gezielt in verschiedene ,Innenpersonen' aufspalten (dissoziiert). Sie würden komplexe **Persönlichkeitssysteme** in diesen gequälten und malträtierten Menschen erschaffen, die stets einem hohen **Selbstverletzungs- und Suizidrisiko** ausgesetzt seien und grosse **Angst** hätten.

Die Vorstellungen dieser Psychiater und Psychologinnen beruhen auf der Annahme, dass diese rituelle Gewalt auf der Grundlage der Mind Control basiere. Die Opfer seien in ihrer Kindheit von organisierten Gruppen, satanistischen und anderen ,dunklen' religiösen Kulten schwer misshandelt worden. Diese Opfer seien noch heute in böse Kulte eingebunden und durch deren Techniken jederzeit abruf- und einsetzbar.

Die Satanisten arbeiteten, so die Vorstellungen, mit dem ,**Viele-sein**' der Opfer. Einige Innenpersonen seien von diesen Tätern jederzeit neu programmierbar. Die vielen Innenpersonen würden sich untereinander nicht kennen und wären durch **Wände der Amnesie** vollständig voneinander abgetrennt.

Das **Verschwörungsnarrativ** glaubt, dass enge Familienangehörige Mitglieder dieser Satanistensekte seien, **die weltweit agieren** würden. Die verschiedenen Gruppen seien eng miteinander vernetzt. Sie würden **Satan als Gott anbeten** oder z. B. auch **Luzifer** oder andere **gnostische vorchristliche Gottheiten**. Darunter würden sich auch **militärische und politische Geheimdienste** mischen und mitmachen.

Die **Psychotechniken** dieser Satanisten und Geheimorganisationen verfügten über ein breites und modernes Spektrum an psychologischen Strategien, mit denen sich die Kontrolle eines Individuums über sein Denken und Verhalten, seine Gefühle und Entscheidungen untergraben liesse. Sie hätten ein **Geheimwissen über Konditionierungs- und Programmierungs-und Foltertechniken**. Diese Techniken seien raffiniert und auf dem neuesten Stand. Sie umfassten auch **Elektroschocks, elektronische Implantate** und andere **technische Geräte** und kennen die Auswirkungen schwerster Folter. Diese Techniken seien in der Lage, gewisse Informationen in die verschiedenen Gehirnteile zu verankern. Dazu verwendeten die Satanisten auch **Drogen** oder **Hormone**.

Die Traumatherapeuten behaupten von sich, sie seien praktisch als einzige in der Lage, die Patientengruppe der DIS erfolgreich behandeln zu können.

Verschwörungserzählungen oder Verschwörungsideen

Verschwörungserzählungen sind beispielsweise in **Amerika** seit deren Gründung Ende des 18. Jahrhunderts im Umlauf. Auch die Gründerväter dieser Republik waren sehr anfällig für **dunkle Fantasien** und Ideen von **geheimen Komplotten**. Nichts war zur damaligen Zeit noch das Werk Gottes: Alles war menschengemacht. Hinter allen Ereignissen musste menschliches Handeln stehen.

Es gab keine Zufälle, alles wurde auf das Wirken fremder, menschlicher Kräfte zurückgeführt. Schuldig gesprochen wurden Menschen z. B. aus dem Umfeld des Kommunismus oder Katholizismus kamen.

Bei der dritten Präsidentenwahl in den USA (Jefferson vs. Adams) um 1800 beschuldigte man Jefferson, dass dieser mit dem **Geheimbund der Illuminati** unter einer Decke strecken würde und man den **Umsturz der US-Regierung** beabsichtige. Eine frühe moralische Panik war geboren.

Heute behauptet ein ehemaliger Präsident der USA, Donald Trump, man habe ihm die Wahl gestohlen und man munkelt in seiner Stammwählerschaft, dass der Staat vorhabe, alle weissen Amerikaner durch nichtweisse Einwanderer zu ersetzen. Waren früher katholische Migranten schuldig, sind es heute z. B. die Hispanos.

Im Jahre 1834 brannte in Boston eine wütende Menge ein Kloster nieder, weil man zu wissen glaubte, dass die Priester und Nonnen im Untergrund Kinder als sexuelle Sklaven hielten. **Q-Anon** behauptet heute, es gäbe in Washington eine **Pizzeria**, wo sich die Demokraten treffen würden, die alle zu einem **weltweiten Pädophilenring** gehörten. Überhaupt würden die Demokraten kleine Kinder quälen und essen. Demokraten würden weltweit einen **elitären satanistischen Ring von Kinderschändern** bilden.

Früher sah man den Staat bedroht, z. B. durch den Einfluss des Kommunismus oder Katholizismus, heute jedoch nimmt man an, dass der Staat bereits gänzlich unterwandert sei und die Gefahr heute vom Staat ausgehe. Der Staat ist nicht mehr das Ziel der Bedrohung, er **ist** die Bedrohung (Deep State).

Trump warnt denn seine Anhänger genau von diesem Deep State und ist überzeugt, der Staat sei hinter seinen Anhängern und Wählern her. Vom Sturm auf das Kapitol behauptet er frech, dieser sei eine geheime FBI-Operation gewesen.

Die Satanic Panic Bewegung entstammt jedoch nicht Q-Anon, sondern nährt sich aus den Geschehnissen um 1980. Damals grassierte zum ersten Mal eine Bewegung, die man heute wie damals **Satanic Panic** nannte. Inzwischen vermochte sie nach Europa herüber zu schwappen, und zwar in die guten **Praxisstuben von Psychiater und Psychologinnen** und mitten in altehrwürdige **Psychiatrien** resp. psychiatrische Institutionen, nicht nur in der Schweiz, sondern vermutlich in ganz Europa.

Satanic Panic heute

Eines Tages entdeckte man in der Schweizer Psychiatrie, dass Menschen mit schweren Traumaerfahrungen existieren und behandelt werden sollten. Mit Eifer leerte man Abteilungen oder Häuser mit Chronischkranken, Langzeitpatienten und Pensionären.

Neue **Traumatherapien** wurden entwickelt und **Traumastationen** aufgebaut. Es wurden in aller Regel Psychiater eingestellt, die, was das Gebiet des Psychotraumas anbelangte, noch völlig unerfahren waren und noch nie in einer Traumastation gearbeitet hatten. Aus den USA schwappte 1980 die Satanic Panic Welle nach Europa und emsige Psychologinnen und wackere Psychiater nahmen sich dem modernen Thema an. Leider gab es darunter auch etliche **schräge Vögel**, die zwischen der universitären Psychologie und Esoterik nicht klar genug zu unterscheiden mochten. Sie schrieben häufig gelesene und zitierte Bücher über diese neue Störung, die in aller Munde war: Die **Multiple Persönlichkeitsstörung**, die später zur **Dissoziativen Identitätsstörung** (DIS) umbenannt wurde.

Die schrägsten Buchautorinnen, meist junge Psychologinnen, frisch ab der Uni, stürzten sich auf das Thema und **verhedderten sich in abstruse Ideen**. Die ganz Welt sahen sie in einem **satanistischen Netzwerk** gefangen, durchsetzt von hohen Würdenträgern aus Politik, Wissenschaft und Kunst, die **Babys auf rituelle Art und Weise ermordeten**, indem sie ihnen deren **Herzen aus dem Leib rissen**, deren **Blut tranken** und aus denen sie eine **Verjüngungsdroge, ein Serum** herstellten.

Sie durchtränkten ihre **unwissenschaftlichen Werke** mit **Verschwörungstheorien**, die eher **Märchen** oder Narrativen glichen und bestückten die Sachregister ihrer Knüller und Schandwerke mit Fachwörtern wie:

Innere Ablagesysteme, Abspaltungen, ANP, umherschweifende Anteile, Auftragskiller, Aus-Code, Auschwitz-Selbst, Aus-Trigger, Basis-Anteile, Befehlsketten, innere Beobachter, innere Berichterstatter, innere Beschützer, Betäubungsdrogen, Biest-Monster, Block der Wächter, Chakra, Co-Bewusstsein, Dämonen, Deckerinnerungen, Dissoziationsfähigkeit, Doubles, Drittes Reich, Ein- und Aus-Trigger, Elektroschocks, Engels-Sprengfallen, Ersatzfallen-Programme, Extra-Sensory-Perception, Extreme abuse survey, Fraktionierungsprozesse, Freimaurer, Fruchtbarkeitstraining, Gastgeber, Gedankenraub, Gehirntransplantation, Gehirnwäsche, Gehorsamszucht, göttliche Nichtintervention, Grundprogrammierung, Haupt-Alltagspersönlichkeit, Haupt-Chakra-Chi-Energiezentren, Haupthalter, Hohe Priester, Hüllen-ANP, Innenpersonen, innere Anführer, innere Bestrafer, innere Programmierer, innere Vollstrecker, Introjekte, Kabbala, Klangtrigger, Knotenpunkte, Konferenzraumtechnik, Ku Klux Klan, Loyalitätsprogrammierung, Mini-Ichs, Müllkinder, Nachwuchs-Berufskiller, Nahtoderlebnis, Nekrophilie, Nazis, okkulte Glaubenssysteme, Programmcodes, Programmierpaket, satanische Taufrituale, Satanismus, Scham, Schlüsseltriggerphasen, Schneesturm-Programmierung, Sektenkinder, Sexsklaverei, Sex-Training, Snuff, Spiegel-/alles-rückwärts/Matrix-Programme, Spinning, Sprengfallen, Torwächter, Türsteher, Wächter, Walpurgisnacht, Wegwerfkind, Zeitverlust...

Das Thema und der Anlass

Das Thema und der Anlass dieses Buches bilden die in den Medien verbreiteten Berichte über „Teufelsaustreibungen in der Psychiatrie" bzw. den „Teufel im Therapiezimmer". *In mehreren Artikeln wird ein Oberarzt einer ostschweizerischen Privatklinik mit verstörenden Aussagen über satanistische Rituale zitiert, die angeblich bei Opfern von Patientinnen zu schweren Psychotraumen geführt haben sollen.* (WOZ, Tages-Anzeiger, Berner Zeitung, Basler Zeitung, Neue Zürcher Zeitung, Blick, Solothurner Zeitung, St. Galler Tagblatt, Zuger Zeitung uvm.)

Die „Satanic Panic"-Theorie sowie Konzepte wie „Mind Control" (Gehirnwäsche) werden von einigen Fachleuten vertreten, die behaupten, diese Praktiken seien mit Hilfe von Nazi-Wissen und Instrumenten aus den Konzentrationslagern des Holocausts entwickelt und forciert worden. Laut diesen Aussagen hätten sie bei Patientinnen eine sogenannte dissoziative Identitätsstörung (DIS) oder eine dissoziative Identitätsstruktur ausgelöst, was zu einem schweren geistigen Psychotrauma geführt habe. Diese satanischen Rituale und die Folgen der „Gehirnwäsche" seien in Therapiesitzungen nicht nur diagnostiziert, sondern auch behandelt worden.

Der Artikel des Schweizer Fernsehens berichtet von der sogenannten „Satanic Panic", einer weitgehend abgelehnten Verschwörungstheorie, die die gesamte Fachwelt durchzieht und potenziell fatal für die zu behandelnden Patientinnen ist. Diese Theorie besagt, dass geheime, satanische Rituale zur Folter, sexuellen Missbrauch und Manipulation von Opfern führen, was nicht nur unbewiesene Spekulationen sind, sondern auch die psychische Gesundheit von Betroffenen erheblich belasten kann.

Der besagte Oberarzt machte so deutliche Aussagen, dass er unmittelbar nach der Ausstrahlung der TV-Sendung des Schweizer Fernsehens von seiner Position freigestellt wurde. Die Klinikleitung distanzierte sich umgehend von seinen Aussagen und zeigte sich überrascht, als sei ihr nicht bewusst gewesen, was sich seit über einem Jahrzehnt innerhalb ihrer Institution abgespielt haben sollte.

Sowohl das Schweizer Fernsehen als auch verschiedene Zeitungsartikel zeigten auf, dass dieser Oberarzt kein Einzelfall war, sondern dass die „Satanic Panic"-Theorie in der Psychotraumatologie verbreitet war und in bestimmten Kreisen mit der gleichen Überzeugung vertreten wurde wie in einer märchenhaften Traumwelt. Es ist wichtig zu betonen, dass diese Verschwörungstheorie von der überwältigenden Mehrheit der Fachwelt abgelehnt wird, da sie weder auf wissenschaftlichen Erkenntnissen basiert noch durch belastbare Beweise gestützt wird.

Die Begriffe „Satanic Panic", „Mind Control" und „ritueller sexueller Missbrauch" sind für viele Leser möglicherweise nicht geläufig. Daher werden diese Konzepte in den folgenden Seiten genauer erläutert. Ebenso wird das Krankheitsbild der dissoziativen Identitätsstörung (DIS) vorgestellt, die früher als „Multiple Persönlichkeitsstörung" bezeichnet wurde. Es handelt sich hierbei um eine ernsthafte psychische Erkrankung, die auf traumatischen Erlebnissen beruhen kann, jedoch keinerlei Zusammenhang mit den in der „Satanic Panic"-Theorie beschriebenen rituellen Praktiken aufweist.

Es ist von zentraler Bedeutung, dass wir diese Themen differenziert und verantwortungsbewusst behandeln. Das Ziel dieses Buches ist es, die Ausbreitung unbegründeter Theorien zu beleuchten, ihre psychologischen Auswirkungen auf die betroffenen Personen aufzuzeigen und die Leserschaft über die Risiken der Verbreitung solcher Mythen aufzuklären. In keinem Fall soll die Schilderung der „Satanic Panic"-Theorie eine Förderung der Verbreitung dieser unbelegten Spekulationen darstellen.

Damit habe ich klar gemacht, dass die „Satanic Panic"-Theorie in der Fachwelt weitgehend abgelehnt wird und als Verschwörungstheorie angesehen wird. Zudem wurde auf den Ernst der dissoziativen Identitätsstörung hingewiesen, ohne diese fälschlicherweise mit den rituellen Aspekten der Verschwörungstheorie in Verbindung zu bringen. Die Verantwortung, die mit der Veröffentlichung solcher Themen verbunden ist, wird ebenfalls betont.

Was ist Satanic Panic, rituelle Gewalt und Mind Control? Ein Kurzversuch.

Die Begriffe "Satanic Panic", "rituellen Gewalt" und "Mind Control" wurden in den letzten Jahrzehnten immer wieder in den Medien und in bestimmten gesellschaftlichen Kreisen aufgegriffen. Dabei handelt es sich jedoch um Theorien, die in der Fachwelt weitgehend als unbegründet und falsch abgelehnt werden. Um diese Theorien besser zu verstehen, ist es wichtig, ihre Entstehung, die Verbreitung und die wissenschaftliche Einschätzung näher zu betrachten.

1. Satanic Panic

Die sogenannte "Satanic Panic" beschreibt eine moralische Panik, die vor allem in den 1980er und frühen 1990er Jahren in den USA weit verbreitet war. In dieser Zeit verbreiteten sich Gerüchte, dass es landesweit ein geheimes Netzwerk von Satanisten gebe, die in rituellen Zeremonien Kinder entführten, missbrauchten und sogar opferten. Diese Theorie wurde von Medienberichten, pseudowissenschaftlichen Publikationen und einigen selbsternannten Experten verbreitet, was zu einer weit verbreiteten Angst vor satanistischen Kulten führte.

Die "Satanic Panic" führte zu einer Reihe von öffentlichen Ermittlungen, Gerichtsverfahren und Verurteilungen, die jedoch grösstenteils auf fehlerhaften Beweisen, Suggestionen und falschen Erinnerungen beruhten. Viele der vermeintlichen Opfer von satanistischen Missbrauchsriten erkannten später, dass sie durch suggestive Interviewtechniken und die Wiederholung von falschen Informationen falsche Erinnerungen entwickelt hatten. Psychologen und Soziologen stellten fest, dass diese Panik auf einer Kombination aus gesellschaftlichen Ängsten, moralischer Panik und einer Missinterpretation von legitimen Kindsmissbrauchsfällen beruhte. Heute gilt die Vorstellung von landesweiten satanistischen Missbrauchsringen als eine weitgehend falsche Theorie, die von der Fachwelt abgelehnt wird.

2. Rituelle Gewalt

Rituelle Gewalt wird oft als eine Form von Missbrauch beschrieben, bei der Opfer in zeremoniellen Kontexten brutal behandelt, gefoltert und missbraucht werden, häufig unter der Leitung eines Kultes oder einer geheimen Gesellschaft. Diese Vorstellung geht häufig Hand in Hand mit der "Satanic Panic"-Theorie, wobei behauptet wird, dass die Täter in satanischen oder okkulten Ritualen involviert sind.

Die Forschung zu diesem Thema hat jedoch gezeigt, dass viele der angeblichen Fälle von ritueller Gewalt auf falschen Erinnerungen, Suggestion und Fehlinformationen basieren. In den meisten Fällen, in denen solche Vorwürfe erhoben wurden, konnten keine Beweise für die behaupteten Taten gefunden werden. Psychologen erklären, dass die "Erinnerungen" an solche traumatischen Erlebnisse oft durch den Einsatz von suggestiven Interviewmethoden oder durch die Wiederholung von Aussagen während der Befragung von Opfern und Zeugen entstanden. Die Fachwelt ist sich einig, dass rituelle Gewalt in der Form, wie sie häufig dargestellt wird, nicht real ist. Während es natürlich tatsächliche Fälle von Missbrauch gibt, sind die Verbindungen zu satanischen Kulten und Ritualen überwiegend nicht belegt.

3. Mind Control

Der Begriff "Mind Control" oder "Gedankenkontrolle" bezieht sich auf die Vorstellung, dass Individuen durch geheime, oft unbewusste Methoden vollständig manipuliert werden können, um ihr Verhalten zu kontrollieren. In populären Theorien wird oft behauptet, dass geheime Organisationen oder Kultführer diese Techniken anwenden, um ihre Anhänger zu beeinflussen und sie zu extremen oder schädlichen Handlungen zu bewegen. Eine bekannte Version dieser Theorie ist die Vorstellung, dass Menschen durch "Gehirnwäsche" unter der Kontrolle von Geheimdiensten oder okkulten Gruppen stehen.

Diese Vorstellungen haben ihren Ursprung in spekulativen Theorien, die vor allem in den 1950er bis 1970er Jahren populär wurden, als die Öffentlichkeit von den CIA-Experimenten zum Thema "Mind Control" (z. B. MKUltra) erfuhr. Doch die überwiegende Mehrheit der Wissenschaftler hat diese Vorstellung mittlerweile widerlegt. Die sogenannte "Gedankenkontrolle" als absichtliche, umfassende Manipulation des menschlichen Geistes auf der beschriebenen Ebene ist wissenschaftlich nicht haltbar. Zwar gibt es wissenschaftlich dokumentierte Phänomene wie hypnotische Suggestion oder die Wirkung von Gruppenzwang und Propaganda, die zur Beeinflussung des menschlichen Verhaltens beitragen können, aber die Vorstellung einer "totalen" Gedankenkontrolle wird als übertrieben und nicht realistisch abgelehnt.

Sowohl die "Satanic Panic" als auch die Theorie der "rituellen Gewalt" und die Vorstellung von "Mind Control" beruhen somit grösstenteils auf falschen, übertriebenen und unbegründeten Annahmen. Es wird hier betont, dass in der Fachwelt es eine breite Übereinstimmung darüber gibt, dass diese Theorien keine wissenschaftliche Grundlage haben. Stattdessen zeigen psychologische und soziale Forschungen, dass viele der angeblichen Opfer dieser Phänomene in Wirklichkeit durch suggestive Befragung oder durch Fehlinformationen in die Irre geführt wurden.

Die Verbreitung solcher Theorien hat weitreichende negative Auswirkungen: Neben dem unsäglichen Einfluss, den sie auf ganz bestimmte Psychiater und Psychotherapeutinnen haben, führen sie auch unvermeidlich zu Fehlurteilen in Gerichtsverfahren, zu gesellschaftlicher Angst und Misstrauen sowie zu einer Verzerrung der Wahrnehmung von realen gesellschaftlichen Problemen wie Missbrauch und psychischer Manipulation.

Es ist wichtig, diese Theorien kritisch zu hinterfragen und sich auf fundierte, evidenzbasierte Informationen zu stützen, um solchen falschen Vorstellungen entgegenzutreten.

Vertiefungen der Themen.
Das Gedankengut oder die These von Satanic Panic, ritueller Gewalt und Mind Control unterscheidet sich von den weltweit real existierenden Missbräuchen an Kindern. Diese gibt es tatsächlich und es handelt sich dabei um organisierte sexualisierte Gewalt in verschiedenster Form.

Diese sexualisierte Gewalt gibt es auch innerhalb Familien, Erziehungsinstitutionen, Schulen und Jugendorganisationen wie z. B. bei den Pfadfindern. Auch innerhalb meist sehr strukturierter und hierarchisch organisierter Sekten, religiöser Gemeinschaften oder mafiöser Gruppierungen kann es eine sexualisierte Ausbeutung von Kindern und Jugendlichen sowie Erwachsenen geben. Aber gibt es sie auch innerhalb des Satanic Panic?

Die geschändeten Opfer entwickeln dabei diverse dissoziative Schutzmechanismen, wenn sowohl Trauma als auch Schmerz tief genug gehen. Opfer leiden generell an Traumata des Missbrauchs, ob in der Familie oder in organisierten Systemen. Viele leiden an Scham, einige auch an speziellen Folgestörungen des Missbrauchs, an Krankheiten, die aus dem Missbrauch entstehen: beispielsweise an der **dissoziativen Identitätsstörung (DIS)**, bestehend aus verschiedenen Symptomen und Merkmalen, die noch erläutert werden.

Das Gedankengut resp. die These von der Satanic Panic, ritueller Gewalt und von Mind Control enthält oft noch völlig skurrile und merkwürdige Inhalte, Ideen und Ursachenbezüge. Innerhalb des Satanic Panic ist es beispielsweise die Anerkennung **Satans als Gegenspieler Gottes** resp. die **Anbetung Satans**, die hier eine Rolle spielt, nicht so z. B. bei Missbräuchen innerhalb der Familie.

Man fühlt sich (bei Satanic Panic)tief ins Mittelalter zurückversetzt, glaubt sich inmitten von Hexenprozessen. Diese Fälle fliessen in extreme, unkritische religiöse Haltungen und Verschwörungstheorien, in Diagnosen und Therapien ein, was wissenschaftlich nicht haltbar ist.

Wenn Menschen, die wegen einer Dissoziation in eine tiefe seelische Krise geraten und so in die klinischen Mauern einer Psychiatrie gelangt sind und dabei angeben, sie seien Opfer von Satanic Panic, dann läuft da etwas völlig schief.

Vor allem dann, wenn auserwählte Psychiater und Psychologinnen therapeutisch nun zu Teufelsaustreibern werden, zu nazinahen Verschwörungstheoretikern, heimlichen Satansgläubigen, psychiatrischen Fundamentalisten, die oft viel zu kritiklos eine bibelgläubige theologische Richtung resp. Haltung einnehmen innerhalb ihres Berufsgenres und sich gegen jeder Kritik, auch gegen jede moderne Psychiatriewissenschaft unerklärlicherweise wie immun zeigt. Die Geister dieser Psychiater und Psychotherapeutinnen haben sich dann vernebelt.

Bei der Theorie des Satanic Panic spielt Satan aber die wichtigste Rolle, was jedem modernen wissenschaftlich-psychiatrischen Denken widerspricht. Auch bei Mind Control spielen die kruden Ideen der Programmierung eine gewichtige Rolle, als befände man sich da innerhalb einer modernen Verhaltenstherapie, aber auf gehörigen Abwegen.

Es wird innerhalb der Therapie geschwafelt von auf Friedhöfen getrunkenem Blut getöteter Neugeborenen und Babys oder an sonstigen sakralen Orten. Es wird im Therapiesetting geschwafelt von dunklen Wäldern, worin man Kinder töte, indem sie sich dort z. B. zu duelieren hätten. Alles geschehe in ritueller Art und Weise und unter dem Dabeisein von vermummten Erwachsenen, in roten oder schwarzen Roben gehüllten Menschen, die sich an diesen tödlichen Duellen lüstern amüsieren sollen. Ein Psychiater muss dass erst einmal glauben, bevor er mit der Therapie beginnen kann. Und etliche glauben an dieses Geschwafel.

> Die „Satanic Panic"-Theorie ist eine unbewiesene und widersprüchliche Hypothese, die von Experten und Fachleuten im Bereich der Psychiatrie und Psychologie weitgehend abgelehnt wird.

Organisierten kriminellen Täterschaften geht es um sexualisierte Gewalt an Kindern und Frauen, also um Geld, Macht und Lust. Kinder und Erwachsene prostituieren sich und schaffen an im Auftrag dieser Täterkreise. In dieser Porno- und Dirnenindustrie geht es um Milliarden. Bei der Satanic Panic geht es nicht um Geld.

Aber bei Satanic Panic drehe es sich um eine reiche Elite, eine allerhöchste reiche Elite des Staates, die sich Satan hingegeben und Gott verlassen habe. Diese von Anhängern des Satanic Panic herbeigeschworene höchste Elite eines Staates verfüge vorgeblich über viel Geld, viel Einfluss und viel Macht. Und die therapierenden Psychiater und Psychotherapeutinnen glauben daran. In tiefer Ehrfurcht.

Die weltumspannende Realität leider ist, dass Kinder wie Erwachsene zu Opfern unvorstellbarer Gewalt und Grausamkeiten werden können, ob in der Familie, innerhalb der vermutlichen Verschwörungstheorie des Satanic Panic oder innerhalb mafiös strukturierter Gewaltorganisationen. Junge Mädchen werden verschleppt, zur Prostitution gezwungen, vor laufenden Kameras der Pornoindustrie Live vergewaltigt und gequält, zu strengster Arbeit missbraucht, in Sexringen für Stunden und Nächte vermietet und verkauft und zu Dienerinnen ihrer Herrschaft gemacht. Innerhalb des Satanic Panic sollen junge Mädchen, Kinder und Babys ihren Anführern zugeführt werden, die sie öffentlich vergewaltigen, schänden, verletzen um ihr Blut gemeinsam zu trinken.

Mädchen im Kindesalter arbeiten gegen ihren Willen z. B. in Pornobetrieben wie Bordellen oder dienen als Lustobjekte für Pornovideos resp. Missbrauchs- und Quäl-Videos oder für Pornobilder für Pädophile mit dem Ziel, Geld für ihre Unterdrücker einzuspielen. Sehr viel Geld. Aber hinter dieser Sexindustrie steckt kein geheimer satanistischer Zirkel, keine oberste gesellschaftliche Elite, die sich am Missbrauch von Menschen vergnügt.

Bei Satanic Panic handelt es sich jedoch um eine virulente Verschwörungstheorie, die so sehr virulent ist, dass sie auch auf gewisse Therapeuten und vorallem auf Therapeutinnen übergreift. Ein Grossteil dieser Satanic Panic gläubigen Therapeuten ist weiblich.

Anhängerinnen und Anhänger dieser Verschwörungstheorie behaupten, dass ihre Theorie keine Verschwörungstheorie sei. Alles sei real. Und darunter befinden sich angesehene Psychiater und Therapeutinnen mit medizinischen und psychologischen Hochschulabschlüssen. Es ist verrückt!

Je drückender die Gegenbeweise sind, desto heftiger beharren sie auf ihrem Verschwörungsglauben. Sie haben sich radikalisiert. Sie sind total überzeugt davon, gegen ein Komplott von Politikern, Wissenschaftlern, Psychiatern, Universitäten und Pädagogen anzukämpfen, welche diese angebliche höchste Elite nicht anerkennen wollen. Und sie arbeiten in Psychiatrien oder betreiben eine krankenkassenanerkannte Therapiepraxis.

Dass es eine behauptete, oberste gesellschaftliche Elite nicht geben, die mit der Polizei und der Staatsanwalt eines Staates zusammenarbeite, glauben diese Therapeuten nicht. Auch wenn bisher noch nie jemand aus dieser angeblichen Elite je vor Gericht gestellt wurde. Dann behaupten diese Therapeuten, dass solche Eliten eben durch den Staat, die Polizei und die Anwaltschaft geschützt würden. Deshalb könne man einer solche Person aus der obersten Staatselilte nie habhaft werden.

Dadurch klingt Satanic Panic eindeutig nach einer Verschwörungstheorie. Don Quichote kann die Mühle nicht angreifen. Somit gibt es etliche angesehene Fachexperten, Mediziner, Psychiater, Psychologinnen, Buchautorinnen, Gruppierungen, Institute und Verein, ja sogar Polizeiabteilungen und Teile von Staatsanwaltschaften, die an Satanic Panic, an Rituale und an Mind Control glauben oder sie aus Berufsgründen für möglich halten müssen.

Satanic Panic, rituelle Gewalt und Mind Control, das Thema dieses Buches, kommt real in bestimmten, medizinischen Fachkreisen vor: bei **Psychiatern und innerhalb der Psychiatrie.**

Das klingt jetzt vollkommen daneben. Es macht stutzig und man kann sich fragen, was die Psychiatrie denn damit zu tun habe. Warum beschäftigen sich angesehene, gut ausgebildete Psychiater und Psychologinnen, die jahrelang an Universitäten studiert haben, mit Satanic Panic, ritueller Gewalt und Mind Control?

Satanic Panic, rituelle Gewalt und Mind Control wird in der Psychiatrie sogar diagnostiziert und noch viel schlimmer, auch therapiert. Und die Krankenkassen bezahlen Aufenthalt und Therapie. Es ist verrückt!

Viele Psychiater und Psychologinnen missbrauchen dadurch ihren Arbeitsort, der ihnen sehr viel Vertrauen und Wohlwollen entgegen brachte, auf eine schändliche und schädliche Art und Weise. Diese Psychiater ziehen das Ansehen Psychiatrischer Kliniken in den Schmutz. Sie missbrauchen die Psychiatrie.

Menschen mit grossen Leiden werden dort eingeliefert. Und unversehens, ohne dies zu wollen, werden sie in Abteilungen verlegt, die Satanic Panic verbreiten, werden dort diagnostiziert und sogar therapiert. Das Abteilungsklima einer solche psychiatrischen Therapiestation ist vergiftet.

Dies muss unter allen Umständen verhindert werden. So etwas darf nicht sein. Man muss psychisch kranke Menschen vor dem schädigenden Einfluss solcher Psychiatrien schützen, deren ärztlichen und psychotherapeutischen Vertreter an Satanic Panic, rituelle Gewalt und Mind Control glauben.

Kurzexkurs Psychiatriegeschichte

Für das Verständnis dieses Buchthemas sind einige psychiatrische Kenntnisse notwendig. Dazu gehören bestimmte Krankheitsbilder resp. Krankheitszustände, die für nichtfachliche Leserinnen und Leser erläutert werden.

Historisch hat das Krankheitsbild der dissoziativen Identitätsstörung, um die es hier auch geht, etwas zu tun mit der **Hysterie** resp. mit hysterischen Störungen. Die Hysterie war je ein unklares Krankheitsbild, welches seit der Antike bekannt war. Sie bezog sich damals anfänglich nur auf das weibliche Geschlecht, wobei die ‚Hysteria' die Gebärmutter der Frau bezeichnete. Später übernahm der französische Psychiater Jean-Martin Charcot den Begriff, der von den Neurologen Pierre Janet und Siegmund Freud weiter entwickelt wurde.

Daraus entstanden dann die sog. **Konversionsstörungen**, die sich zur **Multiplen Persönlichkeitsstörung** mauserte. Inzwischen nennt man diese Störung die **dissoziative Identitätsstörung (DIS)**.

Rituelle Gewalt (SRA Abk. satanic ritual abuse)

Sie meint auch organisierte Gewalt, wobei im Zusammenhang mit der Satanic Panic nicht nur mafiöse Strukturen gemeint sind, sondern auch satanische oder satanistische, also dem Satan huldigende Kreise. Sie behaupten, dass es diese gebe. Die satanisch rituelle Gewalt (SRA) ist meist kultartig und meint die Bezogenheit auf einen Kult. Von ritueller, kultartiger, satanischer Gewalt sprechen denn auch meist weibliche Trauma-Patientinnen, die sich in privaten psychotherapeutischen Praxen oder innerhalb psychiatrischer Institutionen behandeln lassen. Sie sprechen von psychischem, physischem und sexuellem Missbrauch in mafiös-kultartigen Szenerien.

Sie halten wie ihre Therapeuten, die ebenfalls an diese kultartigen Missbräuche glauben, an der Existenz dieser spezifischen Gewaltphänomene fest. Ihre Therapeutinnen und Therapeuten übernehmen die Schilderungen ihrer traumatisierten Patientinnen, meist sind es weibliche Fachkräfte, aber nicht nur, ohne Einwände und ohne jede Skepsis.

Die meisten dieser von satanisch-panischer rituellen Gewalttaten berichtenden Klientinnen oder Patientinnen haben von ihren Therapeuten die Diagnose: **dissoziative Identitätsstörung** (früher Multiple Persönlichkeitsstörung) erhalten.

Aber gibt es überhaupt diese rituelle Gewalt? Missbrauchsopfer behaupten dies jedenfalls. Sie schildern sie ausführlich. Wenn ein ‚dissoziiertes' Missbrauchsopfer einem Psychiater oder einer Psychologin von seinen rituellen Erlebnissen erzählt, von Bluttrinken und Babyverspeisungen auf einem nächtlichen Friedhof, von feierlich abgfehaltenen Zeremonien, von Lichtfackeln und etlichen Menschen, die in dunkle Kutten gehüllt, dem Satanskult beigewohnt haben, dann gibt es ärztliche und psychologische Therapeuten, die ihnen das glauben.

Was würden normale Erwachsene glauben, wenn diese kranken Menschen diese Horrorgeschichten ihnen erzählen würden? Was soll da ein Richter, ein Staatsanwalt glauben, wenn die an einer multiplen Persönlichkeitsstörung Leidende es ihnen bei Aussage und Verhör unter Tränen mitteilen würde?

Definition sexueller ritueller Missbrauch

Unter sexuellem rituellem Missbrauch versteht man sexuelle Gewalt mit einem rituellen Charakter, der in einem Gruppenverband mit mehreren Gruppenmitgliedern gepflegt wird. Darin werden die Opfer selbst zur aktiven Teilnahme an Ritualen und an der Ausübung von Gewalt gegen Menschen und Tiere gezwungen.

Ein obskurer Fall.

Im Jahre 2024 gelangte ein obskurer Fall in die Medien - er kann gegooglet werden - , der sich um die Yogabewegung Atman resp. deren Anführer Gregorian B. und um ,Toxic Tantra' handelte. Weibliche Opfer berichteten, dass sie in dieser sektenförmigen Yoga-Bewegung mit verschleierten Augen zum Guru Gregorian B. geführt worden seien, dem grossen Guru dieser Bewegung, der sie dann 9 Stunden lang sexuell missbraucht und manipuliert habe.

Während sexuell ausgerichter Marathon-Yoga-Tantra-Übungen, die praktisch einen ganzen Tag oder eine ganze Nacht dauerten, habe sich der Chef dieser Yoga-Bewegung zwischendurch einem kurzen Erholungsschlaf hingegeben müssen, um danach die sexuelle ,tantrische Initiation' bei diesen Frauen weiterführen zu können. Die Merkmale dieser sektenförmigen Gruppe: Manipulation, Machtmissbrauch, sexuelle Übergriffe. Alles angeblich, weil man dadurch den Weg zum Glück, zur inneren Ruhe und zur höchsten sexuellen Befriedigung beschreiten wollte.

Es versteht sich von selbst, dass die Frauen, die sich darauf eingelassen hatten, vor dieser Initiation alle ihre Handys, ihre Portemonnaies und ihre Pässe abgeben mussten. So etwas war selbstverständlich, weil man diese dabei nicht benötigte.

Danach durften sie stundenlang erotische Filme betrachten. Das gehörte zur Methode der Indoktrinierung, die darauf abzielte, sie zu idealen Frauen zu formen, die selbstverständlich exakt zu den Vorstellungen dieser sektenförmigen Yoga-Bewegung passten. Erst dann durften sie zu ihrem spirituellen Führer.

Dass diese auserwählten Frauen vor der sexuellen tantrischen Initiation dem Guru Fotos von ihren nackten Körpern zusenden mussten, ist auch sonnenklar und selbstverständlich. Immerhin musste der Guru vorgängig mittels dieser Nacktbilder deren Auren lesen, um dann zur Tat zu schreiten.

Die Ritualität bestand darin, dass die Frauen erst danach stundenlang Sex mit dem Guru einüben konnten, um spirituell weiterzukommen. Die Sexinitiation, die rituell tantrische, dauerte dann 9 bis 10 Stunden.

Die Vorstellungen der Sekte um den Yoga-Atman-Lehrer Gregorian B. beinhalteten selbstverständlich auch, dass die Frauen vorgängig ein Dokument zu unterschreiben hatten, dass sie an diesen tantrischen Sex-Sitzungen freiwillig und ohne jeden äusseren Zwang teilnähmen. Damit sanken die Chancen, die Sekte später einzuklagen und richterlich verurteilen zu lassen. Allenfalls unter Vorbehalt der Interpretation des Dokumentes durch den Richter.

Im Nachhinein allerdings interpretierten die Frauen die tantrische Sexinitiation durch den Guru und die sie darauf vorbereitende tantrische Yogagemeinde als sexuelle Handlung ohne ‚echte‘ Zustimmung. Man habe sie da hinein manipuliert und Manipulation war gewiss mit im Spiel.

Diese Yoga-Atman-Bewegung habe, so die Medien, sektenartige Züge. Sie verehre Engel, habe eine grosse Furcht vor bösen Dämonen, wobei Dämonen per se böse sind und hege auch ein sehr grosses Misstrauen gegen die angeblich satanischen Medien.

Selbstverständlich für diese Yoga-Atman-Bewegung war, so wiederum die Medien, dass die ausgewählten Teilnehmerinnen an diesen Sex-Marathons vorher durch fragwürdige und mitunter pathogene Fastenpraktiken und mehrtägigen Einschliessungen in verdunkelte Räume etliche ‚Prüfungen‘, resp. ‚Willenskundgebungen‘ zu absolvieren hatten, bevor sie zur Teilnahme am Sex mit ihrem Guru auserwählt wurden. Auch dies war eine Form der rituellen Gewalt.

Die Folge dieser ritualisierten Einführungen war der Verlust der eigenen Intuition und vermutlich auch der eigenen Persönlichkeit oder wenigsten Teilen der Persönlichkeit z. B. der Verlust an Sozialkompetenz, Selbstwertgefühl und Inspiration. Geschah dies freiwillig oder durch Manipulation? Betroffene meinen beides. Auf der anderen Seite sind es exakt die obig aufgezählten Verluste resp. Mängel, die durch tägliches Yoga wieder aufgebaut werden sollen. Zuerst muss verloren werden, was später wieder aufgebaut werden soll.

Gemäss Medienberichten habe man bei der Verhaftung des Guru Gregorien B. gemäss Polizeiangaben 26 Frauen aus der Sektenstruktur befreit und zwar aus sehr beengten und unhygienischen Verhältnissen. In einem weiteren Medienbeitrag wird von 56 Frauen gesprochen. Das Ganze erinnerte an Vergewaltigungen, an geplante ‚Entführungen‘ und an organisierte Kriminalität im Verbund mit Menschenhandel sowie an Manipulation und Machtmissbrauch.

Von Interpol gesucht wegen angeblichen Menschenhandels, beteuert die Yogabewegung die Unschuld ihres Gurus Gregorians B. Er sei Opfer einer politischen Verfolgung. Opfer seien gemäss der Atman-Yoga-Bewegung nicht die jungen Frauen, das einzig wirkliche Opfer sei ihr geliebter Führer. Denn ihr Guru habe nichts Böses im Sinne gehabt.

Er wollte diese Frauen nur zu einem höheren Bewusstsein, zu einer höheren Stufe des Glücks führen, indem er sie mittels seiner ausgeklügelten ‚Tantra-Initiation‘ in die Geheimnisse der Liebe einweihte. Die Frauen allerdings bezeichneten dessen Tantra-Initiation nur als stundenlangen, ritualisierten Sex oder Missbrauch. Was halt in den Köpfen aller Beteiligten resp. Kontrahenten jeweils nicht dasselbe war.

Eine Beteiligte (Nathalie), so die Medien, fühlte sich im Nachhinein sowohl von der Yogabewegung wie von ihrem Guru mental missbraucht. Mit Betonung auf **mental** missbraucht. Es klang ein wenig so, als habe man ihren Körper dabei nicht missbraucht. Sie wurde jedoch körperlich als auch mental missbraucht.

Leider liessen die Medien es offen, ob es auch Frauen gab, die sich durch diese tantrischen Sexübungen weder mental noch körperlich missbraucht fühlten. Man kann es aber annehmen. Denn möglich ist es doch, dass einige Frauen solche tantrischen Orgien als für sie willkommen und notwendig ansehen, um durch die Einweihung ihres Gurus in die verborgenen Geheimnisse der Liebe glücklicher und sexuell erfüllter zu werden. Dies ist ja das Ziel jedes Tantra-Sex. Der Zulauf in solche Yoga-Tantra-Schulen ist gross.

Mind Control

Kommen wir vertiefend schliesslich noch zu Mind Control. Gibt es eine geheime Täterschaft mit Fachwissen zur Erzeugung einer DIS, fragt sich die psychiatrische Fachwelt? Und sie fragt sich weiter: Gibt es den anhaltenden Täterkontakt? Gibt es vertuschende Behörden? Gibt es bestechliche Polizeibeamte, die wegsehen oder selbst Teil dieser Gewalt sind? Gibt es Staatsanwälte und hohe Politiker, die bei diesen grausamen Vergewaltigungen und Sexspielen sogar mitmachen? Gibt es diese hohe Elite, die sich Satan zugewandt hat?

Immerhin gibt es einige ärztliche und psychologische Therapeuten, die daran glauben!

Schliesslich gibt es ja auch Übergriffe und sexuelle Missbräuche in den grossen Landeskirchen, sowohl in der katholischen als auch in der protestantischen Glaubensgemeinschaft. Zudem gib es sexualisierte Gewalt in etlichen Freikirchen, beispielsweise innerhalb der Missionsarbeit. Es sollen dabei sogar Menschen ums Leben gekommen sein. Durch Suizid.

Bei Satanic Panic und Mind Control jedoch geht es um die These, dass diese Gewalt, dieser Missbrauch weltweit gut organisiert sei, sich auf höchsten gesellschaftlichen Ebenen abspiele, wobei diese Eliten imstande seien, höchste Amtsposten zu bestechen, um Verurteilungen zu verhindern. Es wird kolportiert, dass diese Eliten auch genaueste Kenntnisse über die Arbeit der Polizei und der Staatsanwaltschaft und über die Gesetze aller Länder dieser Erde habe, um diese gerichtlichen Prozesse zu verhindern oder um Verurteilungen zu verfälschen oder um täterbelastende Beweise verschwinden zu lassen. Auch hätte dieser elitäre Geldadel genügend finanzielle Mittel und Kenntnisse über höchste staatliche Kanäle, um Behörden und Richter zum Schweigen oder gar zum Verschwinden zu bringen. Es geht auch um Korruption und um Bestechung.

Auch wird (innerhalb der Blase des Satanic Panic resp. Mind Control) sogar geschildert, dass diese gut organisierten Tätergruppen über ein **aussergewöhnliches**

Spezialwissen über Psychotraumatologie verfügen. Vor allem über die **Erzeugung von Dissoziationen,** um Menschen damit wie willenlose Zombies zu lenken und bei Kindern und Jugendlichen das sogenannte Krankheitsbild der DIS, der dissoziativen **Identitätsstruktur** absichtlich hervorzurufen. Dabei geht es auch um Mind Control, dem Wissen, wie man das Gehirn, das Denken, Fühlen und Wollen eines Menschen kontrolliert und steuert. Aber wie gesagt, das wird nur geschildert, erwiesen ist das nicht.

> Verfügen organisierte Täter im Bereich des Satanic Panic/Mind Control über ein aussgewöhnliches Spezialwissen über Psychotraumatologie und somit über die Erzeugung von Dissoziationen resp. dissoziativen Identitätsstrukturen bei Kindern und Jugendlichen? Sind diese Täter imstande, das Gehirn, also das Denken und Fühlen von jungen Menschen zu programmieren, zu kontrollieren und zu steuern?

Bei der Frage, wie diese Gruppen (Eliten) zu einem solchen Spezialwissen kommen konnten, versteigen sich einige Psychiater und Psychologinnen, die an Satanic Panic und Mind Control glauben, in völlig mystische, okkulte Sphären. So wie der Interviewte Psychiater einer Traumastation jener ostschweizerischen Psychiatrie.

So glauben sie, dass das ganze Knowhow, also die Erfahrung und das Wissen bezüglich der Erzeugung der Dissoziation (Persönlichkeitsanteile) aus der **Nazi-Zeit** stamme, und zwar aus den grausamen **Versuchen in den Konzentrationslagern** des Holocaust. Wenn dies keine Verschwörungstheorie ist?

Sie verweisen nebulös auf Medizinversuche innerhalb der Konzentrationslager wie z. B. dem in Auschwitz. Verweisen auf Medizinversuche, die an Frauen stattfanden, z. B. im Block 10 und die über blosse Sterilisierungsversuche hinaus gingen. Das Augenmerk dieser damaligen Nazi-Kliniker richtete sich wahrhaftig auf die Fruchtbarkeit, resp. Unfruchtbarkeit der Frau und weiter auf Fragen der Geburtenregulierung. Man operierte im Sinne von Medizinversuchen auch mit Bakterien, malignen Krankheitskeimen, die diesen Frauen injiziert wurden.

Menschen wurden im KZ absichtlich verletzt. Etwa durch Medikamentenversuche im Auftrag der Pharmaindustrie. Kindern verabreichte man nicht zugelassene Medikamente gegen Tuberkulose, um deren Wirkung auszutesten. Es wurden zu Versuchszwecken auch Kampfgase verabreicht, in der Regel aber an Erwachsenen getestet und nicht an Kindern. Auch wurden absichtlich Geschwüre erzeugt und es wurden Impfungen gegen Hepatitis und Fleckfieber gesetzt um deren Wirkung zu studieren. Kindern wurden Brandwunden am ganzen Körper zugefügt. Viele Häftlinge starben an Hungerversuchen.

Die medizinischen Experimente der Nationalsozialisten waren ausgerichtet auf medizinische Experimente. Man forschte an den genetischen Auswirkungen verschiedener Behandlungen. Viele Experimente standen in einem engen Zusammenhang mit Euthanasieprogrammen und Sterilisationen. Es gab medizinisch orientierte Experimente sowie solcher psychologischer Natur. Diese wurden jedoch meist als wissenschaftlich zweitrangig angesehen und waren nicht das Hauptforschungsziel der Nazis. Diese zumeist grausamen Experimente fanden hauptsächlich in den Konzentrationslagern statt, aber auch in Psychiatrien oder anderen Einrichtungen während der Nazi-Zeit. Sie fanden an invaliden oder kranken Kindern statt, die gesellschaftlich als zweitrangig angesehen wurden und zu den ‚lebensunwerten Objekten' gezählt wurden.

Mit Augenmerk auf Berichte über psychologische Experimente während der Zeit des Nationalsozialismus kann hier die Beobachtung des Verhaltens bei Kindern unter extremem Stress erwähnt werden. Aber diese Experimente lagen nicht auf der Seite der Psychologie, sondern auf der der Medizin. Das Hauptaugenmerk lag somit auf biologischen und medizinischen Aspekten. Zu erwähnen sind Mengeles Zwillingsforschungen. Forschungen innerhalb psychiatrischer Institutionen an psychisch kranken Menschen geschahen mit dem Augenmerk auf die Euthanasie.

Es gibt wenige Anhaltspunkte, dass während der Nazi-Zeit auch Experimente durchgeführt wurden, die die psychischen Reaktionen unter extremen Bedingungen untersuchten. Z. B. mit dem Ziel, eine DIS zu erzeugen. Sie waren nicht Hauptziel, sondern wurden erfasst im Zusammenhang einer breiteren medizinischen oder militärischen Forschung. Dazu gehörte wiederum die Zwillingsforschung Mengeles, aber auch die Erforschung der psychischen und physischen Belastbarkeit z. B. von Menschen bei Unterkühlungs- und Luftdruckkammertests. Sie zielten darauf ab zu verstehen, wie der menschliche Körper und Geist unter extremen Bedingungen in grosser Kälte oder niedrigem Luftdruck reagierte. Psychologischer Art waren diese Experimente eher nicht. Eine DIS-Forschung ist nicht bekannt.

Forschende Psychiater während der Nazi-Zeit waren z. B. Ernst Rüdin, Otmar Freiherr von Verschuer, Carl Schneider und Robert Ritter. Ihr Hintergrund jedoch war eben nicht die Erforschung der Psyche und deren Reaktionen auf Stress, Missbrauch oder sexueller Gewalt, sondern lag bei der Erforschung und Entwicklung rassenhygienischer Gesetze (Gesetz zur Verhütung erbkranken Nachwuchses), auf der Erforschung der Erblehre und der Euthanasie. Diese Untersuchungen also hatten **rassenideologische oder eugenische Ziele und keine psychologischen**. Die wissenschaftlichen Versuche dienten der Legitimierung und Umsetzung der NS-Rassenpolitik.

Die heutige Literatur über die dissoziative Identitätsstörung gewisser Autorinnen und Autoren, die sich auf Nazi-Experimente bezieht, ist umstritten und wird von der Wissenschaft kritisch betrachtet. Weitere ‚**Pseudofachliteratur**', wie z. B. von Autorinnen wie Michaela Huber(*), Alison Miller oder Claudia Fliss, sind extreme

Sichtweisen, die sich an Verschwörungstheorien anlehnen, insbesondere im Kontext zu Mind Control-Experimenten oder ähnlichen Praktiken. Ihre Darstellungen kommen zwar durchaus wissenschaftlich daher, sind jedoch pseudofachliterarisch verfasst und stossen in der universitären Wissenschaft und Psychiatrie auf Ablehnung und Unverständnis. Ihre Quellen und Beweise sind nicht verlässlich. Manche haben etwas psychothrillerhaftes an sich.

(*) Teile der Werke von Michaela Huber werden von der **https://www.false-memory.de/literatur-medien** als ‚gefährliche Selbsthilfe-Literatur' bezeichnet.

Obschon gewisse Traumapsychiater sowie einige Pseudofachliteratur auf Naziexperimente hinweisen, die sich mit der DIS beschäftigt haben sollen, gibt es keine Hinweise und keine wissenschaftlich fundierten Belege dazu. Sie sind innerhalb einer **verschwörungstheoretischen Blase** entstanden und wiedergeben keine Facts. Die in dieser Blase entstandene Idee, dass die Nazis oder sonstige Gruppen gezielt psychologische Techniken entwickelten, um eine dissoziative Identitätsstörung als Teil von Mind Control Programmen zu erzeugen, gehört in den Bereich der Pseudowissenschaft und ist Teil einer fiesen Verschwörungstheorie. Dasteht nichts im Einklang mit einem akademischen Verständnis.

Nochmals kurz zurück zu den Naziforschungen. Die Reaktionen der Psyche dieser Opfer mögen durchaus gut beobachtet, dokumentiert und ausgewertet worden sein. Aber bis heute fand man nie eine wissenschaftliche **Versuchsanordnung**, die die Erforschung der Psyche in Bezug zur Dissoziationsfähigkeit von Kindern betraf.

Dr. Josef Mengele war lange der verantwortliche Arzt im Frauenlager von Auschwitz. Er unternahm etliche grausame Menschenversuche. Er setzte beispielsweise bei Frauen Infektionen mit dem Typhuserreger. Vielleicht beziehen sich die Erwähnungen bestimmter heutiger Traumaärzte auf dessen Forschungsergebnisse, die er am Ende des Krieges teilweise an sich nahm oder verschwinden liess als er meuchlerisch via Österreich und Italien nach Übersee (Argentinien) floh. Andere Unterlagen seien gleich nach dem Krieg verbrannt worden, um diese Menschenversuche zu vertuschen, wird von der Blase behauptet.

Diese grausamen Ärzteversuche wollte man später deuten als Taten von nationalsozialistischen Medizinern, die selbst an einer **Spaltung der Persönlichkeit** litten.

Besonders im KZ Neuengamme nahe Hamburg wurden bis zuletzt Experimente an Kindern und Frauen begangen. Man infizierte jüdische Kinder dort z. B. mit Tuberkulose. Mengele forschte auch an Zwillingen. Bekannt ist, dass es viel sexualisierte Gewalt im Holocaust gab. Als Folge der Rassentheorien der Nazis durfte der Körper jüdischer Kinder und Frauen sexuell erniedrigt und ausgebeutet werden, oft ohne jegliche Strafverfolgung. Ob die sexuelle Gewalt an KZ-Frauen zu Experimenten geführt hat, die auf den Fokus der psychischen Reaktionen gerichtet waren, ist aber nicht erwiesen.

Es gab in den Lagern auch Gruppenvergewaltigungen. Diese dienten jedoch nicht einer psychologischen Versuchsanordnung, sondern waren z. B. ein Mittel zum Aufbau von militärischer Brüderlichkeit unter den Soldaten oder den KZ-Wärtern. Mit einer Mind Control Forschung hatte das nichts zu tun. Auch der krankhafte Hass gewisser KZ-Schergen gegenüber jüdischen Frauen und Kindern (Misogynie) hatte nichts mit Forschungen an der Dissoziation zu tun.

Diese Menschenversuche, wie die Bedingungen, die in den KZ herrschten, hatten nur vordergründig mit Sexualität oder Befriedigung zu tun, viel eher mit Gewalt. Bei der absichtlichen Herstellung einer Dissoziation, wie bestimmte Traumatherapeuten behaupten, ist nicht in erster Linie die Befriedigung der Sexualität entscheidend, sondern die Gewalt, die man über Menschen ausübt. Wichtig ist ihnen der unerträgliche Schmerz dabei. Aber diese Gewalt war in den Lagern der Nazis nirgends Teil einer psychologischen Versuchsreihe zur Erzeugung einer Dissoziation.

Die sexualisierte Gewalt in den KZ diente z. B. der Bestrafung von Frauen und auch zu deren Einschüchterung. Eine körperliche Untersuchung jüdischer Frauen und Mädchen war ein offensichtlicher Akt der Gewalt, der sexuellen Gewalt. Solche Untersuchungen dienten nicht der sexuellen Befriedigung der KZ-Schergen. Aber diese Frauen verloren im KZ wie auch bei solchen körperlichen Untersuchungen die Kontrolle über ihr Leben. Sie wurden willenlose Geschöpfe, die sich nicht zu wehren wagten gegen die Übergriffe ihrer Peiniger. Diese Frauen veränderten sich seelisch. Aber ob sie deswegen dissoziierten, bleibt mehr als fraglich.

Diese vergewaltigten Frauen in den Lagern konzentrierten sich vermutlich die ganze Zeit auf das Allerletzte, worüber sie noch irgendeine Kontrolle hatten und dies waren ihre eigenen Gedanken und Emotionen. Vielleicht geschah hier die Dissoziation. Die Entstehung oder Erzeugung von Dissoziationen kann man sich auch denken angesichts der grausamen Folterungen von Frauen, die während der sexualisierten Gewalt, resp. während der Vergewaltigungen geschahen. Einige Frauen seien körperlich während und nach den Vergewaltigungen förmlich massakriert worden. Dazu gab es später Zeugenaussagen. Solche Massaker laufen kaum ab ohne psychische Reaktionen.

Für einige KZ-Frauen war Sex sogar ein Mittel des Überlebens. Einige wurden zu Prostituierten, um dadurch via den Freiern an Nahrung und Kleidung zu gelangen. Man muss hier festhalten, dass solche Frauen in den KZ sicherlich aussergewöhnlich verletzbar gewesen sein mussten, was eine Dissoziation begünstigte. Nach Vergewaltigungen nahmen sich nicht nur weibliche KZ-Häftlinge bekanntermassen oft das Leben. Sie begingen Suizid. Andere werden psychische Erkrankungen entwickelt haben, dies kann man annehmen. Nebst Depressionen werden auch psychotische Erkrankungen aufgetreten sein, Verhaltensauffälligkeiten, Vertrauensverluste und eventuell auch Dissoziationen. Aber kein Traumatherapeut von heute kann dies beweisen und schon gar nicht den Hintergrund einer wissenschaftlichen Versuchsanlage. Ausser jüdischer Literatur von Überlebenden gibt es darüber wenige Unterlagen.

Es ist bisher nirgends bewiesen, dass es in den KZs Forschungsrichtungen oder Forschungsprogramme gab, die die Erschaffung von Psychotraumas, resp. von Dissoziationen zum Inhalt hatten. Die Beweislage gewisser Traumatherapeuten steht daher auf sehr dünnem Eis wie deren kühnen Verschwörungsmärchen!

Sehr dünnes Eis!

Einer unbestimmten Gefühlslage zu folgen, die eindeutig verschwörungstheoretisch daher kommt und daraus kühn zu behaupten, dass Mind Control wissenschaftliches Thema und Forschungsarbeit im nationalsozialistischen Holocaust war, genügt einfach nicht. Daraus kann man nicht schliessen und auch nicht behaupten, dass es deshalb heute elitäre Kreise gebe, die über ein solch grosses Wissen zum Thema der absichtlichen Erzeugung der dissoziativen Identitätsstörung habe. Ein **klassischer Zirkelschluss**. Das Verschwörungsnarrativ ist immer unbeweisbar.

1946 fanden in Nürnberg (Deutschland) Ärzteprozesse gegen Kriegsverbrecher statt, die damals im Namen der Medizin Frauen und Männer zu Tode quälten oder durch Gifte, Medikamente und Experimente ermordeten. Diese Nürnberger Prozesse förderten das ungeheure Ausmass dieser Medizinversuche des Dritten Reiches bereits damals zu einem grossen Teil ans Tageslicht. Diese Medizinversuche, die zum Zeitpunkt ihres Geschehens vor der Öffentlichkeit geheim gehalten wurden, erbrachten resp. entwickelten auch die entsprechenden Instrumente für die Erzeugung von Dissoziationen. So jedenfalls behaupten gewisse Traumatherapeuten. Aber von welchen Instrumenten oder Methoden sprechen wir jetzt?

Es gab zwar diese Unterkühlungsexperimente wie auch die Unterdruckversuche in Becken oder Kammern z. B. für die Höhenflugforschung. Es wurde auch mit Sauerstoffmangel geforscht und experimentiert. Aber die Nürnberger Prozesse behaupten und dokumentieren keine Programme zur Erzeugung von Psychotraumata oder Erschaffungen von dissoziativen Identitätsstörungen oder Psychosen oder Depressionen, wie einige Trauma Psychiater heute behaupten.

Was ist da los in unserer modernen Psychiatrie? Sind diese KZ-Theorien nur auf dem Mist weniger Traumatherapeuten gewachsen? Man kann es nicht anders sagen. Es braucht dazu eine enge Affinität zu esoterischen Verschwörungsnarrativen. Wie konnte diese Esoterik resp. dieses esoterisch-mystische Denken in die eher nüchterne Realität psychiatrischer Kliniken gelangen? Wie ist das möglich?

Eine Vermutung ist, dass dieses Denken durch esoterikaffine Psychotherapeutinnen in die Psychiatrie hinein gelangte. Womöglich geschah dies aus einem effeminierten Blickwinkel oder einer femininen Betroffenheit, da oft Frauen solche Buchwerke, vielleicht eng aus der Sicht weiblicher Betroffenheit und somit nicht ganz zufällig, verfassen. Womöglich haben Männer (Psychiater, Psychologen) diesem Thema zu lange unbeholfen oder ablehnend gegenübergestanden und wurden nun von weiblichen Sichtweisen indoktriniert resp. überzeugt.

Dabei müssen wir etliche Jahre in die Vergangenheit blicken und nach Literatur resp. Romanen suchen, die das Thema des Satanismus, der rituellen Gewalt, des Mind Control und der Multiplen Persönlichkeitsstörung zum Thema hatten.

Es gibt wirklich diesbezügliche einige führende Literatur, die von Frauenhand verfasst worden ist. Einige Autorinnen jedenfalls, wie z. B. Michaela Huber oder Alison Miller, haben sich intensiv mit diesen Themen beschäftigt. Allerdings ist diese Vermutung, dass vorwiegend Frauen dieses Thema gepuscht haben und nicht Männer, schwierig zu beweisen. Frauen haben auf diese Themen eine andere Sicht als Männer, immerhin gibt resp. gab es auch Männer, die zum Thema Satanic Panic, Mind Control und ritueller Gewalt Werke verfasst haben.

ChatGPT vom 29. April 2024, 11:15 Uhr

1. *,Laurel Braitman - Ihr Buch "Animal Madness: How Anxious Dogs, Compulsive Parrots, and Elephants in Recovery Help Us Understand Ourselves" behandelt nicht direkt die Themen Satanic Panic und Mind Control, aber es bietet Einblicke in die menschliche Psyche und Verhaltensweisen, die für das Verständnis der Multiplen Persönlichkeitsstörung relevant sein könnten.*

2. **Colin A. Ross** - *Ross ist ein Experte für Trauma und Dissoziation und hat mehrere Bücher über Multiple Persönlichkeitsstörung und ihre Behandlung geschrieben. Ein bekanntes Werk von ihm ist "The C.I.A. Doctors: Human Rights Violations by American Psychiatrists", das sich mit Missbrauchsfällen und Kontrolltechniken im Zusammenhang mit der CIA beschäftigt.*

3. **Debbie Nathan** - *Nathan hat sich mit dem Thema Satanic Panic in den 1980er und 1990er Jahren auseinandergesetzt. Ihr Buch "Satan's Silence: Ritual Abuse and the Making of a Modern American Witch Hunt" beleuchtet die Hysterie und die sozialen Mechanismen, die zu falschen Anschuldigungen und Verfolgungen geführt haben.*

4. **Alison Miller** - *Als klinische Psychologin hat sich Alison Miller auf die Erforschung von dissoziativen Störungen, einschliesslich Multipler Persönlichkeitsstörung, spezialisiert. Ihr Buch "Becoming Yourself: Overcoming Mind Control and Ritual Abuse" bietet Einblicke in die Folgen von traumatischem Missbrauch und Techniken der Gedankenkontrolle.*

5. **Richard J. McNally** - McNally ist ein bekannter Psychologe, der sich auf Angststörungen und Trauma spezialisiert hat. Sein Buch "Remembering Trauma" untersucht die Natur von Traumata und Erinnerungen, was auch für das Verständnis von Dissoziation und Multipler Persönlichkeitsstörung relevant sein kann.

Diese Autoren bieten verschiedene Perspektiven auf die Themen Satanic Panic, Mind Control und Multiple Persönlichkeitsstörung und bilden eine gute Grundlage für weitere Recherchen.

Frage des Autors an Chatgpt:

Gibt es auch deutsche Autoren oder Autorinnen, die sich mit diesem Thema um diese Zeit befasst haben?

ChatGPT

Ja, es gibt auch deutsche Autoren und Autorinnen.

Hier sind einige Vorschläge:

1. **Klaus Conrad** - Ein deutscher Psychiater, der sich intensiv mit Psychosen und dissoziativen Störungen beschäftigt hat. Seine Arbeiten könnten Einblicke in die deutsche Perspektive auf Multiple Persönlichkeitsstörung bieten.

2. **Harald Welzer** - Als Sozialpsychologe hat Welzer verschiedene Aspekte der menschlichen Psyche und Gesellschaft erforscht. Seine Arbeiten könnten relevante Einblicke in soziokulturelle Phänomene wie Hysterie und Gruppendynamik bieten, die während der Satanic Panic-Ära aufgetreten sind.

3. **Peter Brugger** - Ein deutscher Neuropsychologe, der sich mit verschiedenen Aspekten der menschlichen Wahrnehmung und des Bewusstseins befasst hat. Seine Arbeiten könnten Einblicke in die Funktionsweise des menschlichen Geistes bieten, die für das Verständnis von Mind Control relevant sein könnten.

4. **Katharina Rutschky** - Eine deutsche Autorin und Psychologin, die sich mit gesellschaftlichen und kulturellen Phänomenen auseinandergesetzt hat. Ihre Arbeiten könnten Einblicke in die soziokulturellen Hintergründe von Hysterie und Massenphänomenen bieten, die während der Zeit der Satanic Panic relevant waren.

5. **Ingeborg Weber-Kellermann** - Eine deutsche Psychoanalytikerin, die sich mit verschiedenen Aspekten der psychischen Gesundheit und Krankheit befasst hat. Ihre Arbeiten könnten Einblicke in die psychodynamischen Prozesse bieten, die zur Entwicklung von dissoziativen Störungen wie der Multiplen Persönlichkeitsstörung führen können.

Diese Autoren könnten helfen, die Themen Satanic Panic, Mind Control und Multiple Persönlichkeitsstörung aus einer deutschen Perspektive zu verstehen.

Frage:

Gehört **Michaela Huber** nicht auch dazu?

Ja, genau! Michaela Huber ist eine deutsche Psychotherapeutin und Autorin, die sich intensiv mit Trauma und dissoziativen Störungen, einschliesslich Multipler Persönlichkeitsstörung, beschäftigt hat. Sie hat mehrere Bücher zu diesen Themen verfasst, darunter:

1. *"Multiple Persönlichkeiten: Seelische Zersplitterung nach Gewalt" - Hier untersucht Huber die Entstehung und Behandlung der Multiplen Persönlichkeitsstörung, insbesondere im Zusammenhang mit traumatischen Erfahrungen.*

2. *"Wege der Traumabehandlung: Zentrierung, Lösung von Polarisierungen und Integration" - Dieses Buch bietet einen Einblick in verschiedene Methoden der Traumatherapie und wie sie zur Heilung von traumatischen Erfahrungen und dissoziativen Störungen eingesetzt werden können.*

Michaela Huber hat durch ihre Arbeit einen bedeutenden Beitrag zur Erforschung und Behandlung von Trauma und dissoziativen Störungen geleistet und könnte daher auch für weitere Recherchen zu diesen Themen relevant sein.

Frage:

Gibt es auch Romane sowohl im englischsprachigen wie im deutschsprachigen Raum, die sich mit dem Thema befassten? Liste bitte einige Romane oder Erzählungen auf.

Ja, es gibt sowohl im englischsprachigen als auch im deutschsprachigen Raum Romane und Erzählungen, die sich mit den Themen Satanic Panic, Mind Control und Multipler Persönlichkeitsstörung befassen. Hier sind weitere Beispiele:

Englischsprachige Romane und Erzählungen:

1. *"Sybil" von **Flora Rheta Schreiber** - Dieser Roman basiert auf der wahren Geschichte einer Frau mit Multipler Persönlichkeitsstörung und hat dazu beigetragen, das Bewusstsein für diese Störung in den 1970er Jahren zu schärfen.*

2. *"The Devil in Silver" von **Victor LaValle** - Diese Roman erzählt die Geschichte eines Mannes, der in eine psychiatrische Einrichtung eingewiesen wird und dort mit seinen eigenen Dämonen konfrontiert wird, während er gegen das System kämpft.*

3. *"The Girls" von **Emma Cline** - Während dieser Roman nicht direkt die Themen Satanic Panic oder Mind Control behandelt, spielt er in den späten 1960er Jahren und ist von der Manson Family inspiriert, was Parallelen zu einigen Aspekten der Satanic Panic aufweist.*

Deutschsprachige Romane und Erzählungen:

1. *"Der Kriminalist" von **Uta-Maria Heim** - Dieser Roman behandelt die Geschichte eines Kriminalbeamten, der mit einem Fall von Ritualmord konfrontiert wird und dabei mit den dunklen Seiten der menschlichen Psyche konfrontiert wird.*

2. *"Der süsse Tod" von **Horst Bosetzky** - In diesem Krimi wird ein Fall von Serienmorden untersucht, die im Zusammenhang mit satanistischen Ritualen stehen könnten. Der Roman thematisiert die gesellschaftliche Angst vor Satanskulten und ihre Auswirkungen.*

3. *"Die Frau, die niemand liebte" von **Katharina Rosenberg** - Dieser Roman erzählt die Geschichte einer Frau mit Multipler Persönlichkeitsstörung und ihrer Therapeutin, die versucht, ihr zu helfen, ihre Vergangenheit zu verstehen und zu verarbeiten.*

Diese Romane und Erzählungen bieten weitere verschiedene Perspektiven auf die Themen Satanic Panic, Mind Control und Multiple Persönlichkeitsstörung und könnten für weitere Recherchen interessant sein.

Frage:

Deselben obigen Fragen betreffend zähle bitte 20 Werke auf, die ab dem Jahr 2000 veröffentlich wurden.

ChatGPT

Natürlich, ich kann Ihnen eine breitere Auswahl an Werken nennen, die zwischen 2000 und 2020 veröffentlicht wurden und sich mit den Themen Satanic Panic, Mind Control und Multipler Persönlichkeitsstörung befassen. Hier sind 20 Werke:

Englischsprachige Romane und Erzählungen:

1. *"Sharp Objects" von **Gillian Flynn***
2. *"The Girls" von **Emma Cline***
3. *"The Cabin at the End of the World" von **Paul Tremblay***
4. *"The Butterfly Garden" von **Dot Hutchison***
5. *"The Seven Deaths of Evelyn Hardcastle" von **Stuart Turton***
6. *"The Whisper Man" von **Alex North***
7. *"The Chalk Man" von C.J. Tudor*
8. *"The Troop" von **Nick Cutter***
9. *"My Sister, the Serial Killer" von **Oyinkan Braithwaite***
10. *"The Devil All the Time" von **Donald Ray Pollock***

Deutschsprachige Romane und Erzählungen:

1. *"Der Kriminalist" von **Uta-Maria Heim***
2. *"Der süsse Tod" von **Horst Bosetzky***
3. *"Die Frau, die niemand liebte" von **Katharina Rosenberg***
4. *"Die Dunkelheit in dir" von **Samantha Hayes***
5. *"Das Ritual" von **Adam Nevill***
6. *"Das Dorf der Mörder" von **Elisabeth Herrmann***
7. *"Die schwarze Seele des Sommers" von **Mark Franley***
8. *"Die Praxis der Unschuld" von **John Grisham***
9. *"Das Geheimnis des Winterhauses" von **Sarah Lark***
10. *"Der Kruzifix-Killer" von **Chris Carter***

Diese Auswahl bietet eine Vielzahl von Romanen und Erzählungen aus verschiedenen Genres, die sich mit den genannten Themen befassen und zwischen 2000 und 2020 veröffentlicht wurden.

Frage

Gibt es Literatur, die sich mit Inzest und satanistischen Sekten befasst? Ich denke da z. B. an Ulla Fröhlich. Zähle etwa 20 weitere Werke auf, die zum Thema passen?

ChatGPT

Natürlich, hier sind weitere 20 Werke, die sich mit den Themen Inzest und satanistischen Sekten befassen:

1. *"Die Toten im Garten Gottes: Kriminalroman" von* **Ilse Aichinger**
2. *"Das Geheimnis der Villa Sintra" von* **A. R. Leistner**
3. *"Erlösung" von* **Jussi Adler-Olsen**
4. *"Der Menschenmacher" von* **Cody McFadyen**
5. *"Das Haus der bösen Kinder" von* **Kari Rueslåtten**
6. *"Das andere Kind" von* **Charlotte Link**
7. *"Kälter als die Angst" von* **Kate Pepper**
8. *"Der Teufel von Mailand"* **von Alfred Bekker**
9. *"Der Erlöser" von* **Jo Nesbø**
10. *"Die Hexe von Norderney: Kriminalroman" von* **Christiane Franke**
11. *"Kalter Strand: Ein Ostfriesland-Krimi" von* **Stefan Wollschläger**
12. *"Kaltes Erwachen" von* **Val McDermid**
13. *"Die Unbarmherzigen: Thriller" von* **Inge Löhnig**
14. *"Der Nachtwandler: Psychothriller" von* **Sebastian Fitzek**
15. *"Die Schneekönigin: Ein Inspector-Rebus-Roman" von* **Ian Rankin**
16. *"Die Strömung" von* **Simon Beckett**
17. *"Das Böse unter der Sonne" von* **Agatha Christie**
18. *"Die Stille vor dem Tod" von* **Cody McFadyen**
19. *"Die Unantastbaren" von* **Richard Montanari**
20. *"Das Böse in uns: Psychothriller" von* **Cody McFadyen**

Diese Werke decken eine Bandbreite von Genres ab, darunter Kriminalromane, Thriller und Psychothriller, die sich mit den Themen Inzest und satanistische Sekten befassen.

Frage

Gehen die Werke Ulla Fröhlichs und z. B. Erik Axl Sund auch in diese Richtung?

ChatGPT

Ja, die Werke von Ulla Fröhlich und Erik Axl Sund können definitiv in diese Richtung gehen, indem sie düstere Themen wie Inzest und satanistische Sekten behandeln. Hier ist eine kurze Beschreibung ihrer Werke:

Ulla Fröhlich: *Ulla Fröhlich ist eine deutsche Autorin, die sich in ihren Werken oft mit düsteren und kontroversen Themen auseinandersetzt. Einige ihrer Romane behandeln Themen wie Missbrauch, Inzest und die dunklen Seiten der menschlichen Psyche. Ihr Schreibstil ist oft intensiv* und konfrontativ, und sie scheut sich nicht davor, die Grenzen des Erzählbaren zu überschreiten. Ein Beispiel für ein Werk von Ulla Fröhlich, das in diese Richtung gehen könnte, ist "Blutschuld", in dem sie die Geschichte einer Familie mit dunklen Geheimnissen erzählt.

Erik Axl Sund: Hinter dem Pseudonym Erik Axl Sund verbergen sich die schwedischen Autoren Jerker Eriksson und Håkan Axlander Sundquist. Sie sind bekannt für ihre düsteren und verstörenden Thriller, die oft psychologische Abgründe und soziale Abgründe erkunden. Ihr bekanntestes Werk ist die Trilogie um den Ermittler Jeanette Kihlberg, die mit dem Roman "Krähenmädchen" beginnt. In dieser Trilogie werden nicht nur brutale Verbrechen, sondern auch Themen wie Kindesmissbrauch, Inzest und die Auswirkungen von Traumata behandelt. Die Romane sind bekannt für ihre düstere Atmosphäre und ihre detaillierte Darstellung der menschlichen Psyche.

Beide Autoren bieten also düstere und tiefgründige Geschichten, die sich mit Themen wie Inzest und satanistischen Sekten auseinandersetzen können.

Frage

In welche Sparte der literarischen Arbeit gehen die Werke Michaela Hubers und Alison Millers?

ChatGPT

Die Werke von **Michaela Huber** und **Alison Miller** fallen hauptsächlich in den Bereich der Sachliteratur, insbesondere in die Bereiche Psychologie, Traumatherapie und dissoziative Störungen. Beide Autorinnen sind klinische Psychologinnen und haben sich auf die Erforschung und Behandlung von Trauma und dissoziativen Störungen spezialisiert.

Die Bücher von **Michaela Huber,** wie "Multiple Persönlichkeiten: Seelische Zersplitterung nach Gewalt" und "Wege der Traumabehandlung: Zentrierung, Lösung von Polarisierungen und Integration", bieten Fachwissen und Einblicke in die Diagnose und Behandlung von dissoziativen Störungen wie der Multiplen Persönlichkeitsstörung.

Alison Miller hat ebenfalls mehrere Bücher zu ähnlichen Themen geschrieben, wie "Becoming Yourself: Overcoming Mind Control and Ritual Abuse". Diese Werke konzentrieren sich darauf, das Verständnis für Trauma und Missbrauch sowie die Auswirkungen von Mind Control und rituellem Missbrauch auf die menschliche Psyche zu vertiefen.

Insgesamt tragen die Werke von Huber und Miller massgeblich zum Fachgebiet der Traumatherapie und der Forschung zu dissoziativen Störungen bei und bieten einen wichtigen Beitrag zur psychologischen Literatur.

Frage

Neben diesen beiden Autorinnen kennt man sicherlich noch weitere, die in den Bereich der Sachliteratur, Psychologie, Traumatherapie und dissoziative Störung gehen. Können noch weitere Werke mit Titel und Erscheinungsjahr aufgelistet werden.

ChatGPT

Natürlich, hier sind weitere Autoren und ihre Werke im Bereich der Sachliteratur, Psychologie, Traumatherapie und dissoziativen Störungen:

1. **Judith Lewis Herman** - "Trauma and Recovery: The Aftermath of Violence - From Domestic Abuse to Political Terror" (1992)
2. **Bessel van der Kolk** - "The Body Keeps the Score: Brain, mind, and Body in the Healing of Trauma" (2014)
3. **Peter A. Levine** - "In an Unspoken Voice: How the Body Releases Trauma and Restores Goodness" (2010)
4. **Janina Fisher** - "Healing the Fragmented Selves of Trauma Survivors: Overcoming Internal Self-Alienation" (2017)
5. **Richard J. Loewenstein** - "Posttraumatic and Dissociative Disorders in Children and Adolescents" (1996)
6. **Onno van der Hart, Ellert R.S. Nijenhuis, Kathy Steele** - "The Haunted Self: Structural Dissociation and the Treatment of Chronic Traumatization" (2006)
7. **Kathy Steele, Suzette Boon, Onno van der Hart** - "Treating Trauma-Related Dissociation: A Practical, Integrative Approach" (2017)
8. **Christine A. Courtois** - "It's Not You, It's What Happened to You: Complex Trauma and Treatment" (2020)
9. **Joan Borysenko** - "Minding the Body, Mending the mind" (1987)
10. **Diana Fosha** - "The Transforming Power of Affect: A Model for Accelerated Change" (2000)
11. **Pat Ogden, Janina Fisher** - "Sensorimotor Psychotherapy: Interventions for Trauma and Attachment" (2015)
12. **Daniel J. Siegel** - "The Developing mind: How Relationships and the Brain Interact to Shape Who We Are" (1999)
13. **Francine Shapiro** - "Eye Movement Desensitization and Reprocessing (EMDR) Therapy: Basic Principles, Protocols, and Procedures" (2018)
14. **Babette Rothschild** - "The Body Remembers: The Psychophysiology of Trauma and Trauma Treatment" (2000)
15. **Peter Fonagy, Anthony Bateman** - "Attachment Theory and Psychoanalysis" (2001)
16. **Lisa Ferentz** - "Treating Self-Destructive Behaviors in Trauma Survivors: A Clinician's Guide" (2014)
17. **John Briere** - "Principles of Trauma Therapy: A Guide to Symptoms, Evaluation, and Treatment" (2006)
18. **Lenore Terr** - "Unchained Memories: True Stories of Traumatic Memories, Lost and Found" (1995)
19. **Christine Schäfer** - "From Fragmentation to Wholeness: The Healing Power of Psychotherapy" (2019)
20. **Francine Shapiro** - "Getting Past Your Past: Take control of Your Life with Self-Help Techniques from EMDR Therapy" (2012)

Diese Werke bieten eine Vielzahl von Perspektiven und Ansätzen im Umgang mit Trauma und dissoziativen Störungen und könnten für weitere Recherchen von Interesse sein.'
(Ende **ChatGPT** vom 29. April 2024, 11:15 Uhr)

Die obengenannte und nicht abschliessende Liste verschiedenster Werke zu diesem Thema (geliefert durch Chatgpt) zeugt davon, dass diese Bücher von vielen Menschen mit grossem Interesse gelesen werden. Teilweise handelt es sich um literarische Verkaufsschlager. Sie bilden ein vielbeachtetes gesellschaftliches Thema. Mit Sicherheit sind einzelne Werke auch etlichen Fachleuten aus der Psychiatrie und Psychologie bekannt. Man kann mit ebenso grosser Sicherheit annehmen, dass auch betroffene Missbrauchsopfer diese Werke kennen und gelesen haben.

Sind solche Bücher nebst ihrer aufklärerischen und bildenden Funktion wichtig und notwendig, so sind sie denn auch einflussreich auf viele betroffene Missbrauchsopfer, die solche Romane und fachliterarischen Werke ebenfalls mit grossem Eigeninteresse lesen, auch wenn einzelne Werke imstande sind, die Leser zu **triggern.**

Missbrauchsopfer werden durch diese Bücher mit Sicherheit beeinflusst und - wenn man so will - innerseelisch geschult. Diese Romane hinterlassen bei vielen Menschen einen tiefen psychologischen Eindruck, in dem sie psychisch feinsinnig auf sie einwirken und auch imstande sind, intensiv in ihre Seelen einzudringen. Solche Werke prägen auch gesunde Seelen tief, lenken und formen deren Seelen. Etliche Romane resp. Tatsachenberichte wirken manipulativ, sind suggestibel und können unbewusst indoktrinieren.

Bücher dieser Art schüren eine tiefe emotionale Betroffenheit und lösen innerpsychisch oft viel aus. Insbesondere bei Missbrauchsopfern. In der Regel Menschen mit einer emotional instabilen Persönlichkeit, mit z. B. einer Borderline Symptomatik, bei schizoiden Personen, bei jungen Frauen und Männer mit depressiven Zügen, bei Menschen mit einem schwachen oder gestörten Ich-Bewusstsein. Man denke an seelische Störungen, wie z. B. an Depersonalisation oder auch an Störungen bezogen auf die Ich-Demarkation, die Ich-Identität, Ich-Stärke oder Ich-Konsistenz und Ich-Kohärenz.

Auch was das Lesen solcher Literatur auf die Leistungen des Gedächtnisses und insbesondere deren Erinnerungsvermögen haben kann, ist nicht unbedeutend. Suggestiblen Patientinnen und Patienten, wozu exakt auch Missbrauchsopfer zählen, kann das Lesen solcher Thriller, die die Abgründe der menschlichen Psyche sichtbar werden lassen, zum Verhängnis werden. Einige Missbrauchsopfer werden sich vielleicht oder gar nie fragen, was ihre eigenen und was angelesene Erfahrungen sind. Sind sie wirklich imstande, immer klar zwischen diesen ‚Erfahrungen', eigenen und angelesenen, zu unterscheiden?

Was sind sog. Introjekte?

(Täter)-Introjektion:

Unbewusste Einbeziehung fremder Anschauungen, Motive o. Ä. in das eigene Ich, in den subjektiven Interessenkreis.

Diese Problematik kommt den behandelnden Psychologinnen und therapierenden Psychiatern mit dem Begriff der **Paramnesien** entgegen. Paramnesien sind definitionsgemäss Scheinerinnerungen. Denn genau solche Pseudoerinnerungen scheinen viele Missbrauchsopfer zu haben. Woher diese Erinnerungen auch immer kommen. Das menschliche Gehirn ist in der Lage, fremde Erinnerungen, also angelesene, erzählte Erinnerungen als die wahrhaft eigenen Erinnerungen zu assimilieren und innerlich anzuerkennen. (Spiegelneuronen, neuronale Synchronisierung, ansteckende Emotionen, kognitive Fusionen etc.)

Die Frage ist, ob Psychiater resp. Psychologen, männliche wie weibliche, Introjektionen als solche immer in der Lage sind zu erkennen. Manchmal scheint es, als könnten sie dies nicht!

Paramnesie:

Erinnerungstäuschung oder Erinnerungsverfälschung oder Gedächtnisstörung, bei der der Patient glaubt, sich an Ereignisse zu erinnern, die nicht stattgefunden haben.

Ganz ungefährlich ist es für diese emotional-mnestisch empfänglichen Menschen nicht, Bücher einer Michaela Huber oder Alison Miller p.p. zu konsumieren und es ist nicht ausgeschlossen, dass ihre Psyche dabei Schaden nimmt. Solche Werke können Trigger auslösen (auslösende Reize oder Impulse). Es ist bekannt, dass gewisse Sätze oder Themen intrusiv wirken, eine intrusive Wirkung aufweisen und quasi unrechtmässig in ihre Psyche eindringen.

Intrusion, intrusiv:

Eine Intrusion ist ein widerrechtliches Eindringen in einen fremden Bereich. Dass emotional belastende Teile gewisser Bücher widerrechtlich in die kränkelnde und schwächliche Psyche von Traumaopfern einzudringen vermögen, bestätigen die jeweiligen Autoren und Autorinnen oft selbst in ihrem Vorspann, in welchen sie ausdrücklich auf diese Möglichkeit aufmerksam machen und Warnungen aussprechen.

Opfer können sich beim Lesen etwas aneignen, es kann Besitz von ihnen ergreifen, man kann diese ‚höllischen‘ Geschichten in die eigene Seele integrieren, man wird von ihnen (diesen emotionsgeladenen Erinnerungen) bemächtigt, Erinnerungen können sich in der eigenen Psyche mit den Inhalten dieser Bücher verschmelzen. Es wird hineingenommen, verschmolzen und fusioniert, als seien es eigene Erfahrungen tief emotionaler Art. Es ist so: **Menschen können auch assoziieren, genauso wie sie dissoziieren können.**

Psychodynamisch kann hier etwas initiiert oder ausgelöst werden, das für den Fortgang der seelischen Krankheit eines Missbrauchsopfers mitunter eine entscheidende Rolle spielen kann. Dasselbe können **Resonanzen** innerhalb der therapeutischen Beziehung sein. (Mitschwingungen, Verstärkungen, Widerhalle resp. Anregungen, Übertragungen oder Gegenübertragungen)

An dieser Stelle sei die Frage erlaubt, wie esoterisches Wissen resp. Pseudowissen auf Missbrauchsoper einwirken kann. Die Esoterik kann tief in Psychologisches resp. in die Psyche eines Menschen ein- und vordringen. Manche Esoterikerinnen und Esoteriker bedienen sich psychologischer Erkenntnissen, operieren damit und verwirren Missbrauchsopfer. Gewissen Buchautorinnen und auch Autoren ist eine Nähe zur Esoterik vorzuwerfen und es fällt ihnen und auch den Leserinnen und Lesern manchmal schwer, zwischen beiden Metiers zu unterscheiden.

Erlaubt ist daher die Frage, wie sich esoterisches Wissen und esoterischer Glaube geschlechterspezifisch einbindet. Verbindet sich Esoterik stärker mit dem Weiblichen oder eher mit dem Männlichen? Wird resp. wurde Pseudofachliteratur, die sich mit der DIS beschäftigt, eher von Frauenhand und gar von Esoterikerinnen geschrieben? Es sei hier nichts behauptet oder unterstellt. Es ist richtig, dass beide Geschlechter sich zu Esoterischem hingezogen fühlen können.

Aber wissenschaftlich gesehen wäre diese Frage sehr interessant. Wie gelangten resp. gelangen Pseudowissenschaften, wie Verschwörungstheorien oder esoterisches Gedankengut in nüchterne psychiatrische Kliniken?

Eine Antwort lieferte ‚**Ref.ch**‘. In deren ‚**News der Reformierten**‘ (12. Mai 2016) steht: ‚*Männer sind weniger gläubig und spirituell als Frauen. Das belegt die neuste Studie des Bundesamts für Statistik*‘. Was wollen denn die Männer? Ihre Spiritualität auch beim Joggen oder beim Campieren in der freien Natur praktizieren, meint der Theologe Michael Bangert (www.ref.ch).

Aber meint betrifft dies auch den Glauben an Esoterik? Sind Frauen diesbezüglich auch hier gläubiger und spiritueller als Männer? Und könnte dies heissen, dass die in Psychiatrien angestellten weiblichen Psychologinnen resp. Psychiaterinnen den ganzen Wirrwarr um diese Verschwörungsthesen gewisser Buchautorinnen in die psychiatrische Praxis, in Diagnose und Therapie von DIS-Patientinnen psychiatrischer Kliniken und psychologischer Praxen hineingetragen haben und weiterhin hineintragen? Geht es hier allenfalls um eine Verweiblichung der Psychiatrie und Therapie? Um es gleich klar zu formulieren: Dies wäre jedenfalls sehr angebracht und längst notwendig. Psychiatrie muss auch weiblich sein. Aber darf sie auch satanisch-panisch sein?

Man darf es nicht zu denken wagen, dass es mehrheitlich und forcierend eher weibliche Therapeutinnen waren, die gewisse Inhalte in die bisher männlich dominierten Psychiatrien hinein getragen haben. Jedenfalls stellte sich bei der Arbeit an diesem Buch genau diese Frage.

Weitere Fragen waren, ob der Feminismus und weitere Parameter der Entwicklung der Gesellschaft in die Diagnose und Therapie von weiblichen Traumaopfern eingezogen ist? Nicht zufälligerweise sind die meisten Missbrauchsopfer weiblichen Geschlechts. Ist es möglich, dass Feminismus und Weiblichkeit die Sicht auf spezifische medizinisch-psychiatrische Dinge (Diagnose, Therapie) verändern? Gibt es eine Tendenz der Feminisierung in der Psychotherapie, weil die meisten ausgebildeten und praktizierenden Psychologinnen heute weiblich sind? Ähnlich der Situation in den Primarschulen, wo meist weibliche Lehrerinnen unterrichten.

Hier stellte sich eine weitere Frage. Sollen männliche Psychiater überhaupt schwer missbrauchte Frauen mit einer dissoziativen Identitätsstörung behandeln? Kommt hier eine weitere Genderfrage ins Rollen?

Welche Auswirkungen auf die Ausbildungsgänge zur Psychotherapie hat die Tatsache, dass 80 Prozent aller Studienteilnehmerinnen weiblich sind? Hat das beobachtbare Vordringen oder Überhandnehmen von ‚weiblichen' Sicht- und Umgangsweisen in den Bereichen der Psychiatrie und Psychotherapie die Möglichkeit einer ‚Esoterisierung' geschaffen? Was genau sind denn solche weiblichen Sichtweisen? Wie äussern sie sich? Was verändern sie innerhalb des Therapiegeschehens? Wie verändern solche Sichtweisen die Frage des Satanismus, der rituellen Gewalt und des Mind Control?

Immerhin wird behauptet, ohne bisher den Beweis dafür erbracht zu haben, dass der viel höhere weibliche Lehrerinnenanteil in Schulen zu einem schlechteren Abschneiden von Jungen im Pflichtschulbereich geführt hat. Mit der Konsequenz, dass heute im Gegensatz zu früheren Zeiten viel mehr Mädchen resp. Frauen Abitur ablegen und an Universitäten studieren, als Männer? Ändern gesellschaftliche Rahmenbedingungen und hat die diabolische Viktimisierung mit alledem etwas zu tun? Sind Männer im gegensatz zu Frauen dümmer geworden, dass heute weniger Männer studieren?

Gleichzeitig hat die Akzeptanz von Psychotherapie im Vergleich zu den 1980er Jahren deutlich zugenommen. Die meisten Psychotherapeutinnen sind heute weiblich. Psychotherapie wird heute zu einem grossen Teil also von weiblichen Therapeutinnen durchgeführt und wiederum auch mit meist weiblicher Patientinnen. Müssten die Auswirkungen hier nicht einmal gründlich analysiert werden?

Besonders in der Psychotherapie und sicherlich auch in der Therapie von Psychotraumata tauchten in den letzten Jahren vermehrt Themen auf, die mit Sexualität, Begehren, Fruchtbarkeit und Reproduktion, Leiblichkeit und ihren Beeinträchtigungen in Partnerschaft und insbesondere mit Gewalterfahrungen zusammenhängen. Auch dies sind vorwiegend weibliche Themen.

Heisst das wiederum auch, dass die weibliche Klientel, die an der DIS erkrankten Frauen, also das weibliche Geschlecht, diesen Hype um die Satanic Panic, um rituelle sexualisierte Gewalt und um Mind Control in die Psychiatrie hineingetragen haben? Ist Satanic Panic, organisierte rituelle Gewalt und Mind Control ein quasi weibliches Thema, ein weibliches Anliegen. Geht es hier um die Feminisierung eines Krankheitsbildes, angestossen durch Autorinnen wie etwa Michaela Huber oder Alison Miller und Co.?

MKULTRA

MKULTRA war ein geheimes Forschungsprogramm der CIA, das in den 1950er Jahren begann und in den 1960er Jahren fortgeführt wurde. Ziel des Programms war es, Methoden zur Manipulation und Kontrolle des menschlichen Geistes zu entwickeln, insbesondere durch den Einsatz von Drogen, Hypnose, psychologischen Experimenten und anderen Techniken. Eines der bekanntesten Experimente war der Einsatz von LSD an ahnungslosen Probanden, um zu untersuchen, wie diese Droge das Verhalten und das Bewusstsein beeinflussen könnte.

Das Programm wurde unter strenger Geheimhaltung durchgeführt, und viele der Experimente fanden ohne die Zustimmung der Beteiligten statt. MKULTRA beinhaltete auch die Untersuchung von Gedankenkontrolle und Gehirnwäsche, um mögliche Einsatzmöglichkeiten für Geheimdienste und Militärs zu testen.

Das Programm wurde 1973 eingestellt, nachdem ein Skandal wegen der Enthüllung von unethischen Praktiken und Menschenrechtsverletzungen aufgedeckt wurde. Die CIA löschte viele der relevanten Dokumente, aber einige Informationen kamen durch Gerichtsverfahren und öffentliche Ermittlungen ans Licht.

MKULTRA ist heute ein Symbol für die Missachtung von ethischen Standards und den Missbrauch von Macht im Namen der nationalen Sicherheit. (Chatgpt 03.25)

Die Forschungen deutscher Ärzte während der Nazi-Zeit wirkten vermutlich auch treibend auf umfangreiche und geheime Forschungsprogramme der CIA. Mit dem Projekt MKULTRA verbunden waren auch die wissenschaftlichen Untersuchungen von Foltermethoden der Nationalsozialisten, die während dem Krieg damit begonnen hatten. Das geheime Projekt begann 1953, also 8 Jahre nach dem II. Weltkrieg. Der Auftrag an die amerikanischen Geheimdienste war sogleich spektakulär wie obskur.

Während rund 20 Jahren führte man Tausende Menschenversuche durch. Man suchte u. a. auch nach einem **Wahrheitsserum**. Das Projektziel war es, eine perfekte **Gedankenkontrolle** zu entwickeln, resp. Techniken zur Kontrolle über die Gedanken von Menschen. Es ging darum, das vorhandene Bewusstsein von Menschen zuerst zu löschen resp. zu vernichten, um dann aus der entstandenen ‚Leere' ein neues Bewusstsein zu programmieren, um so die Kontrolle über diese Menschen zu erhalten. Exakt dies ist ein Teil der Verschwörungstheorie des Mind Control. Allerdings hat sich dort das Wahrheitsserum umgewandelt in ein **Verjüngungsserum.**

Solche Menschen, so stellte sich die CIA vor, wären vorzugsweise sowjetische Spione gewesen. Im Mind Control des Satanic Panic geht es allerdings nun um willige und steuerbare Mädchen und junge Frauen und nicht um Spione. Schliesslich waren die damalige Sowjetunion, aber auch China und Nord-Korea die Angstgegner der Amerikaner gewesen. Sie sind es auch heute noch. Es war bekannt geworden, dass man US-Kriegsgefangene in Lagern von Nordkorea einem ‚Brainwashing', einer Gehirnwäsche unter Folter unterzogen hatte. Auch Korea verfolgte ein ähnliches Projekt des Mind Control. Heute geschieht dies, auch in China, in Umerziehungslagern mit einer islamischen Minderheit (Uiguren).

Dies führte in der amerikanischen Bevölkerung der 1980er Jahren zu Furcht und Hass vor dem teuflischen Kommunismus der gegnerischen östlichen Welt. Das in diesem Zusammenhang zu verstehende MKULTRA-Projekt führte jedenfalls zahlreiche Drogenversuche an teils ahnungslosen Personen durch, mittels psychoaktiven Drogen wie LSD aber auch anderen halluzinogenen Giften (wie Mescalin).

Man experimentierte auch mit Hypnose, versuchte mittels Psychotherapien, Elektroschocks und Krankheitserregern dem Willen der Versuchspersonen habhaft zu werden und dadurch deren Gedanken zu kontrollieren. Es entwickelten sich daraus sicherlich gewisse Techniken für Verhöre, z. B. Techniken der Verhörsführung. Beliebte Technik war der Schlafentzug. Getestet wurden aber auch die Auswirkungen von Angst, Todesfurcht und Hunger. Man führte Probanden in eine ausweglose Abhängigkeit und erpresste sie danach.

Die CIA griff auf Universitäten aber auch auf Krankenhäuser, insbesondere auch auf Psychiatrien zurück und zog Menschen in die Projekte, die ärztlich oder psychologisch in diesen Kliniken in Behandlung waren. Auch wurden Prostituierte sowie Insassen von Gefängnissen zu diesen Zwecken rekrutiert. Diese schienen für die Untersuchungen Menschen niederer Klasse zu sein und waren mit wenigen Rechten ausgestattet.

Die Amerikaner holten sich auch deutsche Generäle und Wissenschaftler nach dem II. Weltkrieg an Bord, die Erfahrungen gesammelt hatten in den Gefangenen- und Konzentrationslagern. Man bemächtigte sich auch bestimmter Techniken resp. deutscher Ingenieuren, beispielsweise für die Entwicklung der amerikanischen Weltraumtechnik.

Es ist klar, dass diese Versuchspersonen unter den ihnen zugefügten Tests stark litten, körperlich wie psychisch. Einige dieser ‚Freiwillig-Unfreiwilligen' sollen auch

Suizid begangen haben. Darüber führte man jedoch eher keine Protokolle. Man griff bei der Auswahl von Probanden insbesondere auch auf psychiatrische Kliniken zurück und engagierte Psychiater zur Durchführung von Tests. Die Psychiatrie schien damals als ausgezeichnetes Versuchslabor gegolten zu haben.

Ein Wahrheitsserum jedenfalls wurde nie gefunden und auch die Forschungen mit Drogen und Chemikalien, mit Hypnose und Elektroschocks und mit Krankheitserregern ergaben keine brauchbaren Resultate, um den Gedanken von Menschen habhaft zu werden und sie zu kontrollieren. Jedoch kam man zur Überzeugung, dass man Personen mit vorhandenen devianten Neigungen dazu bringen könne, Verbrechen zu begehen. Dazu benötigte man jedoch die Mittel der Drohung und der Erpressung und geleiteten Überzeugung.

Die Möglichkeit von Dissoziationen oder dissoziativen Geschehens hatte man aber damals nicht erwogen. Es sollen keine beschreiben worden sein.

MKULTRA wurde ‚offiziell' im Jahre 1973 wieder eingestellt. Angeblich seien Akten über diese Tests vernichtet worden, weitere blieben jedoch erhalten, was beides glaubhaft tönt. Kolportiert wird jedenfalls, dass diese Tests keine nennenswerten Fortschritte auf dem Gebiet der Bewusstseinskontrolle vorweisen konnten. Seltsamerweise jedoch wird MKULTRA nun öfters mit dem Wissen von Mind Control von Eliten in Verbindung gebracht, die bereits in den 1980er Jahren und jetzt im 2020 mit Satanic Panic neuerlich ihr Unwesen trieben. MKULTRA eignet sich vorzüglich für Verschwörungstheorien wie Satanic Panic.

Definition der Verschwörungstheorie

Als Verschwörungstheorie wird im weitesten Sinne der Versuch bezeichnet, einen Zustand, ein Ereignis oder eine Entwicklung durch eine Verschwörung zu erklären, also durch das zielgerichtete, konspirative Wirken einer meist kleinen Gruppe von Akteuren zu einem oftmals illegalen oder illegitimen Zweck (Wikipedia).

Bei einer Verschwörung tun sich Menschen in geheimen Gruppen zusammen, um ein gemeinsames Ziel zu erreichen, welches irgendwelchen anderen Menschen schadet. Verschwörungstheorien sind nur Vermutungen, werden aber so erzählt, als enthielten sie in sich unumstössliche Tatsachen und Wahrheiten. Menschen, ob Psychiater oder nicht, die an solche Verschwörungstheorien glauben, nennt man Verschwörungstheoretiker oder Verschwörungstheoretikerinnen. Man kann sie auch als Märchen sehen.

MKULTRA wie Mind Control sind Themenbereiche, die Menschen grundsätzlich interessiert. Es geht um eine gewisse Form der Gewalt, es geht um Einflussnahme auf andere Menschen. Es geht um Führungsfragen. Um ein psychologisches Verständnis, wie man Menschen lenken, leiten und manipulieren und in eine bestimmte Richtung bringen oder ‚verführen' kann. Viele Führungs- und Managementseminar haben ähnliche Zielsetzungen.

Eine Frage, die Menschen seit je umtreibt, lautet: Wie kann man gezielt und bewusst Einfluss auf Menschen nehmen, also Macht über sie ausüben? Und am Besten ohne deren Wissen und deren Willen? Dies kann geschehen, indem man gewisse Informationen beispielsweise durch eine bestimmte Auswahl oder durch Zusätze oder Auslassungen absichtlich verfälscht.

Die Ziele dieser Unterfangen sind etwa sozialpolitischer, systempolitischer, religiöser oder auch wirtschaftlicher Natur. Es geht um persönliche Vorteile, um Macht und Einflussnahme. Bei der Hypnose etwa geht es um medizinische Therapieerfolge, etwa um die Verminderung von Angst und Schmerzen vor und während Operationen und in der Psychotherapie um freieren Zugang zu Verborgenem und Unbewusstem, um das Erleichtern von Vorstellungen oder um den Abbau von Ängsten oder um das Erwirken einer Entspannung.

Die Einführung in unser komplexes Thema, worin wir uns noch immer befinden, ist zugegeben etwas wie ein Flickenteppich, unvollständig und verwirrend: Wie das Thema selbst. Und trotzdem befinden wir uns bereits mitten im Thema. Im nachfolgenden Kapitel widmen wir uns noch dem geschichtlichen Aspekt etwas näher.

Hier einstweilend und abschliessend zur Einführung eine kurze Übersicht über die Begriffe um Satanic Panic, rituelle Gewalt, Mind Control und weiteren Themenschwerpunkten:

Satanic Panic (Verschwörungsnarrativ)

Auftreten in einem Netzwerk aus Psychiatrie, Justiz, Polizei und Wissenschaft und Verschwörungstheoretikern. Dieses Narrativ um satanische Täter, Ritualen und Gedankenprogrammierung ist trotz Untersuchungen noch immer unbewiesen und trotzdem nicht zu stoppen. 1980 von einem kanadischen Psychiater und seiner Patientin (Ehefrau) erstmals in Romanform erwähnt.

Rituelle Gewalt (Satanic ritual Abuse, SRA)

Sie ist organisierte Gewalt, wobei im Zusammenhang mit Satanic Panic nicht nur mafiöse Strukturen gemeint sind, sondern auch satanische, also dem Satan huldigende Kreise.

Die rituelle Gewalt (SRA) geschieht kultartig. und rituell. Charakteristisch sind kultische, rituelle, gleichförmige Handlungen mit wiederkehrenden Symboliken u. Abläufen.

Mind Control (Gehirnwäsche)

Gedanken programmieren und kontrollieren. Weitgehend unbekanntes Konzept einer psychologischen Manipulation, um das Selbstvertrauen und die Realitätswahrnehmung von Menschen zu destabilisieren und umzuprogrammieren. Angriff auf die Urteilskraft von Kindern, Jugendlichen und Erwachsenen, um diese durch neue Einstellungen zu ersetzen. Einsatz von Codewörtern oder Zeichen.

Parallelwelt

Hypothetische Welt ausserhalb des Bekannten. Schaffung einer zweiten Welt als gedankliche Ersatzwelt. Ein nach aussen abgegrenzter, enger Bereich, in dem sich das Leben bestimmter Personen oder Personengruppen unabhängig von der realen Aussenwelt abspielt. Es ist eine erfundene, erdachte Kunstwelt, die parallel zu ‚normal existierenden Welt' herläuft.

Organisierter (ritueller) Missbrauch

Organisierter, streng geheimer und kommerzialisierter Missbrauch in Form von z. B.: Pornographie, Prostitution, Menschenhandel, Kindermissbrauch, Lover-Boy. Missbrauchs-kult in hierarchisch organisierter Form.

Rituell: Nach vorgegebenen Regeln ablaufende, formelle, feierlich-festliche Handlung mit hohem Symbolgehalt.

false memory

Falsche, persönliche Erinnerungen, die nicht auf ein reales Ereignis zurückzuführen sind, sondern auf Suggestionen (Einredungen).

Synonym: Erinnerungsfälschungen oder Pseudoerinnerungen. Auch Fake-Memorys.

Erinnerungsverfälschungen hingegen sind nachträgliche Verfälschungen von vorhandenen, einst richtigen Erinnerungen an persönliche und tatsächliche Erlebnisse.

Q-Anon (seit 2017)

Verbreitung von Verschwörungsnarrativen mit (rechts)extremem Hintergrund. Q übernahm Ideen des Satanic Panic und des SRA (Satanic ritual abuse). Behauptung, dass eine einflussreiche, weltweit agierende, satanische Elite (Demokraten) Kinder entführe, sie gefangen halte, foltere und ermorde, um aus ihrem Blut ein wirksames Verjüngungsserum zu gewinnen.

Satanisches Ritual

Kirche Satans. Teufel. Verschwörung als globaler satanischer Kult. Vom satanischen Missbrauch zu satanisch rituellem Missbrauch zu **rituellem Missbrauch** unter dem Deckmantel der Religion. Körperlicher und sexueller Missbrauch in ritueller Form. Findet in geheimen Räumen, unterirdischen Tunnels, Katakomben oder auf nächtlichen Friedhöfen statt. Teilnahme Eingeweihter.

Menschenopfer für Satan

Rituelle Tötung von Kindern und Erwachsenen im Rahmen eines religiösen oder sexuellen Kults mit der Hoffnung, dass man damit Forderungen einer Gottheit oder magischen Kraft entsprochen wird. Bluttrinken, Menschenfleisch essen (Kannibalismus) um sich des Gegenspielers Gottes auf Erden, Satans Wohlergehen zu vergewissern. Ausführung durch gesellschaftl. Eliten.

Kannibalismus

(Antropo- oder Nekropophagie)

Verzehren von (Teilen) von Artgenossen. Rituelles Verspeisen von Menschenfleisch und Trinken von Menschenblut mit erwarteter Aneignung von Energien und Glauben an positive medizinische Wirksamkeit. Gynophagie (Frau) und Androphagie (Mann) als Paraphilien mit sexuellen Fantasien. K. hat oft eine sexuell sadistische und masochistische Komponente. Einige Fälle sind bekannt und spektakulär geworden.

Satan

(Gegenspieler Gottes)
Spielt in der Verschwörungstheorie des Satanic Panic oft eine zentrale Rolle. 1980 wurde erläutert, es geben ein weit verbreitetes Netzwerk von satanischen Kulten, die Kinder entführen, sexuell missbrauchen und rituell opfern würden.
Satan stecke hinter der Agenda des Mind Control und versuche Gedanken zu kontrollieren. Daraus entstand die Hysterie der moralischen Panik.

Verschwörungsnarrativ (Erzählung, Märchen) des Mind Control

Weltweite oder regional begrenzte Verschwörung organisierter geheimer Zellen (Netzwerk), die Folter, Gedankenkontrolle und (satanistisch) rituellen Missbrauch einsetzen, um alternative Persönlichkeiten (oder Anschauungen oder Gesinnungen) durch Dissoziationen zu erschaffen, die mit sog. Codewörtern oder Stichwörtern oder Symbolen (Zeichen) ‚reaktiviert' werden können und zu bestimmten Handlungen oder Denkweisen verleiten.

Es sind hartnäckig auch ideologisch sich haltende und ausbaubare Gerüchte, die sich zu angeblichen Tatsachen (Faktizitäten) entwickeln. Diese Definition beruht auf dem Thema des Satanic Panic resp. des Mind Control. Auch dieses Verschwörungsnarrativ ist nicht falsifizierbar (widerlegbar), wie alle anderen Theorien auch nicht! Sie ist auch nicht verifizierbar (nachprüfbar)! Diverse Verschwörungsnarrative nehmen die Form eines Märchens an, auch das Verschwörungsnarrativ des Satanic Panic und Mind Control.

Satanic Panic und Mind Control in den USA ab 1980

Das ganze Aufsehen um die Verschwörungstheorie des Satanic Panic begann vermutlich nach dem Erscheinen des Buches des kanadischen Psychiaters Lawrence Pazder (M.D.) und Michelle Smith mit dem Titel: **Michelle Remembers**.

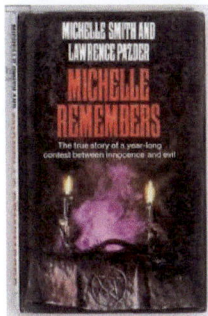

Im Buchtitel gross aufgedruckt der Satz: ,*The true story of a year-long contest between innocence and Evil.*' Die wahre Geschichte eines jahrelangen Kampfes zwischen Unschuld und Bösem. Herausgegeben im Jahre 1980.

Pazder therapierte Michelle Smith ab 1973 anfänglich noch wegen Depressionen. Aber während der Therapie berichtete Smith eher von angeblichen und durch ihren Psychiater wiederhergestellten Erinnerungen an **Kindesmissbrauch durch Satanisten**.

Möglicherweise war es wirklich dieses Buch, sicherlich auch weitere, die bald eine breite Hexenjagd resp. Hysterie auslösten, beginnend in Kanada und Amerika. Die Hysterie hatte auch die Kraft, das Thema auch nach Europa zu tragen, nach Übersee und schliesslich dann im Dritten Jahrtausend auch in die Schweiz. Respektive um exakter zu sein, in drei moderne psychiatrische Anstalten der Schweiz.

Aber bleiben wir vorerst in den 1980er Jahren in den USA. In dieser Zeit war Satan, der Teufel, dort ständig in den Schlagzeilen. Es war die Ära des ,Satanic Panic' angebrochen, in der z. B. in der Musikrichtung des Heavy-Metal (Judas Priest) eine ernsthafte moralische Bedrohung der amerikanischen Gesellschaft entdeckt worden sei. Sex war zu dieser Zeit wieder verpönt, obwohl die Flower-Power-Bewegung erst vor kurzer Zeit verklungen war. Man hatte ja noch vor wenigen Jahren miterlebt, was diese Bewegung in den 1970er Jahren alles in Gang gebracht hatte mit ihrer freien Liebe und ihren von vielen Menschen verherrlichten Drogenexzessen.

Um es kurz zu machen, diese Bewegung, also **Satanic Panic** hatte es in den 1980er Jahren geschafft, viele Unschuldige in ungerechtfertigter Weise zuerst in Untersuchungsgewahrsam (Haft) zu bringen, um die Angeklagten darauf hin auch zu harten Strafen zu verurteilen. Staatliche Gerichte verhängten vom Geschehen überzeugt nicht nur harte Geldstrafen, sondern auch mehrjährige Haft- also Freiheitsstrafen. Auch zu erwähnen sind die bösen gesellschaftlichen Erniedrigungen, die diese Verdächtigten, aber eigentlich schuldlosen Opfer dieser Verschwörungstheorie miterleben und erdulden mussten.

Die Diskriminierung dieser angeblichen Teufelsanbeter, die ihre eigenen Kinder oder Kinder, die sie mit dem Auftrag der Erziehung und Schulung betreuten, sexuell missbraucht und geschändet und in diabolischen Ritualen vergewaltigt und auf grausame Art und Weise gequält haben sollen, breitete sich in den ganzen USA explosionsartig aus. Kaum ein Distrikt, kaum ein Staat blieb von dieser Hexenjagd ungeschoren.

Das Geschrei um Satanic Panic schuf falsche Anschuldigungen zuhauf, erzeugte böse Gerüchte, die imstande waren, Leben zu zerstören, Familien auseinanderzureissen, Väter zu Ungeheuern und Sexmonstern zu erklären und auch Mütter zu skrupellosen Mitwisserinnen und Mittäterinnen anzuprangern. Satanic Panic erhielt einen realen Wert, erhob sich zu einer schrecklichen Wahrheit.

Angestellte und Betreiber von Kindestagesstätten oder Vorschulen (McMartin Preschool) wurden beschuldigt, einen mörderischen Kult innerhalb ihrer Mauern zu praktizieren. Man vermutete versteckte unterirdische Gänge unter Kindertagesstätten oder Kinderheimen, in denen dieser mörderische Satanskult gepflegt worden war und wo man die unschuldigen Kinder missbraucht haben soll.

Allerdings wurden solche Geheimgänge oder geheime unterirdische Versammlungsorte nie gefunden, aber dies hielt niemand davon ab, trotzdem an Satanic Panic zu glauben. Es gibt viele Menschen, auch Psychiater, die müssen keine realen Beweise haben, um an Satanic Panic zu glauben. Diese Geheimgänge waren nämlich einfach äusserst gut versteckt. Diese Geheimgänge fand man zwar in der Realität wirklich nicht, sie existierten jedoch umso virulenter in den überhitzten Köpfen von Predigern, Kirchenleuten, Politikern, Showmens und Komikern. Und auch in Psychiatern und Psychotherapeutinnen. In diesen waren sie dafür sehr real und allgegenwärtig. Die Zeitungen waren voll davon und Medien berichteten live über diese Prozesse. Und ein Hype kann ja nur wahr sein, weil ja auch eine bewusst inszenierte Täuschung und ein Betrug wahr sein muss.

Man klagte damals aber unschuldige Menschen an, ohne für die Anklagepunkte Beweise vorlegen zu können. Es genügte, dass Strafverfolgungsbehörden darin gut geschult waren, die versteckten Anzeichen satanisch rituellen Missbrauches (SRA) zu erkennen. Wie auch immer diese Anzeichen aussehen mögen. Schliesslich waren diese Behörden eigens gut darin geschult worden, unter anderem von jenem Psychiater namens Lawrence Pazder, der dieses Buch über Michelle schrieb.

Lawrence Pazder, immerhin ein schlauer und angesehener Psychiater, bot sich nun gerne auch als **Teacher** solchen Gerichten und Anklägern an und erzählte ihnen seine Sicht der Dinge z. B. über die, wie in jenem McMartin-Vorschulskandal. Er war durch sein epochales Buch von der Bevölkerung umgehend zu einem Experten befunden resp. erhoben worden und galt, wegen seines Bucherfolges, als der Sachverständige für satanistischer ritueller Missbrauch (SR).

Pazder, der Michelle Smith als seine Patientin zuerst nur therapierte, heiratete diese dann später sogar, nachdem er sich von seiner ersten Frau geschieden hatte. Dass Therapeuten ihre Patienten oder Patientinnen heiraten, mit ihnen sexuell verkehren und ein Liebesverhältnis eingehen, ist in der Therapiewelt seit Siegmund Freud aber immerhin verpönt. Aber nicht gänzlich unmöglich. Fachleute warnen eindringlich vor solchen Beziehungskonstellationen und mahnen zu therapeutischer Distanz. Ein Therapieverhältnis in ein Eheverhältnis zu transformieren, ist nicht ratsam. Darin ist sich die Therapiewelt bis heute einig.

Pazder praktizierte nun mit seiner Frau und Klientin Smith eine ‚Therapie zur Wiedererlangung ihres Gedächtnisses', welches offenbar in gewissen Dingen nicht richtig funktionierte. Was bereits damals kritisch betrachtet worden war, wegen den Resultaten des **false memory Syndroms**, wird heute noch immer praktiziert und gehört auch in die traumafokussierte Therapie heutiger, moderner Psychiater und Therapieeinrichtungen.

Diese Anforderung, sich an Details sexuellen Missbrauchs erinnern zu können, gilt nicht nur als Voraussetzung zu Kostenübernahme der Krankenkasse, sondern ist auch eine Voraussetzung für die **narrative Expositionstherapie (NET)** nach Thomas Elbert oder für die **Prolonged Exposure Therapy (PET)** nach Edna Foa oder für die **schonende Traumatherapie** nach Martin Sack.

Solche und weitere **evidenzbasierte** Therapieformen setzen sich mit den traumatischen Erlebnissen (Erinnerungen) mehr oder weniger schonend auseinander. Ohne solche Erinnerungen ist es im Prinzip nicht möglich, traumafokussiert zu arbeiten. Um das Trauma behandeln zu können, muss man es kennen und sich seiner erinnern.

evidenzbasiert:
Auf der Basis systematisch zusammengetragenen und bewerteten, wissenschaftlichen Erkenntnissen erfolgend (von diagnostischen und therapeutischen Massnahmen). Auf wissenschaftlichen Erkenntnissen beruhend. Auf empirischen Daten aufbauend. Auf der Grundlage einer empirisch nachgewiesenen Wirksamkeit.

Wenn es wirklich nicht möglich ist ohne Traumabezug, resp. Traumaerinnerungen zu therapieren, dann sollte man wenigsten äusserst vorsichtig umgehen mit der Problematik des sich Erinnerns, vor allem eben wegen der Gefahr der sogenannten **false memory**. Ist diese falsche Erinnerung einmal da, bringt man sie beinahe nicht mehr weg. Warum sollte man auch? Krankenkassen zahlen nur, wenn Erinnerungen an die Traumata bestehen, auch wenn sie nicht wirkliich sind. Suggestive Praktiken, gewollt oder ungewollt, sollten daher unbedingt vermieden werden, aber genau hier liegen, wenigstens bei gewissen Psychiatern, die Probleme im Argen.

Wie gesagt, Pazder therapierte seine Frau Smith, um ihr altes und verschüttetes Gedächtnis an ihre Satansrituale zu stählen. Smith tat ihr Bestes, um die psychiatrisch-therapeutische Theorie ihres Ehemannes und Therapeuten zu unterstützen und zu fördern. So mochten denn ihre verschütteten, dissoziierten Erinnerungen an die Besessenheit durch den Teufel wiedererlangt worden sein.

Ihr Albtraum begann im Alter von 5 Jahren, also mitten in der frühen Kindheit, als sie sich zu erinnern glaubte, wie ihre Mutter sie einer satanischen Sekte übergab. Über ein Jahr lang sei Smith in dieser Sekte gefangen gehalten worden, auf die schlimmste Art und Weise gefoltert und missbraucht und zum Beisein an Ritualmorden und Verstümmelungen von Babys gezwungen worden. So in etwa ihre aus dem grauen Nichts auftauchenden Erinnerungen: Ein grosser Therapieerfolg!

Das Buch Pazders schlug im religionsverätzten Amerika wie eine Bombe ein, die Verkaufszahlen schossen mondraketenartig in die Höhe. Schlagartig waren Pazder und Smith berühmt und reich. Sogleich wurden sie beide in die verschiedensten Talk-Shows und zu TV-Auftritten eingeladen, wo sie ihre kruden Geschichten vor grossem Publikum in aller Theatralik verbreiten konnten.

Ihre vielen und regelmässigen Auftritte jedenfalls brachten dem verliebten Paar eine Menge Money ein und machten sie in den US-Staaten äusserst berühmt. Endlich hatte man diese verdammten Satanisten ausfindig machen können, nach denen eine ganze Nation längst gesucht, sie aber bisher nur im Kommunismus oder in der politischen Gegnerschaft gefunden hatte. Jetzt wurden diesen Satanisten und satanistischen Zirkeln gnadenlos der Prozess gemacht. Amerika war empört.

Pazder wie auch Smith wurden, medial gepuscht, sofort zu fachlichen Autoritäten auf dem Gebiet des **SRA**, des Satanic Ritual Abuse erklärt. Das Thema um Satan, resp. um diese Form des diabolischen Kindesmissbrauches lockte andere Psychiater und auch Psychologinnen aus der Reserve, nicht nur Therapeuten, sondern auch Leute, die aus dem Umfeld von Strafverfolgung und Strafverurteilung und Polizei stammten. Es gesellten sich neben Staatsanwälten, Politikern und TV-Machern nun auch interessierte Fürsorgebehörden und Polizeibeamte, die Pazder kontaktierten um ihm gutes Geld für seine fachlichen Vorträge und instruktiven Unterweisungen zu zahlen, wenn er ihnen nur sein grosses Wissen preisgab.

Pazder hatte inzwischen den Ausdruck des ‚rituellen Missbrauchs' geschaffen, welcher Satan in der Form von Riten (eines Ritus) und eines rituellen Vorgehens erblickte. Damit war die Satanic Panic endgültig geboren und sofort in aller Munde. Seine Darlegungen wurden in der religiösen Bevölkerung und in der religionsdurchtränkten amerikanischen Politik zu einer ‚echten', erfundenen Verschwörungstheorie.

Besser zu einer ‚Theorie' würde der Begriff **Verschwörungserzählung** passen, aber dies spielte in jenen Kreisen keine Rolle, weil die Mitwirkung des Satans ja unumstösslich erwiesen war. Jetzt waren die Mechanismen bekannt, die zu einer Verschwörungstheorie führten. Pizzagate und Q-Anon folgte.

Pizzagate: Hochrangige Politiker der Demokraten (USA) betreiben einen angeblich weltweiten, also internationalen Kinderhändlerring zur Prostitution von Minderjährigen. Es wurde sogar eine Pizzeria in Washington D. C. ausfindig gemacht, die angeblich die Zentrale des Kinderhändlerringes sei. Hier wird aus Blut wird ein Verjüngungsserum gewonnen.

Wo früher die Juden angeblich solche Kinderhändlerringe betrieben haben sollen, bezichtigt man heute nach gleichem Muster die Demokraten, resp. Mitglieder der Demokratischen Partei der Vereinigten Staaten. Hillary Clinton war 2016 Präsidentschaftskandidatin und hing politisch auch irgendwie in diesem Gestrüpp des Satanic Panic.

Bald erreichte die Satanic Panic auch das FBI, die diese Anhänger des Pizzagate, des Q-Anon und verschiedene Theoretiker einer neuen Weltordnung umgehend als inländische Extremisten betitelte und als solche würden sie zunehmend die nationale innere Sicherheit der USA gefährden. Man verwies auf Gewaltakte, Straftaten und auf Anschläge, die versucht würden in der Absicht, dadurch die amerikanische Demokratie zu destabilisieren. Der Sturm auf das Kapitol in Washington D. C. kann als ein solcher satanischer Destabilisierungsversuch angesehen werden.

Das Buch von Pazder und Smith wurde trotz heftiger Proteste und Einwände nicht als Fälschungsmachwerk entlarvt, sondern von Juristen und weiteren Behörden vielmehr als ‚das' Lehrbuch angesehen und gepriesen, obschon das Buch selbst diesen Anspruch nicht erhob. Es war nur eine spezielle Form von Memoire oder Kindheitsgeschichte einer Frau, die angeblich eine schlechte Kindheit erlebt hatte. Das Buch fand sogleich Nachahmer, die auf derselben Welle reiten wollten und untermauernd und ergänzend wirkten.

Es erscholl der Ruf nach Teufelsaustreibungen, die den religiösen Problemen Amerikas Herr werden sollten. Religiöse Kreise fühlten sich angesprochen. Auch sie entfachten weitere Anschuldigungen, die bald an eine Reihe von Kindertagesstätten geknüpft wurden. Die Betreiber resp. Besitzer solcher Tagesstätten betrieben darin angeblich okkulte Praktiken, meist in dunklen Kellern oder unterirdischen Gängen und missbrauchten darin ihre ihnen anvertrauten, unschuldigen Kinder auf die schlimmste Art und Weise, die man sich nur vorstellen konnte.

Schon wurden noch in den 1980er Jahren Dutzende von skurrilen Strafprozessen ins Leben gerufen, davon waren mindestens zwei von ihnen berüchtigt (etwa der um die McMartin-Vorschule, Manhattan Beach, Kalifornien). Die Behauptungen der Anklage brachten mindestens 26 Personen ins Zuchthaus, trotz eines eklatanten Mangels an Beweisen. Dass Satan da mit im Spiel war, war genug Beweis. Die Punkte der Anklage waren so heftig wie abstrus, so unglaublich wie dümmlich, so quer wie erfunden, dass ohne Probleme auch Haftstrafen in der Länge von 240 Jahren ausgesprochen wurden. In den USA war und ist es üblich, dass solche Haftstrafen weit über die normale Lebenserwartung eines Verurteilten hinaus gehen können. 240 Jahre lang in Haft überlebt niemand.

Ein nicht zugelassener sog. Psychotherapeut führte daraufhin an 400 Kindern der Tagespflegeschule Ermittlungen durch mit ‚anatomisch korrekter' Puppen mit Penissen und Vagina. Er befragte die Kinder quasi in Zwangsinterviews, setzte sie unter Druck und wandte sehr suggestive Fragen an, die selbstverständlich zu den jeweiligen Fragen entsprechenden Antworten führten. Das Ergebnis: Offenbar bestätigten über 320 Kinder, sexuell missbraucht worden zu sein. Über 40 Kinder davon richteten ihre Aussagen resp. Anschuldigungen gezielt auf 7 Mitarbeiter dieser Tagespflegestätten.

Man klagte den Betreiber an, dass sie in unterirdischen Tunnels, teils unter den Tagesstätten selbst, rituelle Zeremonien durchgeführt hätten, wobei einmal ein Baby rituell geopfert worden sei. Man habe auch Kinder in die Toiletten hinunter gespült und hätte ihnen das Fliegen beigebracht in Hexenzeremonien. So die Antworten der Kinder aufgrund geschickten Fragens Erwachsener.

Der Prozess floss jahrelang kafkaesk dahin, wie auch die Beweisaufnahme ihre Zeit brauchte. Aber schliesslich liess man alle Anklagen gegen diese Tagespflegemitarbeiter, teils unter grossem Protest seitens der uneinsichtigen und von ihrer Meinung überzeugten Ankläger, wieder fallen. Trotzdem liess man sich es nicht nehmen, diese verfluchte McMartin Vorschule im Jahre 1990 dem Erdboden gleichzumachen. Schwere Baumaschinen fuhren auf das Gelände.

In derselben Zeit der Prozesse, die aber auch Schuldsprüche tätigte und Unschuldige ins Gefängnis warf, boomten Seminare, pädagogische Videos, Bücher, Behördenweiterbildungen und Vorträge über satanistischen Missbrauch, oft und auffällig in evangelikalen Kreisen. Strafverfolgungsbehörden wie Geschworene von Gerichten wurden in Weiterbildungsseminare über rituellen Kindsmissbrauch und dergleichen geschickt, um diese auf sich anbahnende Prozesse vorzubereiten.

Es wurde Unterricht abgehalten, die von Therapeuten, Polizeibeamten und Predigern oder sonstigen Fachkennern geleitet wurden. Strafverfolgungsbehörden wurden auf ‚Satanic Panic' vorbereitet, anschauliche Videos wurden für die Polizeiausbildung hergestellt.

Auch wenn die meisten übereifrig begangenen (Vor)-Verurteilungen später wieder aufgehoben wurden, spielten sich aufgrund grosser kollektiver Ängste der Amerikaner in familiären und gesellschaftlichen Kreisen grosse Dramen ab, weil die Angeklagten resp. die des satanistischen Missbrauchs beschuldigten Männer und Frauen in grosse, sozial missliche Situationen gerieten. Da zerbrachen langjährige Freundschaften, es wurden Scheidungen ausgesprochen, Entlassungen aus bisher gut funktionierenden Arbeitsverhältnissen vorgenommen und Nachbarn sozial geächtet. Es kam zu Verfemungen. Es gab Zerwürfnisse und Kontaktabbrüche zwischen Kindern und Eltern. Es gab Firmenboykotte (Procter & Gamble).

Heute kann man annehmen, dass diese Satanic-Panic-Welle in den USA niemals beendet wurde. Auch wenn die Gerichte nicht mehr urteilten, in den Köpfen klerikaler Amerikaner wirkte Satan noch immer weiter und verwüstete das Land.

Im Wesentlichen stützten sich diese satanisch rituellen Missbrauchsbehauptungen auf übereifrige Strafverfolgungsbehörden, die ihrer Sache nicht gerecht wurden und überfordert waren. Die unbegründeten Aussagen von Kindern, die unter Zwang und suggestiven Verhörtechniken durch unqualifizierte Therapeuten, Polizeibeamte und Staatsanwaltschaften erfolgten, taten ihrerseits den Rest. Es wurde alles einfältig geglaubt. Man hinterfragte die Situation nicht. Alles war Beweis genug, um unschuldige Menschen in Gefängnisse zu werfen.

In den USA hatten rasende Medien ein stetig wachsendes Gefühl von Angst in der Bevölkerung geschürt. Man könnte auch von einer kollektiven Hysterie reden. Die Macht solcher Medien war gewaltig und ihre Berichte, TV-Sendungen und Reportagen erreichten die hintersten und intimsten Räume der entsetzten Zuhörerinnen und Zuhörer. Und es war wie ein sich gegenseitiges Aufputschen: Je mehr Angst in der Bevölkerung geschürt worden war, umso stärker fächerte diese das Feuer der rasenden Berichterstattung an.

Die Mischung aus einem sexuellen satanistischen Missbrauch an unschuldigen Kindern, der Angst vor dem Kommunismus, die vermeintliche Bedrohung des Christentums durch satanische Musik, freier Liebe und Ungehorsamkeit der Jugend und vieles mehr verdichtete sich immer stärker zu einer Massenpanik resp. Massenhysterie. Und die amerikanische Gesellschaft war für solche Phänomene empfänglich.

Jedenfalls war in den 1980ern der christliche Fundamentalismus und damit der Glaube an Engel und den Teufel gewaltig auf dem Vormarsch. Das Thema der Teufelsaustreibung, des Exorzismus wurde laut. Pazders Bestseller ‚Michelle Remembers' passte ausgezeichnet in diese Zeit. Das Buch wurde geradezu zu einem Lehrbuch für Juristen und Behörden. Die USA waren übersät von Teufelsanbetern und Okkultisten, die zur Huldigung Satans Kinderblut tranken.

Erst ab 1992 ebnete sich die Hysterie etwas, als das amerikanische Justizministerium den satanisch-rituellen Missbrauch als Mythos entlarvte. Jedoch nur langsam wurde der Satanismus noch mitten in den 1990er Jahren als möglicher krimineller

Indikator anerkannt. Und nun entdeckten gewisse deutsche resp. europäische Therapeuten resp. Psychologinnen dieses Thema in den USA.

Das Vermächtnis der Satanic-Panic-Gläubigkeit der USA der 1980er Jahre jedenfalls tradierte sich weiter fort und erleichterte den Weg für **Q-Anon**. Diese skurrile Bewegung schwappte irgendwann nach Europa über und der Glaube an Satanskulte im Zusammenhang mit frühkindlichem Missbrauch erreichte bis ins Jahr 2023 die klugen Köpfe mancher Psychiater und Psychologinnen, die in renommierten Schweizer Psychiatrien eine feste Anstellung und honorable Positionen innehatten. Es ging mit Q-Anon so weit, dass das FBI diese Bewegung als eine inländische terroristische Bedrohung bezeichnete. Q-Anon-Ideen und das Verhalten des 45. Präsident der USA führten vermutlich zu den Geschehnissen beim Kapitol vom Januar 2021.

Q-Anon in diesen Zusammenhang zu stellen, fällt leicht, wenn man sich ihr Credo vor Augen führt: Ihr Insiderwissen behauptet einen riesigen satanischen Pädophilenring aus US-Demokraten (ihren politischen Gegnern), hochrangigen Prominenten (die Elite) und Weltführer. Diese praktizierten, so die Theorie, satanische Riten und sexuellen Missbrauch an Kindern, um aus ihren Hormonen, die man via Blut gewann, gewissen Seren herzustellen, die diesen Eliten quasi eine ewige Jugend bieten würden.

Die Welle des amerikanischen Satanic Panic schwappte alsbald in seltsam skurrilen Verschwörungstheorien nach Europa über und erreichte die Gesellschaft.

Traumaerinnerungstherapie

Eine eigentliche Trauma-Erinnerungs-Therapie gibt es nicht. Aber da es bei den verschiedenen Traumatherapien darum geht, sich des Traumas zu erinnern, muss zuerst eine Erinnerung an das Trauma vorliegen, damit man überhaupt therapieren kann. Ansonsten kann man mit den Krankenversicherern nicht abrechnen, es läge keine behandelbare Anamnese und Diagnose vor.

Daher ist es unbedingt erforderlich, an solche ‚verschütteten' Erinnerungen heranzukommen, und dies geschieht am Bestens mittels einer sog. Traumaerinnerungstherapie. In ihr versucht man mit allen Mitteln an jene Erinnerungen zu gelangen, die für die Behandlung des Trauma angeblich unbedingt erforderlich sein sollen.

Wenn keine solchen Erinnerungen vorliegen, sei es weil sie gemäss Freud verdrängt oder weil sie vom übrigen Bewusstsein abgespalten wurden, dann ist der Traumatherapeut auch ein ‚Erinnerungskramer', will heissen, er sucht zusammen mit seinem Klienten, seiner Klientin nach dessen/ deren verschütteten Erinnerungen. (Die vielleicht überhaupt nicht existent sind?)

Dies kann der Therapeut mittels verschiedenen Methoden versuchen: mit Suggestion, mit Hypnose, mit Medikamenten, mit Beispielen aus der Literatur oder ganz einfach mit den allg. Mitteln einer ‚schlechten' Psychotherapie. Alle ärztlichen Behandlungen sind irgendwie suggestiv, auch jene, die Krankheiten des Körpers zum Gegenstand haben.

Eine schlechter Traumatherapeut erklärt seinem Klienten zum Beispiel: ‚Da muss etwas in Ihnen sein, was Sie verdrängt oder dissoziiert haben. Irgendein schlimmes Ereignis in Ihrer Kindheit. Etwas, was ganz schrecklich war für Sie, etwas was wir unbedingt kennen müssen, weil ansonsten wir Ihr Trauma gar nicht behandeln können.'

Manchmal fällt sogar die Aufforderung: ‚Kommen Sie, das holen wir jetzt aus Ihnen heraus!'

Das also ist eine Traumaerinnerungstherapie, die gar nicht therapiert, sondern nur irgendwelche Erinnerungen kreiert oder glaubt beweisen zu können. Es ist ein **Traumaerinnerungsgebot.**

Satanic Panic heute

Wenn wir von „heute" sprechen, meinen wir die Zeit um 2020, als die in den USA seit Langem abgeklungene Welle des Satanic Panic mit grosser Verspätung in die Schweizer Psychiatrie- und Psychotherapielandschaft schwappte. Alles begann mit einer Reportage eines Reporterduos des Schweizer TV-Senders SRF, das sich mit dem Thema „Satanic Panic – Teuflische Verschwörungstheorien in der Psychiatrie" auseinandersetzte.

Das Reporterteam zeigte sich verwundert darüber, dass die Verschwörungstheorie des Satanic Panic und Mind Control – eigentlich keine Theorien, sondern vielmehr Narrative – aus den „amerikanischen Hollywoodwelten" der 1980er Jahre nach wie vor ihren Weg in die ansonsten so nüchtern wirkende Schweizer Psychiatrie gefunden hatte. Und das, obwohl bereits rund 40 Jahre vergangen waren.

Obwohl die Schweizer Psychiatrie eher nicht mit „Teufelsglauben" in Verbindung gebracht wird, sondern als rational und von praktischen Problemen gezeichnet gilt, war die Teufelsgläubigkeit einiger Protagonisten innerhalb der Psychiatrie und Psychotherapie so erstaunlich, dass es sinnvoll erscheint, diesem Phänomen näher nachzugehen.

Die heutige Psychiatrie sieht sich sicherlich mit anderen Herausforderungen konfrontiert, als sich mit übernatürlichen Wesen auseinanderzusetzen. Doch genau das geschah, als der Teufel plötzlich nicht nur in theologischen, sondern auch in medizinisch-psychiatrischen Diskursen eine Rolle zu spielen schien und allgegenwärtig wurde.

Seit einiger Zeit befindet sich die Schweizer Psychiatrie in einer Krise. Es ist bekannt, dass die Fallzahlen weiterhin stark ansteigen und immer mehr Kinder und Jugendliche aus unterschiedlichsten Gründen in speziellen jugendpsychiatrischen Abteilungen behandelt werden müssen. Immer mehr Eltern sind mit den Problemen überfordert, mit denen die heutige Jugend konfrontiert ist.

Ähnliches lässt sich auch für Lehrerinnen und Lehrer, Schulbehörden, Schulpsychologen und Pädagogen sagen. Hier treten ebenfalls immer häufiger die Probleme und Entwicklungsstörungen auf, die Jugendliche belasten und sie aus unserer leistungsorientierten Gesellschaft zu verdrängen drohen.

Nicht nur die Zahl der Fälle in der Psychiatrie steigt, auch das Fachpersonal wird zunehmend knapper. Viele Fachkräfte ziehen sich aus ihrem Beruf zurück, was auf Anzeichen von Burnout hindeutet. Die psychischen und physischen Belastungen des Personals geraten zunehmend aus der Balance. Mitarbeiter verlieren die Fähigkeit, ihre innere Stabilität und ihr berufliches Gleichgewicht zu bewahren. Viele verlassen ihren Arbeitsplatz (hoffentlich), bevor die berufliche Überlastung körperliche Symptome wie Bluthochdruck, chronische Schlaflosigkeit, Unruhe, Nervosität, Erschöpfung, Depressionen oder Überreiztheit hervorruft.

Die Belastung des psychiatrischen Fachpersonals wird in den kommenden Jahren voraussichtlich weiter steigen. Die Psychiatrien stossen bereits seit längerem an ihre Grenzen. Indizien dafür sind nicht nur der anhaltende Pflegenotstand und der Fachkräftemangel, sondern auch die wachsenden Zahlen in der Jugend- und Akutpsychiatrie. Darüber hinaus fehlen Plätze und Angebote im stationären und ambulanten Bereich sowie in den Abteilungen für Patienten mit der Diagnose einer dissoziativen Identitätsstörung – den sogenannten Traumastationen.

Das vorhandene Fachpersonal sieht sich zunehmend mit einer steigenden Zahl von Zwangsmassnahmen konfrontiert, die teils ohne Unterstützung der Polizei nicht mehr zu bewältigen sind. Die Leitungsgremien der betroffenen Kliniken reagieren auf diese Entwicklungen meist erst, wenn es bereits zu Verletzungen des Personals gekommen ist – etwa nach schweren körperlichen Übergriffen aggressiver Patienten, die teilweise den Charakter versuchter Mordanschläge annehmen.

Diese Zwangsmassnahmen werden oft mit brachialer Gewalt, dem Einsatz von Zwangsgurten (5-Punkt-Fixierungen) und beruhigenden Medikamenten durchgeführt, die häufig gegen den erklärten Willen der Betroffenen intramuskulär verabreicht werden müssen. Zwangsisolierte Patienten werden oftmals tagelang in diesen Fixierungen und Isolationen belassen, was erhebliches Leid verursacht. Diese Praktiken führen nicht selten zu rechtlichen Problemen und Gesetzesübertretungen (z. B. Freiheitsberaubung und Verhältnismässigkeit), da auch psychisch kranke Menschen Rechte haben.

Wer einmal den Beruf des Psychiaters oder der Pflegekraft verlassen hat, weil er oder sie überlastet war, wird es schwer haben, nach einer Erholung wieder in diesen Beruf zurückzukehren. Dabei war der Beruf für viele dieser Fachkräfte eine zutiefst erfüllende und spannende Aufgabe. Im Grunde genommen könnte die Arbeit in einer psychiatrischen Klinik ein sehr schöner Beruf sein.

Die Vorstellung einer professionellen Distanz zwischen Mitarbeitenden und Patienten in der Psychiatrie lässt sich jedoch nur schwer aufrechterhalten, ohne das Risiko einzugehen, ein Herz aus kaltem Stahl oder ein Gehirn aus Beton zu entwickeln. Die komplexen Fälle, das grosse Leid und die hohe Fallzahl gehen jedem normalen Menschen nahe. Es ist schwer, all das, was in einer neun Stunden langen Arbeitsschicht an menschlichen Schicksalen auf einen einprasselt, einfach zu vergessen oder zu verdrängen – und das gilt nicht nur für Pflegekräfte.

Die strukturelle Unterbesetzung in den Psychiatrien ist nicht immer nur auf den Fachkräftemangel zurückzuführen. Manchmal erscheint diese eklatante Unterbesetzung als ein modernes, kaltes Management-Kalkül, das auf Gewinnoptimierung ausgerichtet ist und dem stetig wachsenden Kostendruck Rechnung trägt. Welche Auswirkungen solche absichtlichen Unterdeckungen des Sollstellenplans auf das verbleibende Fachpersonal haben – das mit immer mehr Aufgaben und höheren Belastungen konfrontiert wird, was zu mehr Arbeitsstunden und weniger Freizeit führt und somit die Gesundheit gefährden kann – müsste wissenschaftlich untersucht werden. Der Verdacht steht jedoch im Raum.

Hinzu kommt, dass einige Psychiatrien, die ihre Unterbesetzung genau kennen, am Ende eines Jahres stolz von einer über 100-prozentigen Auslastung sprechen, anstatt Abteilungen zu schliessen und offen zuzugeben, dass sie ihren staatlichen Versorgungsauftrag nicht mehr erfüllen können.

Die heutige Psychiatrie ist vor allem auf die Symptombekämpfung ausgerichtet, was sich vor allem auf den Akutstationen zeigt. Eine nachhaltige Begleitung der Betroffenen nach deren Entlassung ist jedoch nicht Aufgabe der stationären Psychiatrie, sondern fällt in den Zuständigkeitsbereich von Ambulatorien und Nachsorgeeinrichtungen. Die Patienten der Psychiatrie benötigen mehr professionelle Ambulatorien, mehr jugendpsychiatrische Institutionen und mehr psychosoziale Angebote.

Einige moderne Kliniken haben diese Problematik erkannt und betreiben eigene Aussenstationen mit ambulatorischen Aufgaben. Doch wie stark der Einbezug der Angehörigen von Patientinnen und Patienten gefördert wird, bleibt unklar. Denn die Angehörigen und Vertrauenspersonen psychisch kranker Menschen spielen eine zentrale Rolle. Hier könnte in der Nachbetreuung psychisch Kranker noch einiges verbessert werden.

Teufelsglaube und Exorzismus

Das Thema „Satanic Panic" lässt sich nicht ohne die Begriffe „Teufelsglaube" und „Exorzismus" vollständig begreifen. Der Teufel spielt eine zentrale Rolle, auch im Exorzismus. Es ist ein nahezu „dualistisches" Gottesbild, das sowohl im Christentum als auch in anderen Religionen vorherrscht: Neben Gott existiert ein Gegenspieler, der Teufel, der die Gläubigen heimsuchen kann.

Dieses dualistische Weltbild prägt das Christentum, in dem nicht nur das Gute, sondern auch das Böse – personifiziert durch den Teufel – eine bedeutende Rolle spielt. Das Gute und das Böse definieren sich gegenseitig durch ihre Gegensätze. Und genau dieses Böse wird in der Diagnose und Therapie bestimmter Krankheitsbilder oft als zentraler Faktor gesehen.

Im Kontext der „Satanic Panic" wird angenommen, dass zur Entstehung einer Dissoziation, einer dissoziativen Identitätsstruktur, also der Spaltung der Persönlichkeit in mehrere Fragmente oder eigenständige Ich-Anteile, eine versteckte und verdrängte Ursache vorliegen Muss – meist in Form von sexuellem oder gewaltsamem Missbrauch. Diese Missbrauchserfahrungen führen zur Aufspaltung des kindlichen Ichs in verschiedene Ich-Teile oder Identitäten.

Laut Experten für dissoziative Identitätsstörungen (DIS) nehmen diese Teile emotionale Erfahrungen wie Wut, Angst und Schmerz auf. Solche emotionalen Fragmente spalten sich vom restlichen Ich ab und bilden zusammen mit den aufgenommenen Gefühlen (z. B. Wut) eine eigenständige Persönlichkeit. Diese Persönlichkeit agiert als unabhängige Einheit, mit eigenem Namen und eigenem Verhalten, getrennt von den anderen Ich-Anteilen. Die verschiedenen Persönlichkeiten kennen sich oft nicht gegenseitig und können in ihren Handlungen sogar widersprüchlich sein.

Diese Theorie besagt weiter, dass sich die Persönlichkeitsanteile nicht kennen und somit auch nicht über vergangene Ereignisse informiert sind. Ein Ich-Anteil könnte zum Beispiel nicht wissen, was gestern geschah oder wie er sich selbst empfindet. Das Ergebnis ist ein Zustand des „zerfaserten" Ichs, in dem die verschiedenen Teile der Persönlichkeit eher auseinanderdriften, anstatt zu einer Einheit zu verschmelzen.

Die meisten psychotherapeutischen Ansätze, die sich mit Trauma befassen, setzen darauf, dass diese Ich-Teile wieder zu einer Einheit zusammenfinden. Das Ziel der Traumatherapie ist es, die verschiedenen Fragmentierungen aufzulösen, indem die verschiedenen Identitäten miteinander in Austausch treten und ihre Erfahrungen teilen, sodass sie sich wieder als Teil einer Ganzheit begreifen. Doch es gibt viele verschiedene Formen der dissoziativen Identitätsspaltung, von unvollständigen bis hin zu vollständigen Formen. Diese können sich auf unterschiedliche Weise äussern und machen die Diagnose und Therapie komplex.

In Fällen von unvollständiger Dissoziation hat sich das „Alltags-Ich" relativ stabil gehalten, jedoch gibt es weiterhin viele andere Ich-Zustände, die in das Alltags-Ich hineinwirken. Diese anderen Zustände können zum Beispiel den Charakter eines unschuldigen Kindes oder eines trotzig pubertierenden Teenagers annehmen oder sogar Merkmale eines „bösen" Täter-Ichs zeigen.

Bei einer vollständigen dissoziativen Identitätsspaltung ist es nicht möglich, ein zusammenhängendes Alltags-Ich zu bilden. Die betroffenen Ich-Anteile sind so verschieden, dass sie wie verschiedene Personen erscheinen. Dieses Phänomen ist häufig mit schwerem Missbrauch verbunden, wie etwa sexueller Gewalt oder Inzest, und geht oft mit sozialer Vernachlässigung und elterlicher Lieblosigkeit einher.

Einige Therapeuten und Psychiater vertreten jedoch die Ansicht, dass neben diesen missbräuchlichen Erfahrungen eine weitere verdrängte Ursache für die Dissoziation eine Rolle spielt: der Einfluss des Teufels. Sie sprechen von einem „satanischen Missbrauch", der als Ursprung der Dissoziation verstanden wird. In diesem Zusammenhang wird der Teufel als aktiver Akteur betrachtet, der die Identitätszerstörung vorantreibt. Diese Theorie war in den 1980er Jahren in der amerikanischen Psychiatrie weit verbreitet, obwohl es keine soliden Beweise für satanischen Missbrauch gab. Heute stellt sich die Frage, ob ähnliche Praktiken auch in der Schweiz vorkommen.

Es ist vorstellbar, dass ein Psychiater durch suggestive Methoden ein Opfer dazu bringt, von einem satanischen Missbrauch zu berichten und möglicherweise sogar eigene Familienangehörige, wie den Vater, zu beschuldigen. In solchen Fällen werden die Mütter häufig als passiv oder als Mitwisser dargestellt, die nichts unternahmen, während der böse Vater oder eine satanistische Gruppe das Kind missbrauchten.

Das Thema „satanischer Missbrauch" hat seinen Weg in die psychiatrische Praxis gefunden, insbesondere in Traumastationen, wo der Teufel als Diagnosekriterium Eingang in die Therapie gefunden hat. In solchen Einrichtungen könnte das Opfer von einem Exorzismusritual betroffen sein, bei dem ein Geistlicher hinzugezogen wird. Für viele Menschen mag es schwer nachvollziehbar sein, dass Gott und Teufel in psychiatrische Behandlungen integriert werden. Doch in der Praxis gibt es Therapeuten, die davon überzeugt sind, dass das Böse – verkörpert durch den Teufel – in die psychische Gesundheit der Patienten eingreift.

Es ist kaum zu fassen, dass einige Psychiater tatsächlich an solche Horrorszenarien glauben, in denen satanistische Gruppen ihre Opfer durch „Mind Control" in psychische Störungen treiben, um sie zu kontrollieren. Die Frage stellt sich: Leben wir im 21. Jahrhundert? Können diese ausgebildeten Fachkräfte wirklich an diese Phänomene glauben? Oder gibt es tatsächlich Dämonen, die unschuldige Menschen heimsuchen?

Manche Therapeuten, die diese dualistischen Weltanschauungen vertreten, sehen die gesamte Menschheitsgeschichte als einen ewigen Kampf zwischen Gut und Böse. Ihr Ziel ist es, das Böse zu vernichten, um den ewigen Frieden und die Heilung ihrer Patienten zu ermöglichen. Für sie sind die Patienten, die an einer DIS leiden, Teil dieses Kampfes. Die Lösung sehen sie darin, das Böse, das den Patienten heimsucht, zu bekämpfen und zu eliminieren – und zwar nicht nur in Form von Missbrauchserlebnissen, sondern auch als metaphysische Bedrohung durch den Teufel.

In dieser Perspektive ist der Teufel nicht einfach eine metaphorische Figur, sondern ein realer Akteur, dessen Einfluss ausgemerzt werden muss, um Heilung zu ermöglichen. So wird die Suche nach der „satanischen" Ursache der Dissoziation zu einem zentralen Ziel der Therapie. Doch auch hier stellt sich die Frage: Ist das die richtige Herangehensweise? Muss der Teufel wirklich als Ursache allen Übels gesehen werden? Und führt eine solche Betrachtungsweise zu einer besseren Heilung oder verfehlt sie ihr Ziel?

‚Auffallend ist, dass oft Menschen mit einer dissoziativen Identitätsstörung, Borderline und Schizophrenie oder einem Tourette-Syndrom in die Fänge von Exorzisten geraten. In die Fänge von Exorzisten? Was hat der Exorzismus mit Satanic Panic und Mind Control zu tun? Das ist unmöglich!

Nein, unmöglich ist dies keinesfalls. Da gab es einen Fall, er wurde in der NZZ vom Sonntag, den 28. Januar 2024, näher beschrieben. Seine Name (geändert): Jurek.

Im jugendlichen Alter von 16 Jahren geht es Jurek nicht sonderlich gut. Er hat Anfälle, schreit und flucht. Bei Besuchen Muss Jurek daher auf Geheiss seiner Eltern in sein Zimmer und dieses verschliessen. Die Flüche Jureks nehmen kein Ende und seine theatralischen Anfälle werden auch ihren Anteil am Geschehen beigetragen haben. Manchmal ist Jurek vollkommen ausser sich und tobt.

Jureks Eltern, polnische Staatsangehörige, verzweifeln an ihrem Sohn. Sie selbst sind äusserst konservativ-religiöse und tief im katholischen Glauben verwurzelt. Sie wissen als religiöse Menschen selbstverständlich, was mit ihrem Sohn Jurek los ist.

Eines Tages führt die Mutter ihren Sohn in die Kirche zu einem Pfarrer. Der erhält den elterlichen Auftrag, ihren Sohn vom Teufel zu befreien. Polen ist ein streng katholisches Land mit einer sehr konservativen Regierung. Ab und zu ist diese

Regierung an der Macht, das begünstigt eine gewisse konservative religiöse Haltung.

Der Pfarrer, ausgebildeter und erfahrender Exorzist, nimmt Räucherwerk, Kruzifix und 700 Zloty entgegen und beginnt zu beten und zu singen. Lange tut sich bei Jurek nichts. Aber bald wird der Exorzist im Pfarrer unruhig und vermutlich auch aggressiv und beginnt Jurek laut anzuschreien und gar zu schütteln.

Auf Polnisch und auf Latein. Latein ist die Grundsprache des Exorzisten, denn der Teufel versteht besser Latein als Polnisch. Der Pfarrer schreit und schüttelt Jurek eine Stunde lang. Zuerst geschieht nichts. Dann beginnt Jurek auch zu schreien. Und zu fluchen, was das Zeugs hält. Er windet sich, verzieht sein Gesicht.

Als Jurek nach einer gewissen Zeit sich wieder beruhigt, beendet der Pfarrer seinen Exorzismus und erklärt der Mutter, dass alles erfolgreich verlaufen sei. Der Dämon sei besiegt. Sie könne mit Jurek wieder nach Hause. Jurek gehe es besser.

Doch Jureks Zustand, angeblich weiterhin vom Teufel besessen, verschlechtert sich wieder. In der religiösen Not sucht die Familie nach weiteren Exorzisten. Diese sind nicht nur ausgebildet in sog. kleinen Exorzismen, sondern praktizieren auch den grossen Exorzismus.

Jurek selbst will nicht zum Exorzisten. Aber der Traumatherapeut in Form seiner Mutter will dies unbedingt. Denn Jurek flucht weiter, besonders wenn er sich in Stresssituationen befindet. Jurek will deshalb nicht zum Exorzisten, weil er selbst weiss, dass sein Tourette-Syndrom durch Stresssituationen ausgelöst wird. Dann beginnt er zu fluchen, stösst böse klingende Laute von sich, als sei in ihn ein biblischer Dämon gefahren. Die Mutter Muss wieder handeln.

Übrigens liegt bei Jurek wirklich die Diagnose eines Tourette-Syndroms vor. Er selbst glaubt an diese Krankheit, nicht so seine Eltern. Ihnen gemäss hat der Teufel da sein Spiel in Jurek und der Muss aus ihrem Sohn fahren. Denn in einer gläubigen christlichen Familie kann eine solche fluchende Tourette nicht sein. Es ist nicht, was nicht sein darf. Überhaupt gibt es in Polen, so die NZZ am Sonntag, wenig psychischen Erkrankungen und wenn doch, dann sind da nicht diese Traumatherapeuten oder Psychiater dafür zuständig, sondern die rund 150 Exorzisten, die im offiziellen Auftrag der katholischen Kirche Teufelsaustreibungen vornehmen. Also gehen sie mit Jurek zu einem Exorzisten.

41 polnische Diözesen verfügen jeweils über ein Verzeichnis von offiziell kirchlichen Exorzisten. Daneben praktizieren noch Hunderte von weiteren Pfarrern und auch weltlichen Laien. Diese aber ohne bischöfliche Befugnis, solche Exorzismen durchführen zu dürfen. Aber dies kümmert niemand. Schliesslich muss der Teufel, auf Teufel komm raus, raus. Es geht schliesslich um Geld, genauer um Zloty.

Die katholische Kirche Polens ist sich dieses Wildwuchses bewusst und hat deshalb vor einigen Jahren ein Zentrum eingerichtet, in dem zukünftige Exorzisten ausgebildet oder weitergebildet werden. Streng kirchlich orchestriert und im christlichen Glauben. Ziel sei, die Qualifikation von Geistlichen zu verbessern, einschliesslich Kenntnisse der christlichen Psychologie zu vermitteln, die in keinem Widerspruch zum Kanon der Kirche stehen.

Die Religiosität der Polen ist traditionell hoch. Immerhin stellten sie, unvergessen, einen grossartigen Papst. Es ist daher nicht verwunderlich, dass die Gläubigkeit sich nicht bloss auf die Anwesenheit Gottes bezieht, sondern auch auf die Anwesenheit des Teufels. 41 Prozent der Polen glauben an den Teufel und 56 Prozent an die Existenz der Hölle.

Was wundert es noch, dass auch in der Schweiz einige Traumatherapeuten noch an satanistische Rituale von Satansgruppen und an einen Satansmissbrauch von Kindern glauben. Diese ehemaligen Kinder, inzwischen erwachsen geworden, sitzen und liegen heute in den Therapieräumen von Traumastationen und jetzt gilt es erst einmal, solche satanistischen Missbräuche in das Erinnerungsvermögen der an der DIS leidenden Patientinnen oder Klientinnen zurückzuholen. Dieser Blick in die Vergangenheit wurde irgendwie zugeschüttet.

Auch Jurek, der inzwischen Student ist, erhielt Hilfe resp. einen Therapieplatz für seinen Tourette. Jedoch auch Exorzismen.

Die Traumapatientinnen sitzen ebenfalls vor ihrem Therapeuten und dieser versucht sich ebenfalls mit seiner Art Exorzismus: Er versucht seine DIS-Patientin zu einer Erinnerung an den Teufelsmissbrauch heranzuführen. Aber dies will nicht so einfach gelingen, denn die DIS-Patientinnen sträuben sich zuerst vehement dagegen. Sie glauben nicht, dass sie einst in zarten Kinderjahren von ihren Eltern an eine satanistische Gruppierung übergeben worden seien, die ihr böses Unwesen an ihnen vollzogen hätten. Sie glauben ihren Therapeuten anfänglich nicht. An solche Ideen oder Behauptungen seitens ihrer Therapeuten haben sie einfach noch keine Erinnerungen.'

Es gibt Therapien, bei denen der Glaube an bestimmte Phänomene – wie etwa Satanismus und Besessenheit – tief in die Behandlung integriert wird. In solchen Fällen ist es für die Therapeutinnen und Therapeuten entscheidend, selbst an die Existenz solcher Missbrauchserfahrungen oder Besessenheit zu glauben, um den „Behandlungsprozess" voranzutreiben. Oft wird ohne jegliche Beweislage ins Klientel hineinbohren und den Patientinnen suggeriert, was nicht vorhanden oder verdrängt wurde. Für diese Art von Therapie scheint es ausreichend zu sein, fest an eine Theorie zu glauben, anstatt auf handfeste Beweise oder eine diagnostische Grundlage zurückzugreifen.

Dies führt dazu, dass Erinnerungen, die eigentlich nicht im Gedächtnis der Patientinnen vorhanden sind, hervorgeholt werden sollen – oft mit Hilfe von Techniken, die darauf abzielen, traumatische Bilder oder Ereignisse zu rekonstruieren. Diese Erinnerungen müssen jedoch nicht zwangsläufig aus realen Erfahrungen stammen. Sie können statt dessen aus Filmen, Büchern, Artikeln oder den Erzählungen anderer Patientinnen übernommen werden. Auch in Peer-Gruppen – Gruppen von Leidensgenossinnen – wird dieses gemeinsame „Erinnern" verstärkt. Diese Gruppen stärken die Vorstellung, dass Besessenheit oder Missbrauch ein realer Teil der eigenen Geschichte ist, auch wenn es sich oft um reine Fantasie handelt. Sogar Pflegepersonal in Trauma Zentren kann diese Erzählungen unbewusst bestätigen, da alle Beteiligten denselben Glauben teilen.

In Polen wird zwischen einem kleinen und einem grossen Exorzismus unterschieden. Der kleine Exorzismus ist ein einfaches Gebet oder ein kleines Ritual, das oft im Rahmen des normalen Gottesdienstes durchgeführt wird. Auch die Glaubensgemeinschaften auf Traumastationen ähneln in gewisser Weise einem solchen Ritual: Sie schaffen ein gemeinsames Gefühl des „heiligen Handelns", das den therapeutischen Prozess begleitet. Es wird ein kollektiver Glaube an die Besessenheit und deren Austreibung etabliert.

Der grosse Exorzismus jedoch, auch als „Rituale Romanum" bekannt, ist wesentlich intensiver. Er findet in einer Einzelsitzung statt und kann mehrere Stunden dauern. Neben Gebeten kommen physische Mittel wie Kruzifixe, Weihwasser und Bibeln zum Einsatz. Es ist keine Seltenheit, dass die betroffene Person während eines solchen Rituals körperlich festgehalten oder sogar geschlagen wird. Manchmal kann der Exorzist auf körperliche Gewalt zurückgreifen, um das „Böse" aus dem Körper zu vertreiben. Solche Praktiken werfen ethische und moralische Fragen auf, vor allem, wenn die Opfer selbst bereits traumatische Erfahrungen gemacht haben.

Interessanterweise ähneln die beschriebenen Symptome einer Besessenheit oftmals jenen von psychischen Erkrankungen wie der dissoziativen Identitätsstörung (DIS), Schizophrenie oder Epilepsie. Die Symptome von Jurek, dem jungen Mann mit Tourette-Syndrom, wurden als Besessenheit gedeutet, obwohl sie in Wirklichkeit Ausdruck einer medizinischen Erkrankung waren. Einige Menschen, die in ihrer Kindheit Missbrauch erfahren haben, entwickeln Symptome, die fälschlicherweise als Besessenheit interpretiert werden könnten. Besonders in religiösen Kreisen, in denen Sexualität als etwas Diabolisches betrachtet wird, können solche Missbrauchserfahrungen zur Grundlage für den Glauben an Besessenheit werden.

Oft wird in solchen Fällen angenommen, dass eine strenge Erziehung oder unterdrückte Sexualität zu einer Art „Besessenheit" führt. Das Phänomen der Besessenheit ist tief in religiösen und kulturellen Vorstellungen verwurzelt. Auch wenn in Polen viele Menschen an den Teufel und dämonische Besessenheit glauben, ist es wichtig zu betonen, dass Exorzismus auch in anderen europäischen Ländern praktiziert wird – etwa in der Schweiz, Deutschland, Italien oder Frankreich. In einigen Ländern gibt es sogar spezielle Einrichtungen für Exorzismen, wie etwa eine Exorzismus-Klinik in Portugal.

In den letzten Jahren ist der grosse Exorzismus zunehmend in den Bereich der Psychotherapie gewandert. Statt einer religiösen Austreibung suchen viele Menschen heute professionelle Hilfe in psychiatrischen Einrichtungen. Doch auch in der Psychotherapie kommt der Teufel immer wieder zurück, indem Satanismus und Besessenheit als Erklärungen für psychische Erkrankungen wie DIS herangezogen werden. Der Glaube an Satan und die damit verbundenen Rituale werden von einigen Psychiatern als Teil ihrer Traumatherapie verwendet.

Die Anzeichen einer „dämonischen Besessenheit" überschneiden sich oft mit Symptomen psychischer Erkrankungen, die in der ICD-Klassifikation (ICD-11) unter den dissoziativen Störungen verzeichnet sind. In Polen fehlt es vielen Patienten mit DIS an adäquater psychiatrischer Versorgung. Die zahlreichen Exorzisten des Landes füllen diese Lücke, auch wenn der Exorzismus in vielen Ländern durch psychiatrische Behandlung ersetzt wird.

Doch selbst innerhalb der katholischen Kirche wird ein Exorzismus nicht ohne ein psychologisches Gutachten durchgeführt. In der Praxis Muss immer eine Unterscheidung getroffen werden zwischen Besessenheit und psychischen Störungen wie DIS. Doch diese Unterscheidung ist oft alles andere als klar. Und so stellt sich die Frage: Wenn die Kirche und die Psychiatrie die Besessenheit als Krankheitsbild anerkennen, welche Konsequenzen hat das für die Behandlung von Patienten?

Schwierig wird es, wenn Missbrauchserfahrungen von satanischen Gruppen oder von Einzelpersonen in den Fokus geraten. Der Glaube an solche Rituale ist weit verbreitet, und immer wieder werden Menschen mit traumatischen Erfahrungen in Verbindung mit „Satanismus" konfrontiert. Doch es bleibt die Frage, ob es sinnvoll ist, Menschen, die solche Symptome zeigen, mit Exorzismen zu behandeln, anstatt auf fundierte psychotherapeutische Hilfe zurückzugreifen.

Der Übergang von Exorzismus hin zu Psychotherapie, gerade in Bezug auf psychische Erkrankungen wie DIS, ist ein dünner Grat. Wenn Religion in die therapeutische Behandlung eindringt, werden die Grenzen zwischen medizinischer Versorgung und religiösem Glauben verschwommen. Und dies kann dazu führen, dass Patienten in einem Netz aus Überzeugungen und Praktiken gefangen sind, die ihre Genesung eher behindern als fördern.

Verschwörungsmärchen gepaart mit Nazi- und KZ-Ideen

Ach, nun auch noch dies. Was hat denn dieser satanistische Missbrauch mit den Naziversuchen des Dritten Reiches am Hut? Ganz einfach. Die Psychiatrie, resp. einige traumatherapeutische Experten der Psychiatrie und Psychologie fragten sich, wie Dissoziationen entstehen. Was für Techniken und Instrumente benötigt man dazu? Was für behaviorales und psychologisches Wissen, welche Erkenntnisse gewinnt sie aus der Psychotherapie? Welche aus der Mnestik? Liefert die Gehirnforschung da nicht auch Antworten? Wie funktioniert die Psychotraumatologie der Gedächtnisleistung? Wie erzeugt man eine dissoziative Identitätsstörung? Wie spaltet man eine Identität, wie erschafft man neue Ichs?

Über MKULTRA als Antwortmöglichkeit wurde bereits geschrieben. Da könnte etwas daran sein. Aber was ist mit diesen medizinisch-psychologischen Naziversuchen während des Dritten Reiches in den Ghettos und den Arbeitslagern?

Darüber wurde bereits berichtet.

Aber es gab da einen Oberarzt in einer renommierten Schweizer Psychiatrie, der erwähnte einem Reporter gegenüber freimütig, dass er genau daran glaube, dass das Wissen, wie man eine DIS erzeugt, aus der Nazi-Zeit stamme. Die Nazis, so der Psychiater hätten mit grausamsten Foltermethoden und brutalen Instrumenten genau solche Experimente durchgeführt. Wir kommen weiter unten darauf zurück.

Die Satanic Panic – Welle führte in den USA zu einer starken öffentlichen Besorgnis über angebliche satanistische Rituale und Aktivitäten, insbesondere in Verbinddung mit Kindesmissbrauch. Obwohl sie in der Schweiz nicht so ausgeprägt war wie in den USA, gab es dennoch einige Fälle von Berichten über satanistischen Missbrauch, die in den Medien und in der Öffentlichkeit Aufmerksamkeit erregten.

In der Schweiz wurden Psychiater und Psychologinnen mit der Bewertung und der Behandlung von Patienten mit einer DIS konfrontiert, die freimütig von satanistischen Ritualen und Missbräuchen berichteten. So etwas kann nicht angehen, insofern diese Fachkräfte jeden Beweis eines solchen Missbrauches schuldig blieben. Der psychische Eingriff in die Patientinnen von solchen Psychiatern mit diesem obskuren Denken kann für die Kranken in einer Wucht erfolgen, dass ihre bereits malträtierten Seelen noch zusätzlichen und irreparablen Schaden nehmen. Diese durch Satan induzierten seelischen Schäden wiederum durch eine Psychotherapie auszubügeln, ist praktisch unmöglich!

Die Psychotherapie dieser Traumaspezialisten verletzte mit Gewissheit **ethische Grundsätze** (Standesethik Psychotherapie). Nicht standeskonform beispielsweise und gegen die **Berufsordnung** ist jede Form der Manipulation bzw. Indoktrination in weltanschaulichen wie religiösen Belangen und auch jede Schädigung der Patientin resp. des Patienten durch Verletzungen der geistigen, körperlichen oder sexuellen Integrität aufgrund regelwidriger therapeutischer Führung.

Ebenso nicht standeskonform ist das missbräuchliche Ausnützen der Autorität als Fachperson. Und ebenfalls keineswegs standeskonform ist die Unterlassung der Konsultation notwendiger anderer Fachleute, z. B. durch Unterlassung von Intervision und Supervision bei schwierigen Therapieverläufen, was bei der Therapie der DIS in aller Regel der Fall ist und belegt werden muss.

Hier lag einiges im Argen. So stellt sich die Frage, ob gewisse Psychotherapeutinnen oder Psychiater ihre Kompetenzen wirklich nur zum Wohl ihrer Traumapatientinnen und Patienten eingesetzt haben. Respektierten die Traumaspezialisten die Persönlichkeit und Integrität ihrer ihnen anvertrauten Patienten?

Traumafachkräften ist es untersagt, das immanente Abhängigkeitsverhältnis zwischen Arzt und Patient auszunutzen. Gleichsam verboten ist jede Nötigung. Verboten ist auch jede politische und religiöse Indoktrination inkl. das **Verbreiten von Verschwörungstheorien**. Diese Psychiater hätten die Verschwörungstheorie des Satanic Panic und Mind Control erkennen und meiden müssen.

Dass sie dies nicht vermochten, wirft Fragen zur Glaubwürdigkeit solcher Psychiater auf. Ebenso leiden darunter auch die renommierten Schweizer Psychiatrien und verlieren an Renommee und Respekt in der Bevölkerung. Auch aus der Sicht der Patientinnen und Patienten ist so ein Vorgang äusserst kontraproduktiv, was das Vertrauen zu diesen Kliniken anbelangte.

Die Konsequenzen dieser Satanic Panic Therapie betreffen auch die Rechtswissenschaften. Die Berichte über satanistischen Missbrauch führen auch zu Ermittlungen und zu rechtlichen Konsequenzen für etliche Beschuldigte. Menschen wurden verhaftet, angeklagt und vor Gericht gestellt. Das wirft Fragen des Strafrechts, der forensischen Psychologie und der Gerechtigkeit auf. Die Traumaspezialisten waren sich vermutlich darüber nicht ganz im Klaren.

Die Behandlungen von Traumapatientinnen und Patienten, die von satanistischem Missbrauch berichten, werfen komplexe ethische Fragen auf. Insbesondere in Bezug auf die Glaubwürdigkeit solcher Berichte, wie auch auf die Auswirkungen von falschen Erinnerungen (false memory) und auch auf suggestive Therapietechniken.

Wenn psychiatrische Fachkräfte mit Patientinnen konfrontiert werden, die Symptome von Trauma oder dissoziativen Störungen zeigen und äussern und von satanistischem Missbrauch innerhalb der Therapie berichten, besteht die Herausforderung darin, eine angemessene Diagnose zu stellen und eine adäquate Behandlung anzubieten, die auf einer evidenzbasierten Praxis geschieht und gleichzeitig die spezifischen Bedürfnisse dieser Patientinnen berücksichtigt. Selbstverständlich ist dies nicht immer einfach.

Gewiss besteht die Gefahr darin, dass eine Satanic Panic Welle das therapeutische Umfeld auf den psychiatrischen Traumastationen beeinflusst, indem sie zu einem erhöhten Bewusstsein für das Thema des satanistischen Missbrauches führt. Sowohl das gesamte Therapiekollegium solcher Traumastationen mitsamt Pflegepersonal sollte dies im Austausch mit weiteren Oberärztinnen und Chefärzten jedoch frühzeitig erkennen und GegenMassnahmen einleiten können.

Therapeuten sollten besser darin geschult werden, die Anzeichen eines satanistischen Missbrauches zu erkennen und vor allem angemessen darauf zu reagieren. Es sollte hierzu ein Standardverfahren geben. Dies setzt jedoch voraus, dass die involvierten Traumatherapeuten bei sich selbst erkennen können, ob sie selbst und wie sie an Verschwörungstheorien glauben resp., wie sie damit umgehen. Hier sind Intervision und Supervision hilfreich, weil man durch das Konsultieren andersdenkender Fachkräfte, die einen gewissen Abstand zum Thema haben, aus der Blase herausfindet, in der man womöglich selbst steckt.

Die Techniken suggestiver Therapie- und Fragemethoden und die Möglichkeit des dadurch unbeabsichtigten (oder beabsichtigten?) Auslösens falscher Erinnerungen sind ebenfalls durch supervidierte Standardübungen einzuüben.

Leider haben Bestsellerautorinnen wie Michaela Huber, Alison Miller und andere grossen Einfluss resp. fatale Auswirkungen auf die psychiatriespezifische Forschung und Lehre. Ab der Veröffentlichung gewisser Werke über das Satansthema jedenfalls begannen einige Traumatherapeutinnen und Psychiater sich intensiv mit dem Phänomen satanistischen Missbrauchs auseinanderzusetzen. Sie wollten auf Aussagen einiger Patientinnen besser vorbereitet sein, um sie entsprechend diagnostizieren und behandeln zu können. Leiden haben diese Fachleute von der Satanic Panic Welle in den USA wenig Kenntnis genommen und diese ignoriert.

Nötig wäre auch eine vermehrte interdisziplinäre Zusammenarbeit zwischen Psychiatrie, Rechtswissenschaften, Soziologie, Anthropologie und weiteren Disziplinen gewesen, was nicht gelang oder nur rudimentär. Immerhin böte eine solche interdisziplinäre Zusammenarbeit auch die Förderung und Übereinkunft für ein ganzheitliches Verständnis aller Beteiligten. Satanic Panic geht eng mit psychiatrischer Forensik einher.

Auslöser solcher Satanic Panic Wellen sind selbstverständlich nicht nur jene fachspezifischen Belletristik-Fachautorinnen, wie sie oben erwähnt werden. Zur Ausbreitung einer Hysterie resp. einer Satanic Panic Welle benötigt man sicherlich auch sensationslüsterne Medienberichte und angebliche Fälle von satanistischem

Missbrauch (siehe Pazder&Smith). Es braucht sich dicht abfolgende TV-Sendungen und Dokumentationen, wie auch Zeitungsartikel oder Rundfunksendungen und vermutlich auch eine politisch dazu passende Spannungsebene (Kampf zwischen Republikanern und Demokraten um das Weisse Haus, USA oder eine Corona-Epidemie etc.). Oder Filmwerke zum Thema.

Es braucht für die Hysterie einige detaillierte Beschreibungen angeblicher Rituale und Missbrauchshandlungen durch satansgläubige Gruppen, die imstande sind, leichtgläubige Menschen zu ängstigen und die öffentliche Meinung zu beeinflussen.

Nebst dazu passenden Belletristik-Fachbüchern braucht eine solche Welle auch sehr überzeugende Fachbuch-Autorinnen, die sich gekonnt als sog. Expertinnen vermarkten und präsentieren können. In der Schweiz war dies der Fall. Diese Buchautorinnen schafften es bis in die psychiatrischen Zentren hinein, wo sie öffentliche Weiterbildungen abhielten und therapierende Psychiater und Psychologinnen berieten. Sie waren allesamt in der Lage false memory, Ängste und eine fachbezogene Paranoia zu fördern. Wetten, dass jede zweite Fachperson, die eine Anstellung auf Traumastationen innehaben, jene obigen Fachexpertinnen und deren Werke kennt und studiert hat.

In der Gesellschaft wird dann eine Hysteriewelle unterstützt und gefördert, wenn in ihr Ängste und Unsicherheiten den Lebensalltag durchdringen, wenn der Einfluss von Medien diskutiert oder bekämpft wird, wenn kulturelle Veränderungen oder gesellschaftliche Unsicherheiten wie Kriege, Terroranschläge, Energieknappheit, usw. einen Verlust traditioneller Werte fördern. In Zeiten wirtschaftlichen Unsicherheiten, politischer Spannungen und allg. Herausforderungen wird einer Hysterie der Weg schneller und leichter geebnet, als in Zeiten von Sicherheit und wirtschaftlicher Prosperität und politischem Konsens.

Nachfolgend und Abschliessend zu Kapitel 1 sei noch kurz auf die historische Entwicklung der dissoziativen Identitätsstörungen eingegangen, auf die Behandlungsansätze und Therapie sowie auf die Forschung (mit Bezug zum Buchthema und zu den Akteuren).

(**ChatGPT** vom 29. April 2024, 11:15 Uhr)

1. *Historische Entwicklung: Die dissoziative Identitätsstörung hat eine lange Geschichte, aber erst in den letzten Jahrzehnten hat sie als eigenständige diagnostische Kategorie anerkannt. In der Vergangenheit wurden Fälle von multipler Persönlichkeitsstörung oft sensationell dargestellt und manchmal falsch interpretiert. Die Anerkennung und das Verständnis dieser Störung haben sich im Laufe der Zeit weiterentwickelt, wobei die Forschung eine wichtige Rolle bei der Klärung ihrer Ursachen und Merkmale spielte.*

2. **Behandlungsansätze und Therapie:** *Die Behandlung der dissoziativen Identitätsstörung erfordert einen multidisziplinären Ansatz und kann verschiedene therapeutische Methoden umfassen, darunter Psychotherapie, Medikation, Stabilisierungstechniken und Traumatherapie. Psychiatrien wie Littenheid und Münsingen könnten Programme und Dienstleistungen anbieten, die auf die Bedürfnisse von Personen mit dieser Störung zugeschnitten sind, einschliesslich spezialisierter Therapieangebote und unterstützender Dienste.*

3. **Forschung:** *Die Forschung zur dissoziativen Identitätsstörung hat in den letzten Jahren zugenommen und hat dazu beigetragen, das Verständnis dieser Störung zu vertiefen. Studien haben sich mit verschiedenen Aspekten der Störung befasst, darunter ihre Ursachen, Prävalenz*, Symptome, Diagnosekriterien, Behandlungsmöglichkeiten und Langzeitverläufe. Psychiatrien wie Littenheid und Münsingen könnten an Forschungsprojekten beteiligt sein oder von den Ergebnissen solcher Studien profitieren, um ihre Behandlungsansätze zu verbessern und evidenzbasierte Praktiken zu implementieren.*

(*) Prävalenz: Die Häufigkeit einer Erkrankung (Überlegenheit, Vorherrschen)

Die dissoziative Identitätsstörung (DIS)

Hier angefügt ist eine Kurzeinführung und Übersicht über dieses neue, aber schillernde psychiatrische Erscheinungsbild und ihren theoretischen Konzepten. Auch die Nosologiegeschichte (Krankheitsgeschichte von der Hysterie zur DIS) ist genau so irisierend, wie wechselhaft. Man kann sich dies gut ausmalen angesichts obiger Zusammenstellung. Obwohl dieses Buch von Satanic Panic handelt, sei hier eine kurze Übersicht über das Krankheitsbild der DIS angefügt, weil es ausschliesslich diese Patientengruppe ist, die über satanistischen Missbrauch erzählt.

Grundkenntnisse über dieses eigenartige psychiatrische Krankheitsgeschehen sind nicht zwingend Voraussetzungen für das weitere Verständnis zum Thema des Satanic Panic/Mind Control, aber durchaus von Vorteil.

Die Diagnose der **Multiplen Persönlichkeit**, so neu sie noch ist, wurde erstmals im Jahre 1980 in den amerikanischen Diagnosenkatalog DSM-III aufgenommen. Seit 1994 spricht man nur noch von einer DIS (ab DSM-IV).

Die diagnostischen Schwierigkeiten bestehen u. a. darin, dass die Dissoziation zunächst nicht als solche wahrgenommen wird, weder vom Opfer resp. Betroffenen selbst, noch vom Therapeuten, von Freunden und Arbeitgebern etc. Die DIS schiebt gerne andere (komorbide), die Hauptstörung begleitende Störungsbilder in den Vordergrund wie z. B. die komplexe **P**ost **T**raumatische **B**elastungs **S**törung (PTBS), Depressionen, Angststörungen, die **Borderline Persönlichkeitsstörung** und auch Probleme mit Substanzmissbrauch.

Die Betroffenen zeigen oft einen fehlenden Zugang zu innerpsychischen Vorgängen. Sie leiden an einer **Selbstentwertung** und an **Schamproblemen** und zeigen ebenfalls einen auffälligen **Mangel an Vertrauen** zu anderen Personen, auch in sie behandelnde Therapeutinnen und Therapeuten, denen sie sich anfänglich wenig öffnen und mitteilen können.

Andererseits begegnet den Traumaopfern auch bei Therapeutinnen und Therapeuten noch immer gar nicht so selten ein fehlendes Wissen über ihre Störung resp. über ihr Krankheitsbild. Daher bemerken missbrauchte Menschen oft eine **skeptische** oder gar ablehnende **Haltung** ihrer Person und ihrer Krankheit gegenüber. Am Schlimmsten, was Traumaopfer jedoch geschehen kann, ist eine **übertriebene unkritische Faszination bei Therapeuten** und Therapeutinnen ihnen gegenüber, was bei unserem Thema der Satanic Panic, der rituellen Gewalt und dem Mind Control der Fall ist und böse Behandlungsfehler provozieren kann.

Das Krankheitsbild der DIS hat aber auch etwas Interessantes und Fesselndes an sich. Die DIS ist das zurzeit faszinierendste psychische Krankheitsbild resp. Krankheitsgeschehen, das man kennt. Auf gewisse Therapeuten und Therapeutinnen hat es, wie gesagt, eine beinahe magisch ungesunde Anziehungskraft.

Die mit einer DIS betroffene Person kennt auch eine **ablehnende Gegenübertragungsreaktion** (auch von Therapeuten). Andererseits kann eine an DIS erkrankte Person eine weitere Person quasi mental anstecken, wobei diese Angesteckten dann gewisse Elemente (Erinnerungen, Symptome) der Erkrankung, wie z. B. vermeintlich selbst erlebte Szenerien von Vergewaltigungen, rituelle Gewalttaten, Schilderungen von Satansbräuchen etc. annehmen und verinnerlichen, obschon es nur Schilderungen oder Erzählungen (Narrationen) von Drittpersonen oder geschriebenen Texten waren. DIS Patientinnen sind oft äusserst suggestiv resp. auch suggestibel.

Dissoziative Störungen können einhergehen mit **neurologischen Symptomen**, die sich insbesondere in motorischen, sensorischen und kognitiven Symptomen kennzeichnen. Aber auch durch eine **dissoziative Amnesie**, die sich darin äussert, dass wichtige autobiografische Erinnerungen wie traumatische und belastende Ereignisse sich mnestisch nicht oder nur schwerlich abrufen lassen. Dies erschwert die Therapie.

Auch die **dissoziative Fugue** (das Herumirren, Davonlaufen) gehört zur Dissoziativen Amnesie und ist ein weiteres ihrer Symptome. Dabei handelt es sich um einen Verlust des Gefühls der persönlichen Identität und äussert sich in einer plötzlichen Abwesenheit von zu Hause, von der Arbeit oder von wichtigen Bezugspersonen über einen längeren Zeitraum (Tage und Wochen). Die Betroffenen ‚irren' quasi umher und wissen nicht, weshalb. Die Fugue kommt daher als eine Flucht, ein Weglaufen aus schwierigen Situationen oder Lebensbedingungen.

Die Betroffenen selbst merken von ihrer ‚Flucht' nichts. Sie irren zwar nicht konsterniert und verwirrt auf Strassen und Plätzen herum, als litten sie an einer Demenz oder seien unter Drogen. Irgendwann ‚wachen' sie jedoch aus ihrem ‚somnolenten Zustand', oder wie man diesen Zustand beschreiben könnte, auf und wissen nicht, wie oder warum sie dahin gekommen sind, wo sie sich im Augenblick befinden. Dies löst oft Angst und Unsicherheiten in ihnen aus.

Die Dissoziative Identitätsstörung aus der Sicht des DSM und ICD

Die dissoziative Identitätsstörung (DIS) ist eine komplexe psychische Störung, bei der eine Person zwei oder mehr vorneinander abgetrennte Identitäten oder Persönlichkeitszustände erlebt, die sich abwechseln und das Verhalten der Person beeinflussen können. Diese Zustände sind vom Betroffenen nicht willentlich gesteuert und werden oft begleitet von Gedächtnislücken bezüglich wichtiger sehr persönlicher Informationen und Ereignissen.

Früher nannte man dieses Krankheitsbild ‚Multiple Persönlichkeitsstörung (MP oder MPS)', was das ätiologische Merkmal des Dissoziierens etwas verdeckte, dafür jedoch die Betonung darauf richtete, dass quasi mehrere Persönlichkeiten in ein- und derselben Person leben.

Die Krankheit wird in zwei wichtigen Diagnostischen Manualen aufgeführt:

Das ICD-11 (Internationale Klassifikation der Krankheiten, 11. Revision) und das DSM-5 (Diagnostisches und Statistisches Manual Psychischer Störungen, 5. Auflage) sind zwei der wich-tigsten diagnostischen Leitlinien für psychische Störungen, einschliesslich der dissoziativen Identitätsstörung (DIS). In beiden Manualen sind dissoziative Symptome ein zentrales Merkmal der DIS.

Dissoziative Symptome sind bei Menschen mit einer DIS jedoch nicht gleich stark ausgeprägt und daher müssen nicht bei jeder Person zwangsläufig dissoziative Erinnerungslücken auftreten, um die Diagnose zu stellen.

Hier die Kriterien für die Diagnose der DIS gemäss **ICD-11:**

1. Das Vorhandensein von zwei oder mehr distinkten (deutlich abgegrenzten) Identitäten oder Persönlichkeitszuständen (Jede mit ihrem eigenen Muster von Wahrnehmung, Denken und Gefühlen).

2. Mindestens zwei dieser Identitäten oder Persönlichkeitszustände übernehmen wiederholt die Kontrolle über das Verhalten der Person.

3. **Die Unfähigkeit, wichtige persönliche Informationen zu erinnern, die zu ausgedehnten Gedächtnislücken führt, die über das hinausgehen, was bei normaler Vergesslichkeit zu erwarten wäre.**

4. Die Störung ist nicht Teil einer kulturell akzeptierten oder religiösen Praxis.

Hier die Kriterien für die Diagnose der DIS gemäss **DSM-5:**

1. Das Vorhandensein von zwei oder mehr unterschiedlichen Identitäten oder Persönlichkeitszuständen (jede mit einem eigenen relativ konsistenten Muster von Wahrneh-mung, Denken und Fühlen).

2. Mindestens zwei dieser Identitäten oder Persönlichkeitszustände übernehmen wieder-holt die Kontrolle über das Verhalten der Person.

3. **Unfähigkeit, wichtige persönliche Informationen zu erinnern, die zu ausgedehnten Gedächtnislü-cken führen (dissoziative Amnesie).**

4. Die Symptome führen zu klinisch signifikantem Leiden oder Beeinträchtigungen im sozialen, berufli-chen oder anderen wichtigen Funktionsbereichen.

Dissoziation/Dissoziieren: krankhafte Entwicklung, in deren Verlauf zusammengehörende Denk-, Handlungs- od. Verhaltensabläufe in Einzelheiten zerfallen, wobei deren Auftreten weitgehend der Kontrolle des Einzelnen entzogen bleibt (z. B. Gedächtnisstörungen, Halluzinationen).

Die DIS kennt auch **Trance-Störungen** sowie auch **Besessenheits-Störungen** sowie **Depersonalisations- und Derealisationstörungen.**

Trance-Störungen sind durch Trance-Zustände gekennzeichnet mit einer deutlichen Veränderung des Bewusstseinszustandes. Es ist eine Art Dämmerzustand, ein schlafähnlicher Zustand, eine Art von Übergangszustand in den Schlaf. Eine Trance zeigt sich durch eine Einschränkung des Bewusstseins, durch eine selektive Fokussierung auf Umweltreize, durch Beschränkungen von Bewegungen, Körperhaltung und Sprache. Der erlebte Trancezustand ist unfreiwillig und unerwünscht. Er geschieht einem.

Besessenheits-Störungen sind Trance-Störungen, die gekennzeichnet sind dadurch, dass der Bewusstseinszustand der Betroffenen deutlich verändert ist und vor allem, dass das gewohnte Gefühl der persönlichen Identität durch eine externe, **von aussen einwirkende ‚besitzergreifende' Identität** ersetzt wird, oder ersetzt worden ist, welche die Bewegungen der besetzten Person kontrolliert. Der erlebte Besessenheitszustand ist unfreiwillig und unerwünscht. Man kann sich vom Teufel oder von ‚bösen' Geistern besessen fühlen.

Die **Depersonalisations-Derealisations-Störung** ist gekennzeichnet durch anhaltende und wiederkehrende Erfahrungen der Depersonalisation, Derealisation oder beidem. Die **Depersonalisation** zeigt sich, wenn das Selbst oder einzelne Körperteile als fremd und unwirklich empfunden werden. Das ist dann der Fall, wenn man sich von seinen Gedanken, Gefühlen, Empfindungen, seinem Körper oder von seinen Handlungen losgelöst fühlt und z. B. erlebt, als sei man von aussen sein eigener Beobachter.

Die **Derealisation** ist dadurch gekennzeichnet, dass man andere Personen, Objekte oder die Welt als fremd oder unwirklich (z. B. traumhaft, weit entfernt, nebelig, leblos, farblos oder visuell verzerrt) erlebt oder sich von seiner Umgebung losgelöst fühlt.

Alle diese Symptome führen zu erheblichem Leid oder Beeinträchtigungen in verschiedensten wichtigen Funktionsbereichen im Leben und der Arbeit.

These über die dissoziative Identitätsstörung:

Die psychiatrisch-psychologische Fachwelt nimmt an, dass diese psychische Störung im Kontext von organisierter und ritueller und schwerster Gewalt mit Todesgefahr entsteht. Gut ausgebildete Täterkreise aus einer gesellschaftlichen Eliteschicht würden eine intrapsychische **Parallelwelt** im Kind erschaffen, die durch die Täter jederzeit abrufbar und steuerbar ist (Mind Control resp. Programmierung). Diese intrapsychische Parallelwelt (die dissoziative Identitätsstörung) ist für die Betroffenen amnestisch, also ohne Erinnerungen.

Diese These über die DIS schöpft sich nicht aus der Lehrmeinung der offiziellen Psychiatrie, sondern hat ihre Herkunft mit grosser Wahrscheinlichkeit aus esoterischen, okkulten, ultrareligiösen und fundamentalistischen Kreisen und kennt die Nähe zu einer aus den USA importierten Verschwörungstheorie aus den 1980er Jahren. In der These schwingt auch eine gehörige Portion politischer Absichten bei.

Parallelwelten

Die etwas okkulte und krude These, dass eine gesellschaftliche Elite absichtlich in Kindern intrapsychische Parallelwelten erschafft, wird seit Jahrzehnten postuliert (Huber, Miller). Allerdings wurde diese These bis heute weder bestätigt noch ist eine gerichtliche Aufdeckung erfolgt. Einige Therapeutinnen und Therapeuten warten gespannt auf eine erste Bestätigung. Doch das hindert versierte Verschwörungstheoretiker, die zum Teil selbst in höheren gesellschaftlichen Rängen tätig sind, nicht daran, diese Theorie durch den angeblich hohen Grad an Verdeckungs- und Geheimhaltung zu erklären, den diese Eliten angeblich beherrschen ("die wissen sich extrem gut zu schützen").

Laut einigen dieser Theorien sollen diese gut organisierten Tätergruppen über okkultes Geheimwissen verfügen – etwa über die Lehren der Okkultistin Helena Petrovna Blavatsky oder über weitere geheimen Lehren wie die der theosophischen Vereinigungen von Rudolf Steiner. Involviert sein sollen auch Freimaurer, Orden, Logen und Sekten. Einige glauben gar, dass diese Gruppen hinter solchen Machenschaften stecken. Andere spekulieren über die Verbindung zu Mysterienkulten: Geht es um Gnosis, Hermetik, Alchemie oder Astrologie? Handelt es sich um Kulte wie den Dionysoskult, den Mithraskult oder den Isis- und Osiriskult? Oder könnte es sich um Mystiker handeln, wie etwa Origenes, Hildegard von Bingen, Meister Eckhart oder Franz von Assisi?

Fragen über Fragen, woher dieses angebliche Geheimwissen stammt. Oder handelt es sich vielmehr um psychologisch oder psychiatrisch ausgebildete Fachleute, die sich mit Wissen über bestimmte Krankheitsbilder, Programmierungen, Ego-States und Behaviorismus befassen? Diese sollen in der Lage sein, menschliches Verhalten zu analysieren, ohne sich auf innere psychische Prozesse zu stützen. Geht es hier um die operative Konditionierung (Belohnung vs. Bestrafung), die menschliche Identität oder die Struktur der Persönlichkeit? Wiederum bleibt vieles im Unklaren. Vieles wird nur vermutet und kolportiert.

Die dissoziative Identitätsstörung (DIS) und das damit verbundene Phänomen der Abspaltung von Gedächtnisinhalten und Persönlichkeitsanteilen vom Gesamtgedächtnis sowie der inneren Einheit einer Person führen dazu, dass die Opfer sich an die schrecklichen Verbrechen dieser angeblichen weltweiten Tätergruppen nicht mehr oder nur vage erinnern können. Das wird häufig so dargestellt.

Wer dissoziiert, muss angeblich den Beweis für schwersten Missbrauch erbringen, indem er sich wieder an traumatische Kindheitserlebnisse erinnert – etwa an inzestuöse Vergewaltigungen und andere Formen sexuellen Missbrauchs, die angeblich erlebt, aber dissoziiert wurden. Die Erinnerung daran muss wiederhergestellt werden, um der Diagnose der dissoziativen Identitätsstörung zu entsprechen und damit als behandlungsbedürftig zu gelten. Diese Erinnerungen müssen jedoch für die Krankenkassen zugänglich werden, damit sie die Therapie übernehmen. Und obwohl diese Erinnerungen dissoziiert und somit nicht zugänglich sind, wird vom Patienten verlangt, sich an sie zu erinnern, damit eine kassenpflichtige Behandlung erfolgen kann.

Dieser Prozess kann als klassischer Zirkelschluss bezeichnet werden. Doch die Frage bleibt: Ist bei einer DIS zwingend ein massiver sexueller oder gewalttätiger Missbrauch erforderlich, dessen Erinnerungen hervorgebracht werden müssen? Und was geschieht, wenn diese Erinnerungen nicht verfügbar sind? Dennoch wird von einigen Therapeutinnen und Therapeuten mit Nachdruck darauf bestanden, dass diese Erinnerungen vorhanden sein müssen.

Oft suchen Psychiater und Psychologinnen hartnäckig nach solchen Missbrauchserinnerungen, da es in ihrer Theorie notwendig erscheint. Diese Lehre bildet die Grundlage der Diagnose, und es entsteht ein „Huhn und Ei"-Problem: Die Diagnose DIS erfordert Erinnerungen an schwere Kindheitstraumata, die im Gedächtnis abgespalten sind. Doch was geschieht, wenn keine solchen Erinnerungen existieren?

Hier entsteht die Gefahr einer Bestätigungs-Bias (Confirmation Bias). Das bedeutet, dass ein Therapeut, der eine bestimmte Überzeugung über die Ursache einer Störung hat, nur jene Informationen wahrnimmt oder stärker gewichtet, die diese Überzeugung stützen. So können Widersprüche oder abweichende Informationen übersehen werden, und der Therapeut erinnert sich besser an die Information, die seinem Weltbild entspricht.

Eine weitere Frage stellt sich: Muss eine dissoziative Identitätsstörung wirklich immer mit schweren Missbrauchserfahrungen verknüpft sein? Ist es nicht auch möglich, dass eine solche Störung ohne diese spezifische Ätiologie existiert? Bei anderen psychischen Erkrankungen wie Schizophrenie oder Borderline-Störungen wird eine solche Ätiologie nicht zwingend vorausgesetzt. Wenn das menschliche Gehirn in der Lage ist, ohne äusseren Anlass akustische oder optische Halluzinationen oder komplexe Wahnideen zu erzeugen, warum sollte es dann nicht auch in der Lage sein, spezifische Gedächtnisstörungen zu entwickeln, die zu dissoziierten Inhalten und Identitätsstörungen führen?

Verlangt die dissoziative Identitätsstörung also tatsächlich nach abgespaltenen Erinnerungen? Muss sie zwingend mit der Unfähigkeit verbunden sein, sich an wichtige persönliche Informationen zu erinnern? Ist es notwendig, dass eine DIS-Patientin grosse Gedächtnislücken hat, die über normale Vergesslichkeit hinausgehen?

Könnte es nicht auch sein, dass bei einer dissoziativen Identitätsstörung (DIS) lediglich mindestens zwei klar voneinander abgegrenzte Identitäten oder Persönlichkeitszustände vorhanden sind – jedoch ohne die Notwendigkeit einer ausgeprägten, quasi impliziten Gedächtnislücke, die in diesem Geisteszustand enthalten ist? Lässt sich die Diagnose daher auch ohne das Vorhandensein einer solchen Dissoziation stellen?

Warum suchen dann einige Psychiater und Psychologinnen so verbissen nach verschwundenem Gedächtnismaterial, das vielleicht nie „verschüttet" wurde, weil es nie wirklich existierte? Warum sind manche Traumatherapeuten so hartnäckig auf der Suche nach Nazi-Folterinstrumenten oder Missbrauchserinnerungen, die angeblich mit satanischen Kultelementen verbunden sind? Warum postulieren sie immer wieder den Kontakt zu Tätern und die Existenz solch düsterer Szenarien? Was macht die Vorstellung so reizvoll, unterirdische Gänge in alten Burganlagen zu vermuten, in denen im feierlich erleuchteten Dunkel die schlimmsten Folterungen, Peinigungen und sexuellen Vergehen stattgefunden haben müssen, und das bevorzugt an Tagen wie Halloween?

Hier scheint etwas von der Vernunft abgeglitten zu sein.

Die dissoziative Identitätsstörung wird als komplexe psychische Erkrankung beschrieben, bei der eine Person zwei oder mehr voneinander abgetrennte Identitäten oder Persönlichkeitszustände erlebt, die sich abwechseln und das Verhalten der betroffenen Person beeinflussen. Diese Zustände sind nicht willentlich steuerbar und gehen häufig mit Gedächtnislücken zu wichtigen, sehr persönlichen Informationen und Ereignissen einher. So lautet die psychiatrische Lehre.

Es ist jedoch wichtig zu verstehen, dass nicht alle Betroffenen einer DIS zwangsläufig Gedächtnislücken oder dissoziierte Erinnerungen (Amnesien) haben müssen. Auch wenn dissoziative Gedächtnislücken häufig auftreten, können Menschen mit einer diagnostizierten DIS auch andere Symptome aufweisen, die für diese Störung charakteristisch sind. Dazu gehören Identitätswechsel, das Gefühl der Entfremdung von sich selbst oder der Umwelt sowie andere dissoziative Symptome wie Fugue-Zustände oder Flashbacks. Solche und ähnliche Symptome treten auch bei anderen Krankheitsbildern auf, wie etwa Depressionen oder Borderline-Störungen. Auch die Schizophrenie kennt ähnliche Symptome.

Offensichtlich kann die Diagnose der DIS also auch anhand anderer Kriterien gestellt werden. Gedächtnislücken und dissoziierte Erinnerungen sind zwar häufige Merkmale und kommen in der Praxis vor, sie sind jedoch eindeutig nicht immer erforderlich, um die Diagnose zu stellen. Das Merkmal der Gedächtnislücken (die Dissoziation von Erinnerungen) oder Amnesien ist in beiden diagnostischen Manualen enthalten, was ihre Berücksichtigung bei der Diagnosestellung erforderlich macht.

Das ICD-11 (Internationale Klassifikation der Krankheiten, 11. Revision) und das DSM-5 (Diagnostisches und Statistisches Manual Psychischer Störungen, 5. Auflage) sind zwei der wichtigsten diagnostischen Leitlinien für psychische Störungen, einschliesslich der DIS. In beiden Manualen sind dissoziative Symptome ein zentrales Merkmal der DIS, wie auch weiter oben im Schaukasten dargestellt.

Dissoziative Symptome sind bei Menschen mit einer DIS nicht gleich stark ausgeprägt. Es müssen nicht bei jeder Person zwangsläufig dissoziative Erinnerungslücken auftreten, um die Diagnose zu stellen.

Trotz aller Widerstände hält sich die These der *Satanic Panic* und der *Mind Control* in Verschwörungstheorien hartnäckig. In diesen Narrativen sind dissoziative Erinnerungslücken von zentraler Bedeutung – beinahe unverzichtbar. Ohne diese Erinnerungslücken gäbe es keine *Satanic Panic*, ohne *Mind Control* keine dissoziative Identitätsstörung (DIS), und ohne *SRA* (satanic ritual abuse) keinen Satan. Einige Traumatherapeuten finden sich in einem selbstverstärkenden Denkkreis, aus dem sie nicht mehr herauskommen.

Das Problem liegt darin, dass Betroffene – oft Patienten psychiatrischer Einrichtungen oder Klienten in Privatpraxen – ihren Therapeuten über Jahre hinweg von einer systematischen Indoktrination durch satanische Gruppen berichten. Diese haben sie als Kinder oder Jugendliche mit extremen Formen sexueller Gewalt, Todesangst und extremen Schmerzen konfrontiert. So berichten sie, dass hinter diesen Erfahrungen satanische Kreise stehen.

Was sollte ein Traumatherapeut in solch einem Fall tun? Soll er einfach alles, was die Patientin ihm erzählt, vorbehaltlos glauben? Wie soll er mit diesen Erzählungen umgehen?

In wissenschaftlichen Kreisen, die Verschwörungstheorien eher skeptisch gegenüberstehen, ist das Krankheitsbild der DIS ohnehin umstritten. Doch die Themen, die sich bei der Diagnose von DIS und ihrer Verbindung zur *Satanic Panic* auftun, lassen sich auf vier zentrale Problemkreise reduzieren, die in der Fachwelt teilweise kontrovers diskutiert, aber von einigen Fachleuten als real und existent angesehen werden:

- Satan

- Rituelle Gewalt

- Mind Control

- Programmierungstechniken

Die Diagnose der Dissoziation, so argumentieren versorgungstheoretische Fachleute, erfordere eine Auslösung oder Ursache, sprich, Erinnerungen an Missbrauchs- und Traumaereignisse aus der Kindheit.

Einige Traumatherapeuten halten fest an dieser Annahme und verlangen von ihren Klientinnen unbedingt eine solche Erfahrung. Doch genau dies ist nicht immer der Fall. Es gibt DIS-Patientinnen, die weder schweren sexuellen Missbrauch, noch brutale Gewalttaten oder ritualisierte Vergewaltigungen erlebt haben. Sie haben keine Erlebnisse mit satanischer Panik oder Mind Control.

Viele berichten, dass Satan in ihrer Krankheit keine Rolle gespielt hat, sie keine rituelle Gewalt erfahren haben und nie Anzeichen von Mind Control oder Programmierungstechniken bemerkt haben.

Erstens: Es gibt Patientinnen, die wirklich nie satanischen Missbrauch erlebt haben. Solche Erinnerungen existieren nicht. Doch einige Traumatherapeuten glauben ihnen das nicht und suchen hartnäckig nach Erinnerungen an satanischen Missbrauch (siehe Traumaerinnerungstherapie).

Zweitens: Einige Patientinnen haben schweren Missbrauch erlebt, an den sie sich teilweise erinnern können. Dennoch glauben bestimmte Traumatherapeuten, dass Satan in diesen Missbrauch verwickelt war, und verweben „normalen" sexuellen Missbrauch mit der Vorstellung eines „satanischen" Missbrauchs.

Mit ihrer tief verwurzelten Überzeugung von satanischen Verschwörungstheorien und einer Verstrickung mit NS-Elementen haben diese Psychiater den wirklich schwer traumatisierten Patientinnen einen grossen Bärendienst erwiesen. Denn genau diese Missbrauchsopfer haben es ohnehin schon schwer, sich in der Gesellschaft Gehör zu verschaffen und Verständnis für ihre schwere Erkrankung zu finden – und nun auch noch „Satan"?

Die Gesellschaft begegnet diesen Patientinnen oft mit Skepsis und Ablehnung. Und nun kommen diese verschwörungstheoretischen Überzeugungen und verunreinigen die therapeutische Landschaft. Sie kontaminieren eine Psychiatrie, die eigentlich darauf abzielen sollte, den grossen psychischen Problemen ihrer Klientinnen und Klienten eine Medizinethik entgegenzustellen, in der sich alle Patienten getragen und verstanden fühlen.

Die Verbreiter dieser satanischen Verschwörungstheorien haben nicht nur ihren Patientinnen einen Bärendienst erwiesen, sondern auch den Institutionen, in denen sie arbeiten. Sie haben das Vertrauen, das ihnen ihre Arbeitgeber entgegenbringen, auf die schändlichste Weise missbraucht.

Warum werden solche Therapeuten nicht angeklagt oder aus ihren Kliniken entfernt?

ChatGPT: Nochmals die dissoziative Identitätsstörung

Frage
Dieses Krankheitsbild nach Epidemiologie, Modellen der Ätiopathogenese, Symptomatologie, Phänomenologie, Verlauf und Prognose, nach Diagnostik und Differentialdiagnose und schlussendlich auch nach Therapie und Behandlungszielen aufgliedern.

ChatGPT
Natürlich, hier ist eine aufgeschlüsselte Darstellung der dissoziativen Identitätsstörung (DIS) basierend auf den genannten Aspekten:

Epidemiologie:

- *Die Prävalenz der DIS wird auf etwa 1-2% der Bevölkerung geschätzt, wobei Frauen häufiger betroffen sind als Männer.*

- *Die Störung tritt oft in der Kindheit oder im Jugendalter auf, kann aber auch erst im Erwachsenenalter diagnostiziert werden.*

Modelle der Ätiopathogenese:

- *Die Ätiologie der DIS ist multifaktoriell und wird durch traumatische Erfahrungen, insbesondere in der Kindheit, beeinflusst.*

- *Ein Modell postuliert, dass frühe traumatische Erfahrungen zu einer dissoziativen Bewältigungsstrategie führen, bei der sich das Selbst in verschiedene Identitäten aufteilt, um das Trauma zu verarbeiten.*

Symptomatologie und Phänomenologie:

- *Hauptsymptom ist das Vorhandensein von zwei oder mehr getrennten Identitäten oder Persönlichkeitszuständen, die sich abwechseln und das Verhalten kontrollieren.*

- *Andere Symptome können dissoziative Amnesie, Depersonalisation, Derealisation und Identitätsstörungen umfassen.*

- Die verschiedenen Identitäten können unterschiedliche Altersstufen, Geschlechter, Sprachen, Fähigkeiten und Vorlieben aufweisen.

Verlauf und Prognose:

- Der Verlauf der DIS ist variabel und kann von episodischen Symptomen bis hin zu chronischen Verläufen reichen.

- Die Prognose hängt von verschiedenen Faktoren ab, darunter die Verfügbarkeit von Unterstützungssystemen, die Qualität der Therapie und die Fähigkeit des Patienten, mit den Symptomen umzugehen.

Diagnostik und Differentialdiagnose:

- Die Diagnose der DIS erfolgt anhand der Kriterien im DSM-5 oder ICD-11, die das Vorhandensein von zwei oder mehr getrennten Identitäten voraussetzen.

- Differentialdiagnosen umfassen andere dissoziative Störungen, Schizophrenie, Borderline-Persönlichkeitsstörung und bipolare Störung.

Therapie und Behandlungsziele:

- Die Behandlung der DIS umfasst in der Regel eine multimodale Therapie, die aus Psychotherapie, insbesondere der Traumatherapie, und manchmal Medikamenten besteht, um begleitende Symptome wie Depressionen oder Angstzustände zu behandeln.

- Die Behandlungsziele umfassen die Integration der verschiedenen Identitäten zu einer funktionalen Einheit, die Bewältigung traumatischer Erfahrungen und die Verbesserung der Lebensqualität des Patienten.

Diese Aufschlüsselung bietet einen umfassenden Überblick über die DIS von Epidemiologie bis hin zur Therapie.

Frage
Ist es möglich, die einzelnen Punkte noch etwas zu vertiefen?

ChatGPT
Natürlich, gerne! Lass uns jeden Punkt etwas genauer betrachten:

Epidemiologie:

- **Prävalenz:** Die genaue Prävalenz der DIS ist schwer zu bestimmen, da viele Fälle unentdeckt bleiben oder falsch diagnostiziert werden. Studien deuten jedoch darauf hin, dass etwa 1-2% der Bevölkerung betroffen sein könnten.

- **Geschlechtsverteilung:** Frauen sind laut einigen Studien häufiger von DIS betroffen als Männer, wobei manche Schätzungen ein Verhältnis von 9:1 angeben. Dies könnte darauf zurückzuführen sein, dass Frauen häufiger Opfer von traumatischen Ereignissen wie sexuellem Missbrauch sind, was ein Risikofaktor für die Entwicklung von DIS ist.

- **Einsetzen und Diagnosealter:** DIS tritt oft in der Kindheit oder im Jugendalter auf, kann aber auch im Erwachsenenalter diagnostiziert werden. Die Diagnose erfolgt jedoch oft erst Jahre nach dem Beginn der Symptome, da viele Betroffene Strategien entwickeln, um ihre Symptome zu verbergen oder zu rationalisieren.

Modelle der Ätiopathogenese:

- **Traumatische Erfahrungen:** Ein zentrales Element in der Ätiologie der DIS sind frühe traumatische Erfahrungen, insbesondere wiederholter Missbrauch, Vernachlässigung oder emotionaler Misshandlung in der Kindheit. Diese Erfahrungen können zu einer Fragmentierung des Selbst führen, um das Überleben zu sichern.

- **Dissoziative Bewältigungsstrategie:** Das Modell der dissoziativen Bewältigungsstrategie postuliert, dass die Entwicklung verschiedener Identitäten eine adaptive Reaktion auf unerträgliche Traumata darstellt. Durch die Trennung des Selbst können Betroffene das Trauma auf eine Weise verarbeiten, die ihre psychische Integrität aufrechterhält.

Symptomatologie und Phänomenologie:

- **Getrennte Identitäten:** Die Anwesenheit von zwei oder mehr getrennten Identitäten ist das Hauptmerkmal der DIS. Diese Identitäten können sich voneinander unterscheiden in Bezug auf Alter, Geschlecht, Fähigkeiten, Vorlieben und physische Merkmale.

- **Dissoziative Amnesie:** Betroffene können episodische Amnesie für wichtige persönliche Informationen oder traumatische Ereignisse erleben.

- **Depersonalisation und Derealisation:** Depersonalisation bezieht sich auf das Gefühl, dass die eigene Identität oder Körper fremd oder unrealistisch ist, während Derealisation das Gefühl betrifft, dass die Umgebung unwirklich oder verfremdet ist.

Verlauf und Prognose:

- **Variabilität im Verlauf:** Der Verlauf der DIS kann von Person zu Person stark variieren. Einige Betroffene können lange symptomfrei sein, während andere chronische und schwerwiegende Symptome erleben.

- **Prognosefaktoren:** Ein unterstützendes soziales Umfeld, frühe Intervention und eine qualitativ hochwertige Therapie können die Prognose verbessern. Allerdings können auch Komorbiditäten wie Depressionen, Angstzustände und Substanzmissbrauch den Verlauf der Störung verschlechtern.

Diagnostik und Differentialdiagnose:

- **DSM-5-Kriterien:** *Die Diagnose der DIS erfolgt gemäss den Kriterien im DSM-5 oder ICD-11, die das Vorhandensein von zwei oder mehr getrennten Identitäten voraussetzen, die das Verhalten kontrollieren.*

- **Differentialdiagnosen:** *Andere Störungen, die ähnliche Symptome wie DIS aufweisen können, müssen ausgeschlossen werden, darunter andere dissoziative Störungen, Schizophrenie, Borderline-Persönlichkeitsstörung und bipolare Störung.*

Therapie und Behandlungsziele:

- **Multimodale Therapie:** *Die Behandlung der DIS umfasst in der Regel Psychotherapie, insbesondere traumabasierte Therapieansätze wie die kognitive Verhaltenstherapie und die Eye Movement Desensitization and Reprocessing (EMDR)-Therapie. Medikamente können zur Behandlung begleitender Symptome wie Depressionen oder Angstzustände eingesetzt werden.*

- **Integration der Identitäten:** *Ein Hauptziel der Therapie ist es, die verschiedenen Identitäten zu integrieren und eine funktionalere Einheit des Selbst zu schaffen.*

- **Verbesserung der Lebensqualität:** *Die Therapie zielt darauf ab, die Lebensqualität des Patienten zu verbessern, indem sie ihm ermöglicht, mit den Symptomen umzugehen, Beziehungen aufzubauen und ein erfülltes Leben zu führen.*

Durch eine vertiefte Betrachtung dieser Aspekte erhältst du ein detaillierteres Verständnis der dissoziativen Identitätsstörung und ihrer Auswirkungen auf Betroffene.

Frage
Kannst du auch noch etwas berichten über die Ausgestaltung der Alter egos?

ChatGPT
Natürlich, die Ausgestaltung der verschiedenen Identitäten oder "Alter egos" bei Menschen mit dissoziativer Identitätsstörung (DIS) ist äusserst vielfältig und individuell. Hier sind einige typische Merkmale, die bei der Ausgestaltung der Alter egos beobachtet werden können:

1. **Unterschiedliche Namen und Identitäten:** *Jedes Alter ego kann seinen eigenen Namen und seine eigene Identität haben. Diese Namen können sowohl realistisch als auch fantastisch sein und können von den Betroffenen selbst gewählt werden oder sich aus den Erfahrungen und Interaktionen der Person entwickeln.*
2. **Unterschiedliche Altersstufen:** *Einige Alter egos können kindliche Persönlichkeitszüge haben und sich in ihrem Verhalten und ihrer Sprache wie Kinder verhalten, während andere erwachsene Eigenschaften aufweisen können. Diese Altersstufen können stark variieren und nicht unbedingt dem tatsächlichen Alter der Person entsprechen.*
3. **Verschiedene Geschlechter:** *Die verschiedenen Identitäten können unterschiedliche Geschlechter haben, unabhängig vom biologischen Geschlecht der Person. Einige Al-*

ter egos können männlich sein, während andere weiblich oder nicht-binär sind. *Diese Vielfalt spiegelt möglicherweise die Vielschichtigkeit der Persönlichkeit und die Art der traumatischen Erfahrungen wider, die zur Fragmentierung des Selbst geführt haben.*

4. **Unterschiedliche Fähigkeiten und Vorlieben:** *Jedes Alter ego kann seine eigenen Fähigkeiten, Talente und Interessen haben. Ein Alter ego könnte zum Beispiel besonders künstlerisch begabt sein, während ein anderes talentiert im Umgang mit Zahlen ist. Die Vorlieben und Abneigungen können ebenfalls variieren, was zu unterschiedlichem Verhalten und Handlungen führt.*

5. **Spezifische Erinnerungen und Erfahrungen:** *Jedes Alter ego kann seine eigenen Erinnerungen an vergangene Ereignisse haben, die sich oft auf bestimmte Zeiträume oder Situationen beziehen. Diese Erinnerungen können manchmal voneinander abweichen oder widersprüchlich sein, was zu Verwirrung und Desorientierung führen kann.*

6. **Kommunikation und Interaktion:** *Die verschiedenen Identitäten können miteinander kommunizieren und interagieren, manchmal bewusst, manchmal unbewusst. Diese Interaktionen können je nach Situation kooperativ, antagonistisch oder indifferent sein und können zu inneren Konflikten führen, die sich in äusseren Symptomen manifestieren können.*

Die Ausgestaltung der Alter egos ist ein komplexer und dynamischer Prozess, der von verschiedenen Faktoren beeinflusst wird, einschliesslich traumatischer Erfahrungen, persönlicher Entwicklung und individueller Bewältigungsmechanismen. Es ist wichtig zu beachten, dass jedes Alter ego eine Facette der Gesamtpersönlichkeit darstellt und dass die Integration dieser Identitäten ein wesentliches Ziel der Therapie bei DIS ist.

Frage
Kannst du die Themen Symptomatologie und Phänomenologie noch etwa weiter vertiefen?

ChatGPT
Selbstverständlich, hier ist eine vertiefte Betrachtung der Symptomatologie und Phänomenologie der dissoziativen Identitätsstörung (DIS):

Symptomatologie:

1. **Getrennte Identitäten (Alter egos):**

   - *Die zentrale Manifestation der DIS sind zwei oder mehr getrennte Identitäten oder Persönlichkeitszustände, die abwechselnd das Verhalten kontrollieren. Diese Identitäten können sich in ihrem Verhalten, ihren Vorlieben, ihrem Ausdruck und ihrem physiologischen Zustand unterscheiden.*

   - *Einige Identitäten können sich der Existenz anderer bewusst sein, während andere sich dessen möglicherweise nicht bewusst sind. Dies kann zu inneren Konflikten und Verwirrung führen.*

2. **Dissoziative Amnesie:**

   - Betroffene können episodische Amnesie für wichtige persönliche Informationen oder traumatische Ereignisse erleben. Diese Amnesie kann episodisch auftreten und sich auf spezifische Zeiträume oder Situationen beziehen.
   - Dissoziative Amnesie ist oft eine der ersten Symptome, die Betroffene dazu veranlassen, professionelle Hilfe zu suchen.

3. **Depersonalisation und Derealisation:**

   - Depersonalisation bezieht sich auf das Gefühl, dass die eigene Identität oder der eigene Körper fremd, unrealistisch oder distanziert wirkt. Betroffene können das Gefühl haben, als ob sie sich selbst oder ihre Handlungen von aussen betrachten.
   - Derealisation bezieht sich auf das Gefühl, dass die Umgebung oder die Realität unwirklich, fremd oder verfremdet erscheint. Dies kann dazu führen, dass Betroffene sich von ihrer Umgebung entfremdet fühlen.

Phänomenologie:

1. **Identitätsschwankungen:**

   - Die Identitätsschwankungen können abrupt und unvorhersehbar auftreten oder durch spezifische Trigger ausgelöst werden, die mit traumatischen Erinnerungen oder belastenden Situationen verbunden sind.
   - Jede Identität kann ihre eigenen Denk-, Fühl- und Verhaltensmuster haben, die sich von denen anderer Identitäten unterscheiden.

2. **Innere Dialoge und Kommunikation:**

   - Betroffene können das Gefühl haben, dass sie interne Dialoge zwischen verschiedenen Identitäten haben, die miteinander kommunizieren oder miteinander streiten. Diese inneren Gespräche können sich sowohl verbal als auch nonverbal manifestieren.
   - Die Kommunikation zwischen den Identitäten kann bewusst oder unbewusst sein und kann dazu beitragen, verschiedene Aspekte der Persönlichkeit zu integrieren oder zu fragmentieren.

3. **Identitätswechsel und Zeitverlust:**

   - Die Identitätswechsel können von den Betroffenen bewusst oder unbewusst wahrgenommen werden. In einigen Fällen kann ein Identitätswechsel von einem Gefühl des "Aufwachens" oder des plötzlichen Bewusstseinswechsels begleitet sein.

- Betroffene können Zeiträume erleben, für die sie keine Erinnerungen haben, oder das Gefühl haben, dass die Zeit während eines Identitätswechsels "verloren" ist.

4. **Integration und Koexistenz:**

- *Obwohl die Identitäten getrennt erscheinen mögen, können sie auch koexistieren und sich gegenseitig beeinflussen. Die Integration dieser verschiedenen Identitäten ist ein zentrales Ziel der Therapie bei DIS und kann dazu beitragen, die Fragmentierung des Selbst zu reduzieren.*

Die Symptomatologie und Phänomenologie der DIS sind äusserst komplex und können von Person zu Person stark variieren. Ein tieferes Verständnis dieser Aspekte ist entscheidend für die Diagnose und Behandlung der Störung sowie für die Unterstützung und das Verständnis von Betroffenen.

Frage
Was weisst du über das Auftreten getrennter Identitäten im therapeutischen Prozess?

ChatGPT
Das Auftreten getrennter Identitäten im therapeutischen Prozess bei der Behandlung der dissoziativen Identitätsstörung (DIS) kann eine herausfordernde und komplexe Dynamik darstellen. Hier sind einige wichtige Aspekte, die man beachten sollte:

1. **Bewusstwerden und Offenbarung**: In einigen Fällen können Betroffene im therapeutischen Setting erstmals bewusst verschiedene Identitäten wahrnehmen oder offenbaren. Dies kann ein bedeutsamer und oft emotional belastender Moment sein, der ein Vertrauensverhältnis zwischen Therapeut und Patient erfordert.
2. **Kommunikation zwischen den Identitäten**: Im therapeutischen Prozess kann es dazu kommen, dass verschiedene Identitäten miteinander kommunizieren oder sich gegenseitig offenbaren. Dies kann durch gezielte Techniken wie innere Dialoge, Rollenspiele oder kreative Ausdrucksformen gefördert werden.
3. **Integration und Kooperation**: Ein zentrales Ziel der Therapie bei DIS ist die Integration der verschiedenen Identitäten zu einer funktionalen Einheit des Selbst. Dies erfordert oft eine Zusammenarbeit und Kooperation zwischen den Identitäten, um gemeinsame Ziele zu erreichen und Konflikte zu lösen.
4. **Stabilisierung und Sicherheit**: Der therapeutische Prozess muss darauf ausgerichtet sein, eine sichere und unterstützende Umgebung für die verschiedenen Identitäten zu schaffen. Dies kann durch die Etablierung von Grounding-Techniken, Sicherheitsplänen und der Stärkung von Ressourcen geschehen.
5. **Traumabearbeitung und Selbstexploration**: Die Arbeit mit den verschiedenen Identitäten im therapeutischen Prozess kann dazu beitragen, traumatische Erfahrungen

zu verarbeiten und ein tieferes Verständnis für die zugrunde liegenden Ursachen der DIS zu gewinnen. Dies kann durch spezifische traumabasierte Therapieansätze wie die kognitive Verhaltenstherapie oder die Eye Movement Desensitization and Reprocessing (EMDR)-Therapie unterstützt werden.

6. **Respekt und Akzeptanz:** Es ist entscheidend, dass Therapeuten den verschiedenen Identitäten mit Respekt, Wertschätzung und Akzeptanz begegnen. Jede Identität sollte als wichtiger Teil der Gesamtpersönlichkeit des Patienten betrachtet werden, und ihre Bedürfnisse und Perspektiven sollten ernst genommen werden.

Das Auftreten getrennter Identitäten im therapeutischen Prozess erfordert Sensibilität, Fachkompetenz und Empathie seitens des Therapeuten. Durch eine einfühlsame und integrative Herangehensweise kann die Therapie dazu beitragen, die Fragmentierung des Selbst zu reduzieren und die Lebensqualität des Patienten zu verbessern.

Frage
Kannst du noch etwas erläutern über die dissoziative Amnesie und die dissoziative Fugue?

ChatGPT
Natürlich, ich erläutere gerne die dissoziative Amnesie und die dissoziative Fugue:

Dissoziative Amnesie:

Die dissoziative Amnesie ist eine Form der Gedächtnisstörung, die durch das Unvermögen gekennzeichnet ist, sich an wichtige persönliche Informationen oder traumatische Ereignisse zu erinnern, die nicht auf normale Vergesslichkeit zurückzuführen sind. Hier sind einige Schlüsselaspekte:

1. **Episodische Amnesie:** Betroffene können Erinnerungslücken für spezifische Ereignisse, Zeiträume oder persönliche Informationen haben, die oft mit traumatischen oder belastenden Erfahrungen verbunden sind. Diese Amnesie kann plötzlich auftreten und unvorhersehbar sein.

2. **Typen von Amnesie:**

   - **Lokalisierte Amnesie:** Es bezieht sich auf das Unvermögen, sich an Ereignisse innerhalb eines begrenzten Zeitraums zu erinnern, normalerweise beginnend mit einem traumatischen Ereignis.
   - **Selektive Amnesie:** Bestimmte Ereignisse oder Aspekte einer Erinnerung werden vergessen, während andere intakt bleiben.
   - **Generalisierte Amnesie:** Die Unfähigkeit, sich an das eigene Leben oder wichtige persönliche Informationen zu erinnern, oft über einen längeren Zeitraum hinweg.

3. **Auslöser und Zusammenhang:** Dissoziative Amnesie tritt oft als Reaktion auf traumatische Erfahrungen wie körperlichen Missbrauch, sexuellen Missbrauch, Unfälle

oder Naturkatastrophen auf. Die Erinnerungslücken können eine Form der psychischen Abwehr darstellen, um unerträgliche Erinnerungen zu vermeiden.

Dissoziative Fugue:

Die dissoziative Fugue ist eine seltene Form dissoziativer Störungen, die durch plötzliches, unerwartetes Verlassen des gewohnten Umfelds und das Unvermögen gekennzeichnet ist, sich an die eigene Identität oder wichtige persönliche Informationen zu erinnern. Hier sind einige wichtige Merkmale:

1. **Plötzliches Verlassen des Umfelds:** Betroffene können unerwartet ihr Zuhause, ihre Arbeit oder ihren gewohnten Lebensort verlassen, oft ohne erkennbaren Grund. Sie können in eine unbekannte Umgebung reisen, ohne sich ihrer Absichten oder ihres Ziels bewusst zu sein.

2. **Gedächtnisverlust für Identität und Vergangenheit:** Während der dissoziativen Fugue können Betroffene das Bewusstsein für ihre eigene Identität, ihre Vergangenheit und wichtige persönliche Informationen verlieren. Sie können sich an ihren Namen, ihre Familie oder wichtige Ereignisse nicht erinnern.

3. **Dauer und Verlauf:** Die dissoziative Fugue kann von Stunden bis zu Tagen oder Wochen dauern. Während dieses Zustands können Betroffene oft normale tägliche Aktivitäten durchführen, ohne sich bewusst zu sein, dass sie an einer Amnesie leiden.

4. **Rückkehr zur Normalität:** Die dissoziative Fugue kann abrupt enden, und die Betroffenen können plötzlich zu ihrem gewohnten Umfeld zurückkehren, ohne sich an das Ereignis der Fugue zu erinnern. Sie können verwirrt, desorientiert und verängstigt sein, wenn sie feststellen, dass Zeit vergangen ist, für die sie keine Erinnerung haben.

Dissoziative Amnesie und dissoziative Fugue sind komplexe und faszinierende Phänomene, die eine intensive klinische Untersuchung und ein Verständnis der zugrunde liegenden psychologischen Mechanismen erfordern. Die Behandlung konzentriert sich oft auf die Identifizierung und Verarbeitung der zugrunde liegenden traumatischen Erfahrungen, die zur Entwicklung dieser Symptome geführt haben.

Frage
Und noch etwas ergänzen zu Depersonalisation und Derealisation im Zusammenhang mit der DIS?

ChatGPT
Natürlich, ich ergänze gerne weitere Informationen zu Depersonalisation und Derealisation im Zusammenhang mit der dissoziativen Identitätsstörung (DIS):

Depersonalisation und Derealisation:

1. **Depersonalisation:**

- Depersonalisation bezieht sich auf das Gefühl, dass die eigene Identität oder der eigene Körper fremd, unrealistisch oder distanziert erscheint. Betroffene können das Gefühl haben, als ob sie sich selbst oder ihre Handlungen von aussen betrachten, als ob sie eine passive Beobachterin ihres eigenen Lebens sind.

- In Verbindung mit DIS kann Depersonalisation auftreten, wenn sich eine oder mehrere der verschiedenen Identitäten vom Hauptbewusstsein oder vom Körper abgespalten fühlen. Dies kann zu einem Gefühl der Distanzierung von der eigenen Identität oder den eigenen Handlungen führen.

2. **Derealisation:**

- Derealisation bezieht sich auf das Gefühl, dass die Umgebung oder die Realität unwirklich, fremd oder verfremdet erscheint. Betroffene können das Gefühl haben, als ob sie in einer Traumwelt leben oder als ob die Umgebung um sie herum wie eine Kulisse oder eine Illusion wirkt.

- Im Zusammenhang mit DIS kann Derealisation auftreten, wenn sich eine oder mehrere der verschiedenen Identitäten in einer Umgebung befinden, die als fremd oder bedrohlich wahrgenommen wird. Dies kann zu einem Gefühl der Entfremdung von der Realität oder der Umgebung führen.

3. **Auslöser und Zusammenhang:**

- Depersonalisation und Derealisation können als Abwehrmechanismen auftreten, um traumatische oder belastende Erfahrungen zu bewältigen. Die Erfahrung von Dissoziation kann dazu beitragen, die Intensität von Emotionen oder traumatischen Erinnerungen zu reduzieren, indem sie eine gewisse Distanz zwischen dem Selbst und der Umgebung schafft.

- In der DIS können Depersonalisation und Derealisation als Reaktion auf das Erleben traumatischer Ereignisse auftreten, insbesondere wenn diese Ereignisse mit einem oder mehreren der verschiedenen Identitäten verbunden sind. Die Dissoziation kann dazu beitragen, die Identität vor unerträglichen Emotionen oder Erinnerungen zu schützen.

Die Erfahrung von Depersonalisation und Derealisation im Zusammenhang mit der Dissoziativen Identitätsstörung kann äusserst belastend und desorientierend sein. Eine therapeutische Behandlung, die darauf abzielt, die zugrunde liegenden traumatischen Erfahrungen zu verarbeiten und die Integration der verschiedenen Identitäten zu fördern, kann dazu beitragen, die Symptome zu lindern und die Lebensqualität des Betroffenen zu verbessern.

Frage
Gibt es noch wichtige weitere Aspekte, die bisher nicht erwähnt wurden?

Ja, es gibt noch einige weitere wichtige Aspekte im Zusammenhang mit der dissoziativen Identitätsstörung (DIS), die bisher nicht ausführlich erwähnt wurden:

1. **Komorbidität:** DIS tritt häufig zusammen mit anderen psychischen Störungen auf, darunter Angststörungen, affektive Störungen (wie Depressionen), posttraumatische Belastungsstörung (PTBS), Essstörungen und Substanzkonsumstörungen. Die Behandlung muss daher oft auch auf die Bewältigung dieser Begleitstörungen abzielen.

2. **Auswirkungen auf das tägliche Leben:** DIS kann erhebliche Auswirkungen auf das tägliche Leben der Betroffenen haben, einschließlich Schwierigkeiten in zwischenmenschlichen Beziehungen, Berufsleben, Bildung und allgemeiner Lebensqualität. Die Symptome können das Funktionieren beeinträchtigen und zu erheblichem Leid führen.

3. **Stigmatisierung und Missverständnisse:** Aufgrund der komplexen Natur der Störung und der oft sensationellen Darstellungen in den Medien erfahren Betroffene von DIS oft Stigmatisierung und Missverständnisse seitens der Gesellschaft, ihrer Familie und von medizinischen Fachkräften. Eine angemessene Aufklärung und Sensibilisierung über DIS sind daher von entscheidender Bedeutung.

4. **Behandlungswiderstand und Abbrüche:** Aufgrund der komplexen Symptomatik und der Herausforderungen bei der Behandlung von DIS können Betroffene häufig Behandlungswiderstand oder Abbrüche erfahren. Dies kann auf eine Vielzahl von Faktoren zurückzuführen sein, einschließlich mangelnder Ressourcen, schlechter Therapeuten-Patient-Beziehung, Unfähigkeit zur Kooperation zwischen den Identitäten und einem Mangel an spezialisierter Behandlung.

5. **Forschung und Weiterentwicklung:** Trotz der Fortschritte in der Erforschung von DIS bleiben viele Aspekte der Störung noch unklar, und es besteht ein Bedarf an weiterer Forschung, um die Ursachen, Mechanismen und optimalen Behandlungsansätze besser zu verstehen. Die Entwicklung von evidenzbasierten Interventionen und Richtlinien ist von entscheidender Bedeutung, um die Lebensqualität der Betroffenen zu verbessern.

6. **Ressourcen und Unterstützung:** Betroffene von DIS benötigen oft eine Vielzahl von Ressourcen und Unterstützung, einschließlich spezialisierter Therapie, psychiatrischer Versorgung, Selbsthilfegruppen, Peer-Support und sozialer Unterstützungssysteme. Die Bereitstellung von Zugang zu diesen Ressourcen ist entscheidend für die Bewältigung der Störung und die Förderung der Genesung.

Die Berücksichtigung dieser zusätzlichen Aspekte ist wichtig, um ein umfassendes Verständnis von DIS zu entwickeln und eine effektive Unterstützung und Behandlung für Betroffene zu gewährleisten.

Frage

Kannst du die weitere Entwicklung prognostizieren, z. B. in Bezug auf die Anerkennung der psychiatrischen Diagnose. Immerhin ist die DIS nicht ganz unumstritten als Krankheitsbild.

Die weitere Entwicklung in Bezug auf die Anerkennung der dissoziativen Identitätsstörung (DIS) als psychiatrische Diagnose ist von verschiedenen Faktoren abhängig und schwer vorherzusagen. Hier sind einige mögliche Entwicklungen, die in Zukunft auftreten könnten:

1. **Forschungsfortschritte:** Die Fortschritte in der psychologischen Forschung könnten zu einem besseren Verständnis der Ursachen, Mechanismen und Behandlungsansätze von DIS führen. Durch umfassende Studien und evidenzbasierte Forschung könnten neue Erkenntnisse gewonnen werden, die die Anerkennung der Störung als eigenständige Diagnose unterstützen.

2. **Verbesserte diagnostische Kriterien:** Die kontinuierliche Überarbeitung und Aktualisierung diagnostischer Handbücher wie dem Diagnostic and Statistical Manual of Mental Disorders (DSM) und der International Classification of Diseases (ICD) könnten zu einer besseren Definition und Operationalisierung von DIS führen. Klare und einheitliche diagnostische Kriterien könnten die Anerkennung der Störung erleichtern.

3. **Öffentliche Aufklärung und Sensibilisierung:** Eine verstärkte Aufklärung und Sensibilisierung über DIS in der Öffentlichkeit, unter medizinischen Fachkräften und in der Gesellschaft insgesamt könnte dazu beitragen, Stigmatisierung und Missverständnisse zu reduzieren und die Anerkennung der Störung zu fördern. Kampagnen, Aufklärungsarbeit und Schulungen könnten dazu beitragen, das Bewusstsein für die Vielschichtigkeit und Ernsthaftigkeit von DIS zu schärfen.

4. **Interdisziplinäre Zusammenarbeit:** Eine verstärkte Zusammenarbeit zwischen verschiedenen Fachdisziplinen wie Psychiatrie, Psychologie, Neurowissenschaften und Sozialarbeit könnte dazu beitragen, ein ganzheitlicheres Verständnis von DIS zu entwickeln und die Bereitstellung angemessener Behandlungsmöglichkeiten zu verbessern. Die Integration verschiedener Perspektiven und Ansätze könnte zu einer umfassenderen Anerkennung der Störung beitragen.

5. **Patientenadvokatie und Selbsthilfebewegung:** Die aktive Beteiligung von Betroffenen, Selbsthilfegruppen und Patientenorganisationen könnte dazu beitragen, die Stimme von Menschen mit DIS zu stärken und ihre Bedürfnisse und Anliegen besser zu vertreten. Die Selbsthilfebewegung könnte eine treibende Kraft für die Anerkennung und Unterstützung von DIS sein.

Es ist wichtig anzumerken, dass die Anerkennung und Akzeptanz von DIS als psychiatrische Diagnose ein komplexer und kontinuierlicher Prozess ist, der von verschiedenen Faktoren beeinflusst wird. Obwohl es Fortschritte in Richtung einer umfassenderen Anerkennung geben könnte, bleibt die Zukunft der DIS-Diagnose weiterhin dynamisch und von verschiedenen Entwicklungen abhängig.

Frage
Wie würde dein Eintrag in ein Diktionär oder Fachwörterbuch über die DIS aussehen, verdichtet auf 20 Sätze?

ChatGPT

Die dissoziative Identitätsstörung (DIS) ist eine komplexe psychische Störung, die durch das Vorhandensein von zwei oder mehr getrennten Identitäten gekennzeichnet ist, die abwechselnd das Verhalten kontrollieren. Betroffene können episodische Amnesie für wichtige persönliche Informationen oder traumatische Ereignisse erleben. Depersonalisation und Derealisation, bei denen das Selbst oder die Umgebung als fremd oder unwirklich wahrgenommen werden, sind häufige Symptome. Die DIS entsteht oft als Bewältigungsmechanismus gegenüber wiederholtem oder extremem traumatischen Stress in der Kindheit. Eine genaue Diagnose und Differentialdiagnose erfordern eine sorgfältige Bewertung der Symptomatik und der Krankheitsgeschichte. Die Behandlung umfasst oft eine multimodale Therapie, einschliesslich psychotherapeutischer Ansätze wie der kognitiven Verhaltenstherapie und der Medikamentenbehandlung. Ziel ist es, die Lebensqualität der Betroffenen zu verbessern und die Integration der verschiedenen Identitäten zu fördern. Die Prävalenz der DIS ist schwer zu bestimmen, aber geschlechtsspezifische Unterschiede sind möglich, wobei Frauen häufiger betroffen sind als Männer. Forschung und Aufklärung sind entscheidend, um Stigmatisierung und Missverständnisse zu reduzieren und das Bewusstsein für die Vielschichtigkeit und Ernsthaftigkeit von DIS zu schärfen.

Frage

Letzte Frage im Zusammenhang mit der DIS: Wie umschreibst du die therapeutische Haltung von Traumaärzten bei der Behandlung und Therapie der DIS? Was ist unbedingt zu vermeiden?

ChatGPT

Die therapeutische Haltung von Traumaärzten bei der Behandlung und Therapie der Dissoziativen Identitätsstörung (DIS) sollte von Empathie, Sensibilität und Fachkompetenz geprägt sein. Hier sind einige wichtige Aspekte, die in der therapeutischen Haltung zu berücksichtigen sind, sowie Verhaltensweisen, die vermieden werden sollten:

Empfohlene therapeutische Haltung:

1. **Empathie und Akzeptanz:** *Traumaärzte sollten den Betroffenen mit Empathie und Akzeptanz begegnen, indem sie deren Erfahrungen und Gefühle ernst nehmen und eine unterstützende therapeutische Beziehung aufbauen.*

2. **Einfühlungsvermögen für die verschiedenen Identitäten:** *Es ist wichtig, sich bewusst zu sein, dass jede Identität einer Person mit DIS eine einzigartige Perspektive und Geschichte hat. Traumaärzte sollten einfühlsam und respektvoll mit den verschiedenen Identitäten kommunizieren und interagieren.*

3. **Traumazentrierte Ansätze:** *Die Behandlung sollte auf traumazentrierten Ansätzen basieren, die darauf abzielen, traumatische Erfahrungen zu verarbeiten, Ressourcen aufzubauen und Bewältigungsstrategien zu stärken. Dies kann unter anderem kognitive Verhaltenstherapie, EMDR-Therapie und körperorientierte Ansätze umfassen.*

4. **Stabilisierung und Sicherheit:** *Traumaärzte sollten eine sichere und unterstützende Umgebung schaffen, in der Betroffene sich sicher fühlen können, ihre Erfahrungen zu teilen und sich mit den verschiedenen Identitäten auseinanderzusetzen. Dies kann durch die Etablierung von Grounding-Techniken und Sicherheitsplänen erreicht werden.*

5. **Integration und Zusammenarbeit:** *Das Ziel sollte die Integration der verschiedenen Identitäten zu einer funktionalen Einheit des Selbst sein. Traumaärzte sollten mit den verschiedenen Identitäten zusammenarbeiten, um gemeinsame Ziele zu identifizieren und Strategien zur Integration und Kooperation zu entwickeln.*

Zu vermeidende Verhaltensweisen:

1. **Pathologisierung und Stigmatisierung:** *Es ist wichtig, die DIS nicht als Zeichen von Schwäche oder Krankheit zu betrachten, sondern als eine adaptive Reaktion auf traumatische Erfahrungen. Traumaärzte sollten vermeiden, Betroffene zu pathologisieren oder zu stigmatisieren.*

2. **Drängen auf Integration:** *Traumaärzte sollten darauf achten, nicht zu schnell auf eine Integration der Identitäten zu drängen, bevor die Betroffenen dazu bereit sind. Die Integration sollte ein natürlicher und gradueller Prozess sein, der Zeit und Geduld erfordert.*

3. **Leugnen oder Ignorieren der Identitäten:** *Es ist wichtig, die verschiedenen Identitäten anzuerkennen und zu respektieren, anstatt sie zu leugnen oder zu ignorieren. Traumaärzte sollten jede Identität als wichtigen Teil der Gesamtpersönlichkeit des Patienten betrachten.*

4. **Re-Traumatisierung:** *Traumaärzte sollten sich bewusst sein, dass bestimmte therapeutische Interventionen oder Fragen re-traumatisierend wirken können. Sie sollten daher sensibel vorgehen und sicherstellen, dass Betroffene sich sicher fühlen und in ihrem eigenen Tempo voranschreiten können.*

Eine einfühlsame und kompetente therapeutische Haltung ist entscheidend für den Erfolg der Behandlung und die Förderung der Genesung bei Personen mit DIS. Indem Traumaärzte diese Empfehlungen befolgen und problematische Verhaltensweisen vermeiden, können sie einen positiven Beitrag zur Lebensqualität und zum Wohlbefinden ihrer Patienten leisten.

(ChatGPT vom 9. Mai 2024, 13:50 Uhr)

Übersicht: Von der Hysterie zur DIS (Bilder: Wikipedia)

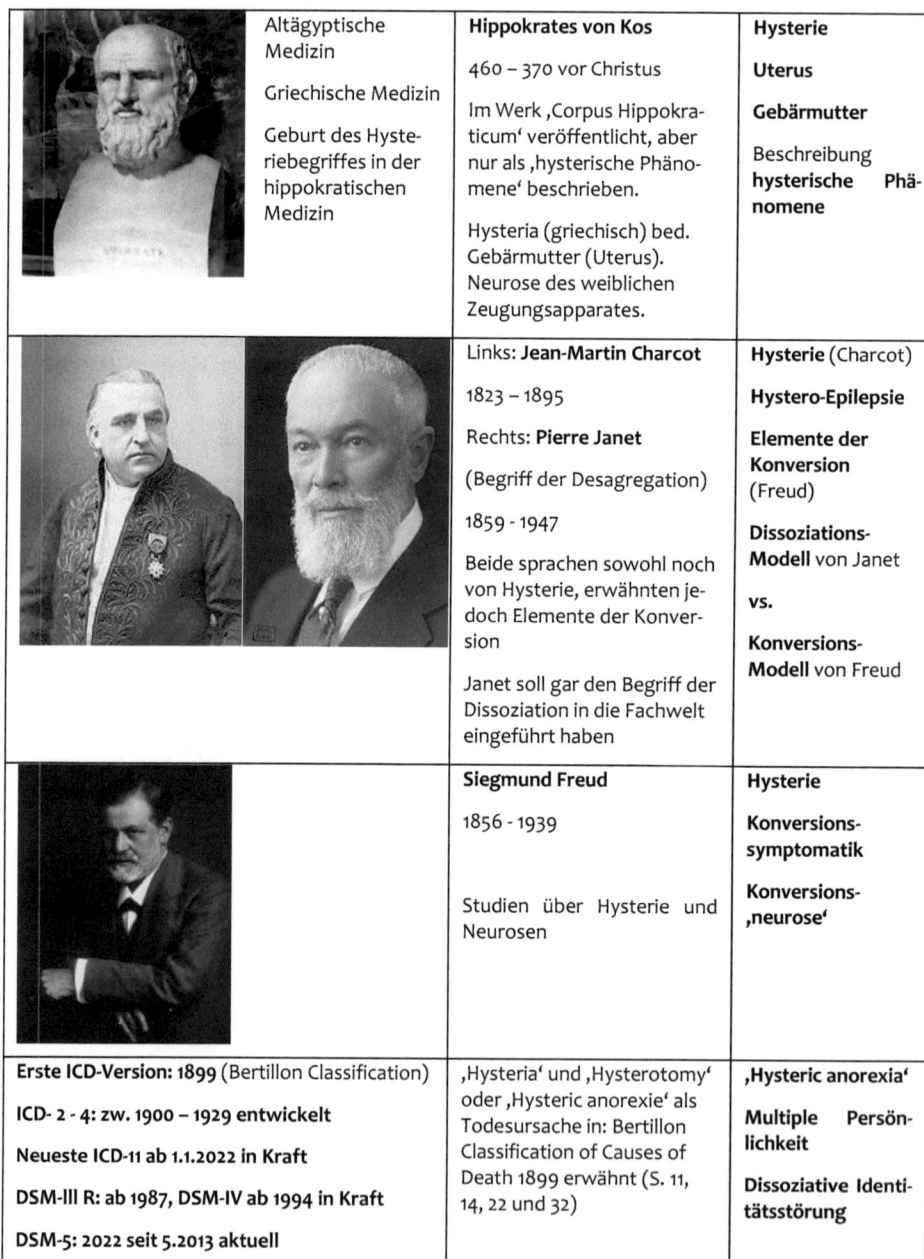

	Altägyptische Medizin Griechische Medizin Geburt des Hysteriebegriffes in der hippokratischen Medizin	**Hippokrates von Kos** 460 – 370 vor Christus Im Werk ,Corpus Hippocraticum' veröffentlicht, aber nur als ,hysterische Phänomene' beschrieben. Hysteria (griechisch) bed. Gebärmutter (Uterus). Neurose des weiblichen Zeugungsapparates.	**Hysterie** **Uterus** **Gebärmutter** Beschreibung **hysterische Phänomene**
		Links: **Jean-Martin Charcot** 1823 – 1895 Rechts: **Pierre Janet** (Begriff der Desagregation) 1859 - 1947 Beide sprachen sowohl noch von Hysterie, erwähnten jedoch Elemente der Konversion Janet soll gar den Begriff der Dissoziation in die Fachwelt eingeführt haben	**Hysterie** (Charcot) **Hystero-Epilepsie** **Elemente der Konversion** (Freud) **Dissoziations-Modell** von Janet **vs.** **Konversions-Modell** von Freud
		Siegmund Freud 1856 - 1939 Studien über Hysterie und Neurosen	**Hysterie** **Konversionssymptomatik** **Konversions-,neurose'**
	Erste ICD-Version: 1899 (Bertillon Classification) **ICD- 2 - 4: zw. 1900 – 1929 entwickelt** **Neueste ICD-11 ab 1.1.2022 in Kraft** **DSM-lll R: ab 1987, DSM-IV ab 1994 in Kraft** **DSM-5: 2022 seit 5.2013 aktuell**	,Hysteria' und ,Hysterotomy' oder ,Hysteric anorexie' als Todesursache in: Bertillon Classification of Causes of Death 1899 erwähnt (S. 11, 14, 22 und 32)	**,Hysteric anorexia'** **Multiple Persönlichkeit** **Dissoziative Identitätsstörung**

Der Teufel mitten unter uns

Intro

Satanic Panic, rituelle Gewalt und Mind Control bildeten Schlagzeilen bereits zwischen 1980 – 1990 vor allem in den **USA** aber auch in Australien, Grossbritannien, Neuseeland, Holland und in Skandinavien. Verurteilt wurden mehrere unschuldige Täter (Opfer) einer **religiösen Verschwörungspanik** nicht nur zu Geldbussen, sondern zu mehrjährigen Haftstrafen, wegen angeblichen, aber niemals nachgewiesenen **sexuellen Übergriffen** mit **satanistischem Hintergrund** an Kindern und Erwachsenen.

In den USA erschienen um 1980 zahlreiche Berichte über Fälle ritueller satanistischer Gewalt, die erst spät auf **Behandlungsfehler in der Psychotherapie** und auf eine **Massenhysterie** zurückgeführt werden konnten. Sie entstanden aufgrund **suggestiver Befragungstechniken**, die zu fatalen **Erinnerungsverfälschungen** führten. Mediale reisserische Berichterstattungen trugen in den USA deutlich dazu bei.

Rund 40 Jahre später, im Jahre 2022, zerrte man aus demselben Anlass einen Mann aus der Ostschweiz vor Gericht. In der Schweiz vorausgegangen waren Skandale um **dubiose Verschwörungsnarrative in der Psychiatrie**. Themen um Satanischen Missbrauch und Gedankenkontrolle hielten wegen etlicher **esoterisch** angehauchter, naiv-leichtgläubiger **Psychiater** und **Psychotherapeutinnen** Einzug in die traumatherapeutische Behandlung von mindesten zwei **Schweizer Psychiatrien** und in etliche **psychotherapeutische Privatpraxen**. Diese **unprofessionellen Behandlungen** entfalteten für die betroffenen **Traumaopfer** eine öusserst **fatale** und **gesundheitsschädigende Wirkung**. Für diese Patientinnen begann ein Albtraum.

Diese **Horrorvorfälle** innerhalb schweizerischer Psychiatrien (einer auch wegen einer Infiltration durch eine Sekte) betrafen ein **Verschwörungsnarrativ** um die Themen Satanic Panic (Satanismus-Panik), satanistisch ritualisierter Missbrauch und Mind Control (Programmierung des Geistes). Betroffen waren mehrere Dutzend Patientinnen mit der eher seltenen **Diagnose der ‚DIS'** (IDC-10, F44 oder ICD-11, 6B64), die man noch vor wenigen Jahren als **Multiple Persönlichkeitsstörung** bezeichnet hatte.

Aus aktuellem Anlass und aufgrund dieser Vorfälle in einigen Psychiatrischen Kliniken der Schweiz entstand dieses Buch.

Artikel in Wochenzeitungen

Jetzt, nach 40 Jahren, sollen dieselben Vorfälle in der Schweiz aufgetreten sein? Satanic Panic und Mind Control in Schweizer Psychiatrien? Es ist nicht zu fassen, aber es ist so. In den USA wie hier glaubten und glauben Menschen an das Wirken des Satans. Glauben an Machenschaften böser Dämonen und Mächte. Und dies im 3. Jahrtausend nach Christus? Was ist da los in der Psychiatrie?

Mehrere deutlich formulierte Artikel zum Thema verfassten etliche Tageszeitungen der Schweiz, nachdem das Schweizer Fernsehen ausführlich darüber berichtet hatte. Klartext sprach unter vielen anderen Zeitungen, die hier Informationen geliefert hatten, auch die WOZ, die Wochenzeitung Nr. 8 vom 24. Februar 2022. Aus ihr wird stellvertretend für weitere Zeitungsartikel zitiert. Darin wurde berichtet, dass ein Oberarzt der Thurgauer Privatklinik Littenheid, mit schrecklichen Aussagen über satanistische Rituale schockiert habe und dass die ‚Satanic Panic' die psychologische Fachwelt der Schweiz breit durchziehe. Nebst dieser psychiatrischen Fachwelt sei auch ein evangelikaler Verein (CARA – Care for rituel abuse) darin involviert, von der wir weiter unten berichten, sowie eine Abteilung der Zürcher Stadtpolizei, aber auch etliche Lehrerinnen und Lehrer.

Es gebe eine verstörende Zahl von Leuten, so die WOZ, die glaube, dass global vernetzte und im geheimen Untergrund operierende satanistische Zirkel auf blutdrünstige Art Kinder missbrauche. Am schockierendsten fiel ein Oberarzt der Traumastation Littenheid auf mit seinen akzentuierten Aussagen. Umgehend, so die WOZ, habe die Klinik diesen Oberarzt von der weiteren Arbeit freigestellt.

Und dies geschah ausgerechnet in jener Traumastation, die von dem wohlverdienten Psychiater Bernd F. im Jahre 2006 aus dem Nichts in einer grossartigen Leistung aufgebaut worden war. Ob diese Aussage seines Nachfolgers in seinem Sinne war? So schien es beim Lesen des WOZ-Artikels jedenfalls gewesen zu sein, denn es wurde die Mutter eines Traumatherapie-Opfers zitiert, die aussagte, dass ihre Tochter erst unter der Behandlung dieses pionierhaften Traumaspezialisten zur Überzeugung gelangt sei, satanistisch missbraucht worden zu sein. Vor dem Eintrittsdatum in die Klinik war sie davon noch nicht überzeugt. War diese Traumastation eine Brutstätte des Satanic Panic?

Fairerweise muss man jedoch diesem ersten Traumaspezialisten der Station entgegen kommen, dass diese Meinung die Sichtweise der Mutter einer behandelten Klientin wiedergab. Zudem kann es durchaus auch sein, dass der Oberarzt Bernd F. keine suggestiven Fragen oder sonstige Traumatechniken angewandt hatte und dass die Idee des satanistischen Missbrauchs allein von der Tochter dieser Mutter ausging und in die Therapie einfloss. Es gab zur damaligen Zeit etliche Buchwerke, nicht nur jene Michaele Hubers, die sich mit Satanic Panic und Mind Control beschäftigt hatten und die eine ‚Bildungsaussage negativer Art' transformierten, für Patientinnen mit anfälligen Egos, mit Schizophrenien oder mit einer Borderlineproblematik.

Allerdings ging die WOZ in dieser Frage weiter und erwähnte, dass bereits dieser erste, die Traumastation aufbauende Oberarzt an die kruden Thesen des Satanic Panic glaubte. Es ist im Artikel der WOZ Folgendes nachzulesen: ‚*Dass F.... die «Erinnerungen» von Gabriella H's Tochter für real hält, lässt sich aus seinen Aussagen im Rahmen eines KESB-Verfahrens schliessen. Es habe für ihn niemals den geringsten Zweifel am Narrativ der Betroffenen gegeben, wird er darin zitiert.*

Und weiter: Seine Klientin tue alles dafür, rituellen Missbrauch ans Licht zu bringen. F. ist ein wichtiger Akteur in der kleinen Schweizer Szene der DIS-Therapeutinnen. Wie auch der freigestellte Oberarzt Matthias K. doziert er am Schweizer Institut für Psychotraumatologie (SIPT) und hält auch regelmässig Vorträge an Fachkongressen. Nach seinem Abgang von der Clienia Littenheid blieb F. der Klinik als externer Berater erhalten. Zwar schreibt die Klinik, das sei «nur für eine kurze Zeit» der Fall gewesen. Doch steht die dringliche Frage im Raum: Wirkt sein Geist dort bis heute weiter? Noch im November 2020 zumindest hat F. den Therapeutinnen und dem Pflegepersonal einen Fortbildungskurs gegeben. Thema: dissoziative Identitätsstörung.'

(WOZ, die Wochenzeitung Nr. 8 vom 24. Februar 2022.
P. S. während im WOZ-Artikel die Namen der Oberärzte voll zitiert werden, wird in diesem Buch aus Gründen des Persönlichkeitsschutzes nur der volle Vorname und der erste Buchstabe des Nachnamens erwähnt.)

Bestätigt wurde im WOZ-Artikel auch, dass das Buch ‚Michelle Remember' die Satanic Panic Welle in den frühen 1990er Jahren angestossen habe, wie es weiter oben in diesem Buch bereits ausführlich beschrieben wurde. Es brach damals in den USA eine Art von moderner Massenhysterie aus, in denen Anschuldigungen laut wurden, dass in geheimen Zirkeln grausame satanische Praktiken durchgeführt würden, innerhalb denen Babys geköpft und gegessen wurden. Man habe ihnen ihre kleinen Herzen herausgerissen und ihr Blut getrunken. So etwa lauteten die Anklagen in den USA um 1990, wie die WOZ weiter ausführte.

Damals wurden Unschuldige für zwanzig Jahre ins Gefängnis geworfen, weil man diesen grotesken Anschuldigungen geglaubt habe. Es ist nicht verwunderlich, dass nicht nur heute, sondern bereits damals evangelikale Kreise diesen wirren Glauben ebenfalls gepuscht hatten. Gezielt wurde mit scharfem Geschütz speziell auf Erzieherinnen und Erzieher von sog. Vorschulen und Kinderkrippen in Amerika, weil die die Familienstruktur untergruben. Auch darüber wurde in diesem Buch bereits weiter oben geschrieben.

Die Verurteilten würden satanistischen Sekten angehören oder diesen zudienen und Kinder rituell missbrauchen. Es gab in den USA damals etliche Justizopfer. Zwei Männer beispielsweise wurden deswegen im Jahre 1992 zu je 48 Jahren Haft verurteilt und erst (nach revidierten Aussagen) im Jahre 2013 wieder freigelassen. Sie sassen somit rund je 20 Jahre unschuldig im Gefängnis.

Die untersuchenden Behörden der USA benutzten damals Fragetechniken, die höchst suggestiv waren, wobei die befragten Kindern belohnt worden waren, wenn sie unter der Suggestionseinwirkung endlich die geforderten Schilderungen lieferten. Diese wollte die Anklage unbedingt hören, um eine Verurteilung der vermeintlichen Täter zu bewirken.

Diese Zeit in den USA war auch die Geburtsstunde der Multiplen Persönlichkeit. Die These der Aufspaltung der Persönlichkeit orientiert sich noch heute an solchen grausamen Ritualen und Vergewaltigungen und Abschlachtungen von Kindern und Jugendlichen. Die Diagnose der DIS verbindet sich noch heute eng mit dieser Ursächlichkeit und scheint in einem ätiologisch kausalen Zusammenhang mit der Mind Control Theorie gefangen zu sein und kommt aus diesem Zirkelschluss nicht mehr heraus.

Ob die Diagnose der DIS sich je einmal vollständig von dieser unheilsamen Ätiologiekette lösen wird? Lehren von Ursachen und Krankheiten halten sich über Jahrzehnte hartnäckig. Vielleicht wird man deswegen eines Tages die DIS-Diagnose fallen lassen und sie neu aufbauen müssen.

Die WOZ machte auch Aussagen zu Mind Control und zur möglichen Fragmentierung der Persönlichkeit und hatte sich somit erwiesenermassen tief in die Problematik hinein studiert. Immerhin habe sich damals (wie heute) in der psychiatrischen und psychologischen Fachwelt die Idee verbreitet, dass die Technik einer solchen Fragmentierungen, resp. Abspaltung einzelner Persönlichkeitsanteile sich insbesondere in satanistischen Kultkreisen entwickelt und ausgestaltet und in besonderem Masse die Fähigkeiten entwickelt habe, diese kleinen Kinder in einzelne Persönlichkeiten aufzuspalten, um einzelne Anteile für ganz bestimmte Zwecke und Anlässe zu programmieren.

Interessant ist, dass heute nach über 40 Jahren nicht einmal Traumaspezialisten der Littenheider Traumastationen in der Lage und fähig sind, diese Aufspaltungen genau zu erklären, geschweige denn zu erzeugen. Die Psychiater wissen noch heute nicht, wie so etwas vor sich geht. Dazu brauchte es noch höhere Wissensstände, als die ihrigen sind. Die Traumaspezialisten waren nur in der Lage, die DIS zu diagnostizieren. Sie wussten nur theoretisch, wie diese Abspaltung entstand.

Allerdings sind Ärzte dem Hippokratischen Eid verpflichtet, sodass ihnen nur die Auflösung oder Aufhebung dieser absichtlichen erzeugten Ausspaltungen bleibt. Eine absichtliche Aufspaltung in Persönlichkeitsanteile war und ist ihnen aus berufsethischen Gründen verboten.

Im WOZ Artikel wurde auch jemand zitiert, der der ganzen satanistischen und insbesondere der Mind Control Theorie attestierte, dass ihr jede wissenschaftliche Grundlage fehle.

Interessant war besonders jener Abschnitt in besagtem WOZ Artikel, der auf die Frage von Schadenersatzklagen einging. In den USA war es nach dem Abflauen der Satanic-Panic-Welle zu mehreren Schadenersatzklagen gekommen, die erfolgreich für die Klägerinnen verliefen. Die Klägerinnen argumentierten, dass sie falsch diagnostiziert worden seien und man bei ihnen während der Therapie falsche Erinnerungen an einen angeblichen satanischen Missbrauch aus ihrem zugeschütteten Gedächtnis hervorgeholt habe. Dabei hatte der Missbrauch in dieser Art und Weise gar nie stattgefunden. Dies konnten sie den Gerichten plausibel erklären und erhielten Schadenersatz.

Dies ist insofern interessant zu lesen, da es in Europa und insbesondere in der Schweiz auch zu solchen Fehldiagnosen und Fehlbehandlungen gekommen war, die strafrechtlich verfolgt werden könnten.

In der Schweiz ist es bisher aber noch nie zu einer solchen Klage gegen Therapeuten oder Therapeutinnen gekommen. Was jedoch keineswegs heisst, dass Urteile zu diesem Thema nicht doch noch folgen. In der Haut jener Traumatherapeuten, die diese Satanic-Panic-Theorie forcierten und mit ihr therapierten, möchte vermutlich kein Arzt und keine Psychologin stecken. Da kann zukünftig noch einiges geschehen. Da müsste nur eine einzelne Klägerin den Anfang machen und bald könnte eine ganze Welle von Klagen folgen.

Eine Breitseite feuerte die WOZ auch gegen sogenannte Expertinnen der DIS ab, insbesondere weil diese es unternahmen, Fragmente der Satanic-Panic-Theorie in die traumatherapeutische Fachwelt einsickern zu lassen, und zwar so geschickt, dass es wenig auffiel, dass ihre ganzen Behauptungen und angeblichen Fälle nicht der Wirklichkeit, sondern nur einer eingebildeten Fantasie entsprachen. Die WOZ bezeichnete denn auch die umtriebige deutsche Traumatherapeutin Michaela Huber, die weiter oben bereits Erwähnung fand, als *‚Päpstin der Branche‘*.

Dass eine Frau hier treibende Kraft war, kommt nicht von ungefähr. Es gibt in Europa eine feministisch orientierte Psychologie, der esoterisches Gedankengut anhaftet. Zum Glück sind die meisten Therapeutinnen in dieser Sache immun und verweigern sich der Esoterik.

Originaltext WOZ: *‚Huber reproduziert in ihren Büchern und Vorträgen unentwegt die Erzählung von generationenübergreifenden Netzwerken, die ihre Opfer über «Mind Control» kontrollierten.‘* Eine etwas esoterisch klingende Aussage. Und wirklich ist Michaela Huber eine der renommiertesten Psychologinnen, die mit ihren Büchern und Thesen die schweizerischen Traumastationen überschwemmt hatte und zwar bereits im vorigen Jahrtausend. Der Autor selbst besuchte einer ihrer Vorträge in Littenheid. Das traumatherapeutische Personal in den Kliniken jedenfalls kannte die Werke Michaela Hubers und wird sie sicherlich gelesen und diskutiert haben.

Vermutlich war man auch der Meinung, dass diese ominösen satanistischen Netzwerke, resp. diese ‚Parallelwelten' auch in der Lage seien, bereits Föten im Mutterleib in verschiedene Persönlichkeitsanteile aufzuspalten. Dies klingt noch mehr nach Esoterik. So quasi, diese Parallelwelt vermöge Ungeborene schon in ihren Mütterleibern seelisch aufzuspalten. Wie soll denn dies gehen?

Die Theorie der DIS besagt, dass man sich an diese schrecklichen Taten irgendwie erinnern können müsse. Ohne eine solche Erinnerung an einen satanistischen Missbrauch kann noch immer keine Therapie erfolgen. Ihr fehlt jegliche Ermächtigung dazu. Was will man denn therapieren, wenn das Motiv des schrecklichen Missbrauchs fehlt? Das ist die Krux dabei.

Deshalb nimmt man hin und wieder in der Traumatherapie auch gewisse Hypnosetechniken in Kauf oder Drogen und ähnlich wirkende Substanzen, um diesen schrecklichen Erinnerungen nachzuhelfen. Anstatt sie ruhen zu lassen und andere Therapiewege zu beschreiten. Aber gewisse Traumatherapeutinnen glauben lieber fest daran, dass ein Mensch sich bis ins Säuglingsalter zurückerinnern könne. Aber bis hinein in sein fötales Stadium?

Andere Theorien über das Gedächtnis besagen denn klar, dass man sich höchsten bis zu einem Alter von ca. 3 bis 4 Jahren zurückerinnern könne. Genau weiss man dies jedoch noch nicht. Man müsste sich auch fragen, was denn Erinnerungen genau sind. Nur Gedächtnisleistungen? Oder auch körperliche Manifestationen?

Die WOZ berichtete etwas später, dass die Chefärztin der Littenheider Klinik rund ein Jahr nach Erscheinen der TV-Reportage entlassen worden sei. Inzwischen hatte der Kanton Thurgau, resp. deren Regierungsbehörde eine Untersuchung in Auftrag gegeben, die die Klinik Clienia Littenheid schwer belastet hatte. Dieser Bericht erschien im Oktober 2022. ‚*Der Bericht stellt fest, dass die Verschwörungstheorie systematisch in die Traumastationen der Klinik Eingang fand. Vor allem einer der Ärzte habe «ein besonderes Interesse am Thema entwickelt und die Kultur der beiden Traumastationen beeinflusst». Die Ideologie sei «in weite Teile der Behandlungen eingeflossen». In den vergangenen Jahren fanden in der Klinik zudem mehrere einschlägige Weiterbildungen statt. Der Kanton Thurgau hat nun aufsichtsrechtliche Massnahmen beschlossen: So soll die Klinik ihre Patientinnenakten auf den Einfluss der Verschwörungsideologie untersuchen. Der Kanton hat zudem einem Arzt die Berufsausübungsbewilligung entzogen, einen disziplinarischen Verweis und Bussen ausgesprochen. Auch wurden diverse Strafanzeigen eingereicht. Die Clienia Littenheid hat derweil ihre Chefärztin entlassen.*

(WOZ vom 8. Dezember 2022, Bericht Sarah Schmalz)

Erklärungen zu SIPT, CARA und INPS

Kurzerläuterungen über beteiligte Institutionen und Vereine

SIPT: Die Abkürzung SIPT steht für ‚Schweizer Institut für Psychotraumatologie'. Gegründet 2006.

Es handelt sich dabei um einen Verein in der Schweiz, der sich mit der Förderung und Entwicklung von psychosozialer Traumatherapie befasst. Als Institut erstellt es Zertifizierungskriterien sowie Qualifikationsstandards für stationäre Traumatherapie-Einrichtungen. Sie schult und zertifiziert zugleich.

Die SIPT setzt sich für die Weiterentwicklung von therapeutischen Ansätzen und Methoden ein, um Menschen zu helfen, die psychische Traumata erlebt haben. Dazu gehören traumatische Ereignisse wie Missbrauch, Unfälle, Naturkatastrophen oder Krieg.

Der Verein bietet Fortbildungen, Seminare und andere Bildungsveranstaltungen für Fachleute und Berufsgruppen an, die in der Traumatherapie tätig sind oder daran interessiert sind. Die Fortbildungen des SIPT werden zertifiziert durch die Schweizer Charta für Psychotherapie sowie durch das DIPT (Kooperation mit deutschem Institut für Psychotraumatologie). Es besteht ebenfalls eine Kooperation mit den Zentrum für interdisziplinäre Therapien in Konstanz und, ab 2014, auch mit dem Zentrum für Trauma- und Konfliktmanagement (ZTK) in Köln und auch dem Institut für Traumabearbeitung und Weiterbildung in Frankfurt.

Ziel ist es, die Qualität der Versorgung für Menschen mit Traumafolgestörungen zu verbessern und ein Netzwerk von Fachleuten aufzubauen, die in diesem Bereich arbeiten.

Der Untersuchungsbericht des Kanton Thurgau (Lexperience vom 27.10.2022) bemängelte die Verbindung von Traumastationen in Littenheid zu SIPT mit folgender Begründung: (Punkt 10.1)

> Die Aussagen einiger Hinweisgeberinnen liessen Zweifel an dieser Darstellung aufkommen. So wurde von einigen Hinweisgeberinnen bemängelt, dass es sich bei der Zusammenarbeit der Klinik mit SIPT um ein in sich geschlossenes System handle, wo gleichzeitig Ausbildung, Supervision und Zertifizierung erfolgen würden. Ausserdem sind gemäss SIPT-Homepage die beiden Traumatherapie-Stationen die einzigen SIPT-zertifizierten Kliniken. Laut Prof. Schnyder war die SIPT-Zertifizierung einer der zentralen Kritikpunkte des Gutachtens Sack/Schnyder. Wenn Ausbildung, Supervision und Zertifizierung durch die gleiche Institution erfolgen, dann liege ein Zirkelschluss vor. Die Zertifizierung sei damit faktisch «wertlos».

Verein CARA:

Evangelikaler Verein CARA (Care for ritual abuse), gegründet von Pfarrerin Ruth M.

Der Verein setzt sich für die Unterstützung von Menschen ein, die an rituellen Gewalterfahrungen leiden. Der Verein versucht ein Netzwerk an Fachleuten aufzubauen, die in der Lage sind, Betroffene zu unterstützen und angemessene Interventionen anzubieten.

CARA bietet auch regelmässig Schulungen, Beratungen und Unterstützungen für Fachleute an, die mit Personen arbeiten, die rituellen Missbrauch erlebt haben. Es soll das Bewusstsein für das Thema in der Öffentlichkeit geschärft werden. Man will Ressourcen für Betroffene bereitstellen. Ihr Movie ‚Parallelwelten' kann man als **Verschwörungsvideo** über rituelle Kindsmisshandlung betrachten. Darin kommen Dämonen und Satanisten vor. CARA vertreibt auch einschlägige Broschüren.

INPS: Verein Interdisziplinäres Netzwerk für Psychotraumatologie Schweiz

Zweck des Vereins ist die kontinuierliche Verbesserung der verschiedenen interdisziplinären Angebote für Menschen mit psychischen Traumafolgestörungen. Dies soll geschehen durch Förderung der Vernetzung und der Zusammenarbeit von Personen und Organisationen, die beruflich mit psychisch traumatisierten Menschen zu tun haben. Ziel ist die Verbesserung und Förderung der Situation Betroffener, insbesondere in den Bereichen Prävention, Behandlung, Forschung, polizeilichen Ermittlungen und Justiz. Förderung von Aus-, Weiter- und Fortbildungen in Psychotraumatologie. Sie fördert die Vernetzung von Fachleuten aus dem traumatherapeutischen Bereich.

Das Netzwerk organisiert regelmässig Veranstaltungen wie Seminare, Workshops und Konferenzen, um den Austausch von Fachwissen zu fördern und die Qualität der Versorgung für Menschen mit Traumafolgestörungen zu verbessern. Es strebt auch danach, das Bewusstsein für die Bedeutung der Traumatherapie in der Gesellschaft zu erhöhen und Ressourcen für Betroffene bereitzustellen.

Am 29. November 2018 organisierte INPS eine **Impulstagung ‚Rituelle Gewalt'** in der Clienia Littenheid:

‚Das Phänomen der rituellen Gewalt ist vielen Menschen fremd, auch Fachleuten aus Psychiatrie und Psychotherapie, somatischer Medizin, Pädagogik, Justiz, Polizei und Opferhilfe. Noch weniger bekannt ist, dass es sich bei ritueller Gewalt um gezielte extreme Gewaltanwendung, sexuelle Gewalt und Folter handelt – meist ab jüngster Kindheit der Opfer und über Jahre andauernd – und dass dies mitten in unseren modernen Gesellschaften geschieht.

Betroffene Menschen sind für ihr Leben verändert. Sie begegnen einer Mauer aus Unglauben und Skepsis und erfahren deshalb oft nicht die adäquate körperliche und psychotherapeutische Versorgung, welche erforderlich wäre.

Die Täter dieser organisierten Gewalt agieren sehr wachsam im Verborgenen und sind eng vernetzt, oft über Landesgrenzen hinweg. Auch deshalb existiert noch wenig Literatur zum Thema. In dieser Impulstagung möchten wir Sie mit dem Phänomen der rituellen Gewalt bekannt machen. Die Referate geben Einblicke zu Vorkommen, Formen und Folgen von ritueller Gewalt sowie zu therapeutischen Möglichkeiten für Erwachsene und Kinder. Ebenso wird aufgezeigt, welche polizeilichen und juristischen Möglichkeiten bestehen, um Betroffene zu schützen und den Tätern zu begegnen. Zudem kommen direkt betroffene Menschen, Überlebende zu Wort. Abschliessend bietet ein ‚Runder Tisch' Gelegenheit zu Diskussion und Austausch mit den Referentinnen und Referenten.'

Im Programm dazu wurde einschlägige Literatur empfohlen. Unter anderen ausgerechnet von Autorinnen und Autoren, die in sog. ‚Satanistische Verschwörungstheorien' verstrickt sein könnten:

Fliss, C. & Igney, C. (2010). Handbuch Rituelle Gewalt: Erkennen - Hilfe für Betroffene - Interdisziplinäre Kooperation. Lengerich: Papst.
Gysi, J. & Rüegger, P. (2018). Handbuch sexualisierte Gewalt. Therapie, Prävention und Strafverfolgung. Bern: Hogrefe.
Miller, A. (2013). Jenseits des Vorstellbaren: Therapie bei ritueller Gewalt und Mind Control. Kröning: Asanger.

Auf die Anfrage, ob man sich der Ausrichtung seiner Untergruppe bewusst sei, schreibt das INPS: «Sowohl das INPS wie auch die **Netzwerkgruppe gegen rituelle Gewalt** distanzieren sich von Verschwörungstheorien. [...] Uns ist ein differenzierter und sachlicher Umgang, basierend auf den neusten Erkenntnissen der Wissenschaft [...], wichtig. Eine Gruppierung innerhalb des INPS, die diese Grundsätze missachtet, würden wir nicht tolerieren.»

Teuflische Verschwörungsnarrative in der Psychiatrie

Die weiteren Ausführungen zu jenen Ereignissen, die sich in einer ostschweizer Privatklinik und in psychiatrischen Kliniken im Raum des Kantons Bern zugetragen und die Therapien von Patientinnen mit einer dissoziativen Störung massiv beeinflusst haben, werden im Folgenden in einer möglichst chronologischen Reihe dargestellt. Das Hauptaugenmerk ist auf ‚Satanic Panic und Mind Control' gerichtet.

Die kommenden Ausführungen handeln somit um nachstehende Themen:

- Satanic Panic
- Mind Control (Gehirnwäsche oder Programmierungen)
- False memory
- Verschwörungstheorien
- Ritualisierter oder ritueller sexueller Missbrauch
- Sexualisierte Gewalt und sexuelle Ausbeutung
- Dissoziative Identitätsstörungen
- Parallelwelten und Ritualen
- Grausamen Foltermethoden
- Kannibalismus resp. getrunkenes Opferblut
- Satanszirkel aus Mittelschicht und Eliten

Mitte Dezember des Jahres 2021 setzte sich, ausgelöst durch die Ausstrahlung einer aufwühlenden Dokumentation des Schweizer Fernsehens, ein äusserst heftiger Medien-Hype in Bewegung, der die schweizerische Psychiatrielandschaft mit gewaltiger Kraft durchschüttelte. (‚**Der Teufel mitten unter uns**' , «investigative *Rec.*-Reportage von SRF» vom 14.12.21 und 17.05.22)

In der Folge dieses medialen Skandals wurden mindestens zwei involvierte Chefärztinnen, ein beteiligter Oberarzt sowie weitere Traumatherapeuten und Pflegepersonal, in zwei renommierten, modernen privaten psychiatrischen Kliniken in der Schweiz per sofort freigestellt.

Eine charakterlich etwas eigenwillige Interims-Chefärztin und ein mit einer als Sekte bezeichneten Kirschblütengemeinschaft liierter und kooperierender Chefarzt und ärztlicher Direktor einer renommierten Berner psychiatrischen Klinik wurden aus ihrem Amt entfernt resp. ihnen die Kündigung nahegelegt.

In der weiteren Folge und möglicherweise im Zusammenhang mit dem Traumaskandal räumte bald auch ein langgedienter und aktiver Verwaltungsdirektor einer ostschweizer Privatklinik ebenfalls seinen Arbeitssessel. Dutzende Psychiatriefachkräfte, Psychiater, Psychologen, Therapeuten und Pflegepersonal wurden mit einem Schlag vor den Kopf gestossen und standen vor dem Scherbenhaufen ihrer Traumaarbeit und ihrer in die Schlagzeilen geratenen Traumastationen.

Der Skandal, nahe einer Blamage und im Zentrum eines dümmlichen Verschwörungsnarrativs, beanspruchte hohe Persönlichkeiten des Kantons: Regierungsrat, Justiz und Staatsanwaltschaft, Polizeibehörde, Klinikdirektionen und Verwaltungsräte. Der Skandal zog auch überkantonale Politiker und Sachverständige in ihren Bann.

Nachfolgend ein Versuch einer Darstellung dieses Psychiatrie-Skandals.

Der sich heute darstellende Skandal ‚**Verschwörungsnarrativ ‚Satanic Panic/ rituelle Gewalt/Mind Control'** in der ruhigen Schweiz begann bereits vor sehr langer Zeit, schon 1980 in Amerika, als ein kanadischer Psychiater und Buchautor und seine Patientin, die später dann seine Ehefrau wurde, in reisserischen Behauptungen über **satanischen Missbrauch** zu schreiben begann und einen vielbeachteten Bestseller veröffentlichte mit dem Titel ‚**Michelle Remembers'**.

Das Buch enthielt reisserische Behauptungen, beinahe in Form von Theoremen, über einen **angeblich real stattfindenden satanischen rituellen Missbrauch von Frauen und Kindern in Amerika**. Die Folgen waren Anschuldigungen in vielen Kreisen der Gesellschaft der Vereinigten Staaten. Sie initiierten verwegene Berichte über körperliche und sexuelle Missbräuche von Menschen im Zusammenhang mit okkulten und satanischen Ritualen, während denen Kinder getötet und spurlos verschwunden sein sollen.

Jahrzehnte später nahm die **Q-Anon-Bewegung**, ab dem Jahre 2017, die Verbreitung solcher und ähnlicher Verschwörungsnarrative wieder auf, indem sie beispielsweise behauptete, dass Politiker und Anhänger der amerikanischen Demokratischen Partei kleine Kinder und junge Frauen etc. essen und aus ihrem Fleisch und Blut ein **Verjüngungsserum** gewinnen würden, um es sich in rituellem Ambiente und mystischer Form einzuverleiben.

Q-Anon war politisch mehrheitlich auf der Seite der Republikaner, sprich auf der Seite des amtierenden Präsidenten der USA, Donald Trump, wobei dieser sie offiziell bekämpfte. Trotzdem fand die Bewegung Millionen verbissener Anhänger. Die Bewegung wurde sogar als schwere Gefahr für die repräsentative Demokratie eingeschätzt, da sie rechtslastige, einseitige und gewaltbereite Tendenzen zeigte.

Die Q-Anon-Bewegung jedenfalls zeigte auffällige Parallelen zur Bewegung des Satanic Panic. Beide tragen in sich das Stigma für Einseitigkeit, Verbissenheit und Unbelehrbarkeit. Beiden könnte eigen sein, dass sie Filme wie ‚The Matrix' und in jüngeren Jahren Sendungen wie ‚Alice im Wonderland' konsumiert und in ihre

Psychen verinnerlicht haben. Auch Themen des deutschen Nationalsozialismus traten auf.

Q-Anon resp. ihr geheimer Gründer namens ‚Q' jedenfalls schaffte es in den USA auf der Einflussreichsten-Liste der Zeitschrift Time auf den 25 Platz vorzudringen (2018), so virulent waren die kruden und uneinheitlichen Verschwörungserzählungen, die seine Anhänger erreichten. Ein Ziel des Agierens von Q-Anon ist der sog. Deep State, der tiefe Staat. Was auch immer genau damit gemeint war.

Deep Staate:

Aus dem Englischen übersetzt: Ein tiefer Staat ist eine Art Regierungsführung, die aus potenziell geheimen und nicht autorisierten Machtnetzwerken besteht, die unabhängig von der politischen Führung eines Staates operieren und ihre eigenen Pläne und Ziele verfolgen. Im Volksmund ist der Begriff überwiegend negativ konnotiert. (aus: Wikipedia)

Unter anderem wird behauptet, dass sämtliche Präsidenten der USA, ausser Ronald Reagan, seit der Zeit von Lyndon B. Johnson alle ausnahmlos kriminell, pädophil und satanistisch gewesen seien. Mit dem Hauptzweck des Kinderhandels und der Kinderopferung.

Das durch Kinderblut resp. Kinderfleisch gewonnene **Verjüngunsmittel** war das **Adrenochrom**. Es sei ein Stoffwechselprodukt des Adrenalins, welches man aus dem Blut der gestressten Kleinkinder entnommen habe. Q-Anon verbreitete die Mär einer angeblich schlechten Gesellschaft, die von bösen pädophilen und satanistischen Kräften unterwandert sei und weiterhin unterwandert würde.

Notabene wurde behauptet, dass der Antisemitismus und die politische Rechtslastigkeit, vermutlich nicht nur in der Q-Anon-Bewegung, sondern auch in der Mär der in der Psychiatrie aufgedeckten und therapierten Verschwörungserzählung ‚**Satanic Panic/rituelle Gewalt/Mind Control**', eine gewichtige Rolle spiele.

Das gesamte Narrativ, so eine treffendere Beschreibung als ‚Theorie' innerhalb modernster psychiatrischer Kliniken, im Speziellen innerhalb weniger Traumatherapie-Stationen, war nichts weiter als eine lächerliche **Verschwörungsgeschichte**, wenn beispielsweise auf das Dritte Reich, auf Foltermethoden der Nazis, auf Konzentrationslager alla Auschwitz, auf Kannibalismus und z. B. auf das Vergraben bei lebendigem Leibe verwiesen wurde.

Satanic Panic 1 - Der Teufel mitten unter uns

Doku-Reportagen von Robin Rehmann und Ilona Stämpfli (SRF.ch/Dok) Schweizer TV SRF/Rec.: Der Teufel mitten unter uns, vom 14.12.2021

Weitere Doku-Reportagen folgten.
SRF - ‚Q&A zur Reportage' aus: ‚Der Teufel mitten unter uns'
SRF - ‚Jetzt reden die Opfer' (Gehirnwäsche in der Psychiatrie)
SRF - ‚Tragische Folgen einer Verschwörungserzählung' (Der Fall Leonie)

Dezember 2021

Am Anfang standen investigative Recherchen des Schweizer Fernsehens.

Es waren die Reporter Robin Rehmann und die Reporterin Ilona Stämpfli, die am 14. Dezember 2021 auf dem Youtube-Kanal im Rahmen des **Reportageformats SRF/‚Rec.** die Ausstrahlung **"Der Teufel mitten unter uns"** veröffentlichten. Die Reportage wirkte auf die Schweiz wie Dynamit.

In einer **Parallelwelt**, so die Sendung, würden Menschen *‚abgeschlachtet, umgebracht, lebendig begraben, kannibalistisch aufgefressen und auch das Blut der Opfer würde getrunken'*. In dieser Parallelwelt missbrauchten **Satanisten** in einem abscheulichen Ritual Kinder, um sie zu willfährigen, jederzeit für Zwecke der Sexualität und Macht abrufbaren Zombies zu konditionieren. Man *‚dissoziiere'* Kleinkinder, zerreisse oder spalte ihre Persönlichkeit absichtlich und böswillig in Anteile auf. So die unglaublich klingenden Aussagen bereits zu Beginn der Doku.

Ein diagnostizierender und behandelnder **Oberarzt der Psychiatrischen Klinik Clienia Littenheid im Kanton Thurgau** jedenfalls, ein ausgewiesener Traumatherapeut und psychiatrischer Spezialarzt mit universitärem Abschluss, zog im Interview entsetzliche Vergleiche zu den **Foltermethoden der Nazis des Dritten Reiches**, so wie sie einst in ihren **Konzentrationslagern** stattgefunden hätten. Er sprach u. a. von **unvorstellbaren Grausamkeiten**, die sich bei der Abrichtung resp. Dissoziierung von unschuldigen Kleinkindern ereignen würden.

Nach Angaben des Journalisten therapierte dieser Arzt seine Patienten ebenfalls in genau dieser kruden Haltung und in dieser völligen Überzeugung. Ein schrecklicher Gedanke, wenn man an die meist weiblichen Opfer und und therapiebedürftigen Menschen mit einer **DIS** denkt.

Der besagte Oberarzt aber war mit seinem bizarren Glauben an satanistischen Missbrauch keineswegs allein. Beteiligt resp. verwickelt an diesem absonderlichen und irgendwie auch esoterisch daherkommenden **Verschwörungsglauben**, man kann ihn nicht anders als esoterisch bezeichnen, seien, so das Abstruse, hohe und höchste Persönlichkeiten aus der **Politik,** der **Polizei,** des **Gerichtswesens,** überhaupt auf den allerhöchsten Level eines Staatswesens sich abspielenden Monstrositäten. Diese Verschwörungstheorie, die jedoch keine wirkliche und wissenschaftlich fundierte Theorie ist, eher ein Narrativ oder Märchen, geisterte bereits lange Zeit auch in den Köpfen von ausgebildeten **Lehrerinnen, Psychologinnen, Psychotherapeutinnen** und **Soziologinnen** herum, so die Recherchen des Journalistenteams.

Auch in öffentlich zugänglichen **Seminarien** und **Workshops** und im schweizerischen **Institut für Psychotraumatologie,** von **Psychologinnen, Therapeutinnen** und **Therapeuten,** aber auch in weiteren spezifischen in- und externen **Weiterbildungsveranstaltungen** einschlägiger Institutionen sowie in einer inzwischen sehr umfangreichen **Fachliteratur** zum Thema DIS wurden diese Verschwörungsnarrative seit Jahrzehnten verbreitet.

Dasselbe geschah innerhalb einschlägiger **Patientenforen im Internet** und in einer **Interessenvereinigung** zur Aufklärung und Vernetzung gegen organisierte sexualisierte und rituelle Gewalt. Überall wurden diese abstrusen Theorien, die jedoch keineswegs wirkliche und wissenschaftlich begründete Theorien sind, als **Verschwörungstheorien** bezeichnet und als solche akzeptiert oder zumindest für glaubwürdig und wahrscheinlich gehalten. Sie wurden zwar als ‚Theorie' bezeichnet, suggerierte dadurch eine Nähe zur Wissenschaft, war im Grunde genommen jedoch auf einem so tiefen Intelligenzlevel, dass man diese Theorie eher als **Verschwörungsmärchen** bezeichnen sollte.

Selbst von **Chefärzten, Oberärzten, Abteilungsärzten,** aber auch von therapierenden **Psychologinnen** und **Psychologen** sowie von dutzenden **Pflegekräften** und versierten **Stationsleitungen** bis hin zum leitenden **Oberpflegepersonal** wurde diese Scheinwelt für eine Wirklichkeit gehalten und ohne den geringsten Verdacht, dass es eine stupide Verschwörungstheorie sein könnte, für die pure Wirklichkeit gehalten. So etwas erstaunt einigermassen!

Dieses abstruse, wahnähnliche resp. wahnverwandte oder gar einem Geisteswahn zugeneigte Weltbild, diese kruden Ideen und grässlichen Überlegungen, die an eine konspirative Geheimbündelei erinnern, werden in einer in sich geschlossenen und verdeckten, beinahe **esoterisch nebulös-mysteriösen psychiatrischen Weltsicht** und in traumazentrierten Therapiesitzungen gefestigt sowie auf einzelnen Traumastationen stationär noch weiter entwickelt und tagtäglich eingeübt.

Alles hatte inzwischen den eindeutigen Charakter einer sich **verselbstständigten Eiterblase,** die sich von der Universitätspsychiatrie abgekoppelt hatte und unversehens ein mystisches Eigenleben entwickelte, aber kein studiertes Hirn wollte dies bemerken. Es hatte sich in der einschlägigen Traumaszene ein traumatherapeutisches Eigenleben entwickelt, welches sich wie eine eitrige Seifenblase im Wind bewegte.

Selbst **Klinikleitungen** resp. **Geschäftsleitungen, CEO's** oder **Besitzer** (Eigentümer oder Inhaber), also **Leitungs- und Führungsgremien von Psychiatrischen Kliniken,** von denen man annehmen muss, dass sie die Belange ihrer Klinik nicht nur nach **Gesichtspunkten der Rentabilität** und des **wirtschaftlichen Erfolges** (Stichwort: strukturelle Unterdeckung des Personalbestandes zur Maximierung des Geschäftserfolges) betrachten, sondern auch nach Gesichtspunkten der **Unternehmensreputation,** hatten den Hasen im Pfeffer nicht riechen können. Oder wollen? Traumastationen spülten eine Menge Geld in die psychiatrische Kasse.

Dabei führten diese Leitungsgremien ihre Betriebe in regelmässigen Sitzungen, Konferenzen oder Meetings, überwachten und steuerten ihr Management genau. Auch im Sinne ihrer Aufgaben als Verwaltungsräte waren sie jahrelang unweigerlich auch in die **Frage der therapeutischen Ausrichtung ihres psychiatrischen Unternehmens** involviert.

Die Vorstellung, dass wirklich niemand aus den Chefetagen, weder die Ärztedirektionen noch die Verwaltungsebenen, etwas von diesen Mythen um rituelle Gewalt und Mind Control, von diesem abstrusen satanistischen Denken des Satanic Panic mitbekommen haben soll, inklusive mehrerer verschworener Therapeutinnen und Therapeuten, inklusive einer, allerdings nur interimistischen Chefärztin, eines Oberarztes und mehrerer Abteilungsärzten, ist sehr seltsam. Speziell wenn man bedenkt, dass dahinter noch Stationsleitungen mitsamt mehreren Dutzend geschulten Pflegefachpersonen und einer Pflegedirektion stehen. Keiner wollte davon etwas gewusst haben?

Auch wenn alle Traumatherapeuten ihrem Auftrag jahrelang verschwiegen und in geheimer Mission nachgegangen und z. B. kein Sterbenswort bezüglich der Möglichkeit eines **Mind Control** über ihre Lippen gekommen wäre, wäre es seltsam schräg und sicherlich ausgeschlossen gewesen, dass die Führungsriege rein gar nichts von diesen Vorkommnissen wissen konnte. Daher sitzt bei einem solchen Ereignis jede Klinikleitung mit auf der Anklagebank. Dies trifft auch auf angestellte Verwaltungsdirektoren und insbesondere auf leitende Ärzte und Chefärzte zu. In welchem Nebel bewegten sich diese Leitungsetagen?

Auch die den öffentlichen Psychiatrien **übergeordneten kantonalen Aufsichtsbehörden,** mit ihren **aufsichtsrechtlichen Vorschriften, Massnahmen und Pflichten,** müssten diese Entgleisung, die die Therapie der DIS anbelangte, auf ihrem **Radarschirm** gehabt haben. Ansonsten kann man sich die Qualität einer solchen staatlichen resp. kantonalen Aufsichtsbehörde nicht auf jenem Niveau denken, welche sie zum Schutz ihrer kranken Bevölkerung hätte auf- und vorweisen sollen.

Es brauchte zur Aufklärung dieses Satansskandals einen öffentlich-rechtlichen TV-Sender!

Jetzt mussten die kantonalen Behörden dem Skandal und dem Missstand gründlich und entschlossen entgegentreten. Man musste spätestens jetzt, nach dieser SRF-Sendung, deutlich korrektiv intervenieren.

Der SRF-Journalist berichtete in der Sendung, dass alles angefangen habe durch ein an ihn gerichtetes **E-Mail einer Patientin,** worin diese berichtet hatte, dass sie seit ihrer Kindheit rituell und sexuell missbraucht worden sei. Es war dem Reporter durchaus sofort klar gewesen, dass diese Frau sehr Schreckliches und Unfassbares erlebt hatte. Aber ihre Geschichte sei für ihn so etwas von ‚wahnsinnig' gewesen, dass er sie nur widerwillig habe glauben können. Dies gab er ehrlicherweise zu.

Im E-Mail beteuerte die Frau, dass sie durch einen Verein namens ‚**CARA**' erfahren habe resp. sie durch diesen ermutigt worden sei, ihre schreckliche Missbrauchs-Geschichte so zu sehen, wie sie sie heute erzähle. CARA steht für ‚**Care About Ritual Abuse**'. In ihrem Falle könnte es also so gewesen sein, dass nicht ein Psychiater ihr diese schaurige Geschichte unterbreitet hatte, sondern die Mitglieder dieses eigenwilligen klerikalen Vereins. Dieser Verein, so der Reporter, glaube an versteckte **Satanistenzirkel**, die **vom Teufel getrieben** seien und Kinder auf schreckliche Art und Weise sexuell gefügig mache.

Der Reporter und eine Kollegin unterhielten sich daraufhin in einem Treff mit Exponenten dieses Vereins, wobei sie sich ehrlich und korrekt als **Reporter des SRF,** also des **Schweizer Fernsehens,** ausgewiesen hatten und mitteilten, dass sie sich für das Thema der sexuellen Gewalt interessieren würden. Dieser Verein CARA bot und bietet noch immer regelmässig Informationsanlässe oder auch Seminare zum Thema an.

Besagter Reporter war mit seiner Kollegin auch an einem solchen Treffen in Thun, weil er wissen wollte, was an dieser **Teufelsgeschichte** dran sei. Der Reporter sprach davon, dass er diesbezüglich zwar eher Skeptiker sei, aber Exponenten des Vereins CARA wollten ihn von der Richtigkeit ihrer Ansichten gerne überzeugen.

Während dieses Treffens interviewten die Reporter mehrere Teilnehmer, die freimütig Antworten zu den gestellten Fragen gaben. Vermutlich wurde die laufende Kamera geduldet oder gerne akzeptiert, was bezogen auf den schwierigen Inhalt erstaunt.

Im Film eingeblendet wurde die Seite einer Broschüre, vermutlich aus einem Druck des Vereins, worin zu lesen war:

Die Folgen ritueller Gewalt

„..Durch Abschottung, Missbrauch und Erniedrigung im Herkunftsmilieu sind die Kinder innerlich und äusserlich total isoliert. Die immer wiederkehrenden nächtlichen Rituale des Missbrauchs und der Gewalt können die Opfer nur durch ständig weitergehende Abspaltung überleben (komplexe Traumatisierung).

Das erlittene Grauen ist für das Bewusstsein meist nicht mehr zugänglich und zeigt sich in Symptomen (traumatische Belastungsstörungen). Meist tauchen Erinnerungen erst nach Jahren wieder auf. Es entwickelt sich eine Identitätsstörung in verschiedenen graduellen Ausprägungen. Bei der extremen Form ist die Person aufgespalten in verschiedene relativ autonom agierende Innenpersonen, die abwechselnd das Leben bewältigen.'

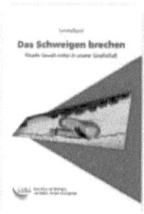

Die Homepage von CARA propagiert auch Fachbücher. Aufgrund des wichtigen Themas und aus Achtung vor betroffenen Patientinnen und Patienten ist hier eines der Werke abgebildet. Es wäre einer genaueren Analyse und Kritik durch die Fachwelt würdig.

Sammelband: Das Schweigen brechen
Rituelle Gewalt in unserer Gesellschaft
Herausgeberin Ruth M., reformierte Pfarrerin

Es folgten im Film weitere Aussagen durch den **Präsidenten des Vereins CARA** (Die Aussagen wurden zusammengefügt und ins Deutsche übersetzt durch den Autor):

„..Das ist eine richtiggehende Parallelwelt, die professionell und organisiert geschützt ist... Sie wollen informierend aufklären... Sie kennen viele betroffene Überlebende... Da müsse es ja auch mehrere Täter geben... Sie kommen aus der Mittelschicht, teils bis Elitär... Satanisten, oder wie man ihnen sagen will... Freimaurer... Diese haben kein Interesse, das dies offiziell bekannt wird... Schweigen ist ein Schutz für die..'

Darauf die Frage des Reporters des SRF:

„..Was passiert in diesem Ritual?..'

CARA-Präsident:

„..Es wird quält und gemacht bis zum Tod... Und dann oft das Blut getrunken und äh... ja noch Fleisch gegessen... Das sind jetzt ein wenig... es geht ja nicht um eine Sensation... sondern einfach um eine Realität, was dort gemacht wird..'

Der Reporter reagierte in der weiteren Reportage, er habe das Gefühl, das Ganze sei eine klassische Verschwörungserzählung. Und meinte aber, wenn er den Präsidenten des CARA direkt mit seinen Argumenten oder Meinungen konfrontieren würde, dann hätte der Zuschauer und die Öffentlichkeit vermutlich nie erfahren, was in den Köpfen dieses Vereins wirklich vorgehe. Noch schlimmer, so der Reporter, der Präsident des Vereins CARA würde ihn selbst, also den interviewenden Reporter vermutlich zum Täter machen.

Denn darauf meinte der Präsident, *..dass manchmal auch Täter kommen.. oder von der anderen Seite, wenn man das so nennen wolle... Man kenne diese Leute von der anderen Seite, indem sie im Nachgang irgendwelche Artikel schreiben würden, oder diffamieren..'*

Viele anwesenden Teilnehmer sahen im durchgeführten Anlass in Thun an jenem Tage für sich eine willkommene Weiterbildung. Anwesend waren **Lehrer, Psychologen, Therapeuten** und **Sozialpädagogen**. Häufig viele Frauen. Innerhalb dieses Anlasses wurde dieses abstruse Verschwörungsnarrativ weitergegeben. Anwesende erklärten dem Reporterteam freimütig, dass sie etliche Betroffene persönlich kennen würden. Einige Interviewte arbeiteten in Beratungsstellen als Fachberaterinnen von Betroffenen und transportieren diese Ideen ruhig weiter. Aus beruflichen Gründen wollten sie sich an diesem Seminar weiterbilden, so ihre Intension, an diesem Weiterbildungsanlass teilzunehmen.

Der Reporter hielt daraufhin in der Sendung fest, dass diese Verschwörungserzählung **‚Satanic Panic/rituelle Gewalt/Mind Control'** dadurch hinausgetragen und verbreitet würde an öffentlichen Schulen, an Sozialberaterinnen und Therapeutinnen aller Art. Und dies innerhalb eines Settings, wo dieses Verschwörungsnarrativ überhaupt nichts verloren hätte.

CARA also, den Aussagen des Reporters, beteiligte sich aktiv an der Ausbreitung dieses Verschwörungsmärchens in die schweizerische Gesellschaft.

In einem weiteren Doku-Filmabschnitt fuhren die Reporter des SRF zur einstigen **Gründerin des Vereins CARA**, zu Frau M., einer Pfarrerin. In einem Verschwörungsmachwerk der CARA, einem Movie mit dem Namen **‚Parallelwelten'**, kamen auffallend oft **Dämonen und Satanisten** vor und darüber wollte der SRF-Reporter mit der Gründerin des Vereins CARA reden.

Dieser Film ‚Parallelwelten' wurde im Laptop ausschnittweise gezeigt, worin es hiess: *‚...Dies mag unglaublich klingen aber auch noch im 21.ten Jahrhundert werden Menschen auf äusserst grausame Art missbraucht... Dies geschieht* **in geheimen Zirkeln oder Organisationen** *und das inmitten unserer Gesellschaft...'*

Die Gründerin des Vereins CARA, Frau Pfarrer M.: *‚... Es muss doch ans Licht kommen... jetzt muss man einen Präzedenzfall haben mit der Polizei... wo es klar ist, das ist nicht einfach sexuelle Gewalt gewesen oder so etwas...'*

‚...Sondern rituelle...' ergänzte der Reporter die überzeugte Gründerin der CARA und überzeugte Christin, die mittlerweile altershalben in Pension lebt.

...ja...', doppelte die engagiert und lebhaft wirkende Frau nach. *...Es gibt Anwälte, die das wissen, es hat so viele Psychiater, die das wissen... '*

Und auf die Frage des Reporters, *...aber bis jetzt ist das noch nie bestätigt worden...'*, erwiderte die Frau *‚...nein, eben nicht..?'*

Im Internetauftritt der Rel**info**.ch (Evangelische Informationsstelle: Kirchen-Sekten-Religionen) nimmt man Stellung zum Verein Cara, der von Ruth M. gegründet wurde:

Verein Cara

Das Thema des rituellen Missbrauchs ist seit den Achtzigerjahren des 20. Jahrhunderts Gegenstand von wissenschaftlichen Kontroversen.

Zahlreiche Berichte, die von rituellem Missbrauch handeln, auch solche aus Publikationen des Vereins CARA, tragen in kritischer Sicht typische Merkmale von Erzählungen mit fraglicher Authentizität.

Zu nennen wären etwa:
⊃ gegenüber realen Radikalgruppen übergrosse Gemeinschaften von Hunderten oder gar Tausenden Anhängern (z.B. in der Broschüre ‚Das Schweigen brechen' S. 27)
⊃ Missbrauch desselben Opfers durch mehrere unterschiedliche Organisationen mit gegensätzlichen Zielrichtungen (z.B. Rechtsextreme, radikale Christen, Kinderhändler, Schweigen brechen S. 16ff.)
⊃ hervorgehobene Bedeutung des Opfers für die Gemeinschaft (Schweigen brechen S. 16)
⊃ unzutreffende Angaben zu Schriften, zu Praktiken oder zu Festen, etwa zu Beltane (Frieden S. 34), zum Kristallsehen (Frieden S. 24) oder zur satanic Bible (Schweigen brechen S. 28)
⊃ Voraussetzen der Wirksamkeit wissenschaftlich gesehen fragwürdiger Phänomene (etwa Trigger-Implants, Schweigen brechen S. 17)
⊃ physisches Auftreten von Figuren des Glaubens (Satan, Dämonen, Frieden S. 34)
⊃ eklatanter Gegensatz zwischen der Kompetenz der Gemeinschaft in ihrer Geheimhaltung und ihrer Inkompetenz in der Verfolgung des Opfers (wer aus einer real existierenden kriminellen Organisation aussteigt, braucht Personenschutz. Bei den Zeugen des Vereins CARA ist dies offenbar nicht der Fall).
⊃ Fantasievolle Tatorte wie Burgen, Bunker, Oasen (Schweigen s. 27, s. 28, Frieden S. 61.
Quellen:
Carina Joy **Frieden: Schrei, wenn du kannst.** Mein Weg aus dem Dunstkreis ritueller Gewalt, 2014.
Verein **CARA: ‚Das Schweigen brechen'.** Rituelle Gewalt mitten in unserer Gesellschaft, 2018.

Aus kritischer Sicht ist es problematisch, wenn Menschen mit psychischen Problemen in Seelsorge-Settings an vermeintliche Missbrauchserinnerungen herangeführt werden. Wer bereits von Alb-träumen geplagt wurde, weiss, dass auch Bilder, die nicht auf realem Erleben beruhen, sondern **von der eigenen Psyche konstruiert** wurden, massiv belasten können. Aber auch bei real erlebten Trauma-ta ist wiederholtes Nacherzählen in kritischer Sicht problematisch, weil es das Trauma verstärken kann.

Die von ihrem Amt inzwischen zurückgetretene Gründerin des Vereins CARA, Frau Pfarrer M., äusserte sich persönlich an einer Informationsveranstaltung des Ver-eins zum Thema ‚Organisierte rituelle Gewalt – Realität oder Täuschung?', welche am 21.11.19 im Casino Herisau durchgeführt wurde. Während dieser Veranstaltung hatte ein teil-nehmender Politiker einige Bilder via Mobil ins Internet gepostet und Antworten von drei Opfern ritueller Gewalt erhalten, die sich irgendwie erinnerten, dass sie im während der Informationsveranstaltung erwähnten altehrwürdigen **Rittersaal des Lenzburger Schlosses** in der Vergangenheit ebenfalls missbraucht worden seien.

Angeblich hatten einst, gemäss Behauptung dieser Info-Veranstaltung, auf diesem Schloss **satanistische Rituale und Opferungen sowie kinderpornographische Ver-brechen** stattgefunden. (!)

Der SRF-Reporter hatte die liebenswürdige Gründerin des Vereins CARA noch vor seinem Weggang gefragt, ob der im Film ‚Parallelwelten' auftretende Mann noch immer **Leiter der Abteilung des Kinderschutzes der Stadtpolizei Zürich** sei, was die Gründerin des ‚**Care About Ritual Abuse,** mit einem bestätigenden ‚..Ja..' beantwortete.

Im SRF-Online Format «Rec.» kam jetzt der **Stellenleiter der Spezialermittlungen Kinderschutz der Stadtpolizei Zürich** zu Wort. Dieser Leiter sei auch Kantonsrat von Zug und Präsident der Justizprüfungskommission des Kantons Zug. Das Aufgabengebiet dieses Leiters ‚Spezialermittlungen Kinderschutz' umfasste und umfasst noch immer:

- **Leitung und Durchführung von Ermittlungsverfahren betr. Verletzung der sexuellen, körperlichen oder psychischen Integrität von Kindern.**
- **Bekämpfung von Gewalt und Pornografie/Kinderpornografie im Internet.**

Die Tatsache, dass (satanische) rituelle Gewalt in der Schweiz bisher noch **nie amtlich bestätigt** worden war, veranlasste das Reporterteam diesen Stellenleiter der Stadtpolizei Zürich, Abteilung Kinderschutz, zu interviewen.

Dort erklärte der Reporter diesem Kader-Polizeibeamten, dass es für ihn verstörend sei, dass dieser in einem ‚**Verschwörungsvideo über rituelle Kindsmisshandlung' (Parallelwelten) des Vereins CARA** einen Auftritt habe und betonte, dass ein derartiger, offizieller Auftritt in einem Verschwörungsvideo, ihm gemäss, als kritisch und bedenklich einzustufen sei.

Der Reporter erwähnte im Interview eingangs, man habe Hinweise mitbekommen, dass es in der Schweiz anscheinend ‚**satanistische rituelle Übergriffe auf Kinder'** gebe.

Er fragte den Stellenleiter des Kinderschutzes dann, ‚..*ob dem wirklich so sei und ob es diese gebe. Gibt es Anzeigen für dies? Haben Sie von dem auch schon gehört..?'*

Die Antwort des Stellenleiters: ‚..*Ja, gehört haben wir selbstverständlich auch schon davon... Es gibt für mich auch leider kein Grund zur Vermutung, wieso es nicht so sein sollte... Wir haben auf Grund von unseren Erfahrungen und auch schon Meldungen, die wir gehabt haben... gehen wir... oder ich... persönlich davon aus, dass es dies tatsächlich gibt!..'*

‚..*Es ist so, dass wir jeden Fall, der uns gemeldet wird, oder jede Meldung, die bei uns hereinkommt, nehmen wir selbstverständlich auch sehr ernst... Da geben wir alles in unser Ermittlerherzblut hinein..., dass wir solche Fälle aufklären können... Es ist aber tatsächlich so, dass wir den Beweis selber nie haben können erbringen..., dass es tatsächlich... bei diesen gemeldeten Delikten es sich um so einen Fall gehandelt hat..''*

Den Vergleich des Reporters, dass es in seiner Wahrnehmung gleich wäre, wenn jemand sagen würde, ‚Ausserirdische seien in seinem Garten gelandet‘, klemmte der Stellenleiter der Stadtpolizei Zürich entschieden und prompt ab und meinte: ‚Sie sollten hier wirklich nicht mit Ausserirdischen vergleichen...weil... ich meine... wir haben schon so viele Fälle erlebt, die haarsträubend sind... also... das Schlimmste was man sich vorstellen kann... das wissen wir mittlerweile... wo in diesem Bereich arbeiten... im Kinderschutz... es gibt noch viel Schlimmeres!..

... Die Meldungen, die wir schon gehabt haben, haben wir extrem detailliert mit der Staatsanwaltschaft zusammen, mit halt auch Zwangsmassnahmen, die vom Zwangsmassnahmengericht bewilligt worden sind, sehr tief angeschaut und es hat sich schlussendlich kein Strafverfahren im Sinne einer Verurteilung daraus ergeben..‘

Vermutlich war es bisher sowohl in der Stadt Zürich als auch in der gesamten Schweiz noch nie zu einer Aufdeckung z. B. eines satanistisch agierenden Ringes gekommen, innerhalb dessen sich unvorstellbare sexualisierte (satanistische) Gewalt ereignet hatte. Einem solchen Satanistenring war man bisher weder polizeilich noch richterlich habhaft geworden.

Die ‚Begründerin‘ des Vereins CARA jedoch sehnte sich nach einer solchen sensationellen und endlich einen Beweis erbringenden Aufdeckung auf medialer Ebene. Doch genau dies ist grundsätzlich ein grosses Dilemma sowohl für den Verein CARA wie für jede Verschwörungserzählung. Es gibt bis dato keinerlei Beweise!

Darauf der Report, er sei etwas erschrocken, weil der Stellenleiter der Stadtpolizei im Film ‚Parallelwelten‘, also in **einem offensichtlich verschwörungstheoretischen Machwerk** auftrete, was deren **Propagandawirkung** potenziere und thematische **Authentizität** fördere.

Der Reporter: ... Er habe also schon gedacht, dass gehe zu weit... oder... das habe nichts mehr mit der Realität zu tun. Wie kommen Sie denn in diesen Film..?‘

Der Polizeibeamte: ... ‚Mir ist es eigentlich wichtig, weil eben wir auch schon solche Meldungen erhalten haben und auch schon in solchen Fällen ermittelt haben... und ähm... vielleicht dann auch nichts herausgefunden haben... aber sehr viele Mittel und Energie darin gesteckt hatten... daher ist es mir eben wichtig, zum an diesen Gruppierungen aufzuzeigen, was unsere Schwierigkeiten sind, was unsere Probleme sind und was eben funktioniert und was nicht funktioniert...‘

Danach hält der Reporter fest, dass es somit Menschen gebe, die satanistischen rituellen Missbrauch zur Anzeige brächten und auf der anderen Seite es auch Polizisten gebe, die diesen Anzeigen nachgehen.

Im weiteren Verlauf der Reportage wird ein Sozialwissenschaftler interviewt, mit dem sich der Reporter ‚spiegeln‘ wolle. ‚... Es hat mich etwas verstört, dass es systematische Verschwörungsnarrative gibt, dass es da satanische Missbräuche von Kindern gibt, *da hatte man ja eigentlich das Gefühl, dass es vorbei sei mit dieser ‚Satanic Panic'. Das ist es aber leider nicht... Dass man in diese Narrative hinein gelange, sei doch ein wenig ein Zufall...'*

Er kommentierte den Stellenleiter, dass dieser sein Herz definitiv am rechten Fleck habe, wenn er sich für die schwächsten Kinder einsetze *,... die von einem Netzwerk missbraucht würden... aber offenbar hat er* (der Stellenleiter) *einen total kognitiven Tunnelblick... Und jemand wie er, in seiner verantwortungsvollen Position, der sollte sich erstens nicht einspannen lassen für Propaganda und zweitens: Andererseits müsste er die Fähigkeit haben zum kritischen Denken... also selbstreflektierenden Denken...'*

(Einschub des Autors auf nächster Seite. Reflexionen auf obenstehende Zeilen.)

Schlimm, so der Reporter, sei es mit Kindern, die daran glauben und dann den Kontakt mit ihren Eltern abbrechen würden. Das sei, so der Reporter, hochdramatisch. Genau daraufhin folgte in der Reportage jene Szene, an der die Mutter einer kranken Tochter von ihren diesbezüglichen Erfahrungen erzählte. Ihre Tochter sei immer auf verschiedenen Traumastationen und auch ambulant in Therapie gewesen und irgendwann erfolgte eine Strafanzeige wegen Missbrauchs und Inzests gegen ihren Mann und gegen die gesamte Familie.

Es seien im Zuge dieser Angelegenheit E-Mails ans Tageslicht gekommen, die ihre Tochter einst an ihren Therapeuten gesandt habe. Darin sei von ihrer Tochter festgehalten worden, dass sie (die im Film interviewte Frau) und ihr Mann **auf dem Friedhof in Appenzell kleine Kinder opfern** würden. Dass man ihnen die **Hände und die Köpfe abhacke** und dass sie danach **gebraten worden seien** und dass man sie dann **gegessen** habe. So ungefähr lautete das E-Mail ihrer kranken Tochter an den behandelnden Arzt.

Fehlendes kritisches ‚selbstreflektierendes Denken – fraglicher gesunder Menschenverstand

- Reflektierendes Denken und Agieren in eigener (psychiatrischer) Sache.
- Rückwendung auf eigene Wahrnehmungen, Gedanken und Gefühle.
- Selbstreflektion über eigenes Handeln und Agieren.
- Analyse und kritisches Hinterfragen seines eigenen Selbstkonzepts, seiner Fachausbildung zum Psychiater und Psychologen etc.

Verstanden als nicht verhandelbare und ultimative Forderung an alle Therapieeinrichtungen mit Ideologiehintergrund, sowie an Leitungsgremien, Psychiater, Psychologen und Psychotherapeuten und Instituten und Schulen, die sich mit Dissoziation und Traumatherapie befassen.

Psychiater und Psychologinnen mutieren ansonst zu ‚Märchentanten' und ‚Erzählern von Psycho-Narrativen' sowie Lausbubengeschichten alla ‚Alice im Wunderland'.

Ein solches kritisches selbstreflektierendes Denken von Fachpersonen muss jederzeit die Sicherheit (Sekurität) schaffen, **Realitäten von Verschwörungsnarrativen unterscheiden** zu können.

Dazu gehört die innere Anhörung und Anwendung einer gesunden menschlichen Ratio (Vernunft und Verstand), mit dem Ziel, ein Abgleiten in einen **Berufswahn** zu verhindern.

Gewisse psychiatrisch ausgebildete Fachkräfte, vor allem gewisse Psychiater und Psychologen scheinen massiv auf einen Irrweg gelangt zu sein. Interessant ist, dass die europäische und amerikanische psychiatrische Wissenschaft, dass psychiatrische Universitätskliniken diesem falschen Geleise, dieser abwegigen Spur, nicht Einhalt bieten konnten. Teile der Psychiatrie schienen sich von anderen abgesondert und ein eigendynamisches Leben geführt zu haben, welches jeder Kritik in einer sektenartigen Art und Weise standgehalten hatte.

Einschub erwähnt.

Es seien auch Erinnerungen heraufgekommen (und dem Therapeuten per E-Mail mitgeteilt worden), dass wir, die Eltern, **im Wald Duelle veranstalten** würden, bei denen sich die Kinder gegenseitig **mit Schusswaffen** hätten umbringen müssen.

Erzählte die Mutter weiter.

Das Verfahren, so die im Film interviewte Mutter, sei jedoch stillgelegt worden. Es gab eine Einstellungsverfügung. Diese und weitere abstruse Ideen und Erinnerungen ihrer kranken Tochter seien in der Therapie heraufgeholt, resp. nach vorne ins Bewusstsein gebracht worden. Durch die behandelnden Ärzte.

Auf die Meinung des Reporters, das glaube eh keiner, antwortete die Mutter: *‚Doch, das glaube man eben. Das ist das Verrückte! Auch nach der Einstellungsverfügung habe man gesagt, man wisse ja nicht genau, was da passiert sei. Man könne es nicht beweisen. Dies jedenfalls sagen nun die Leute und auch in der Verwandtschaft sehe man dies so und viele hätten heute keinen Kontakt mehr.'*

‚… Es könne ja jeder krank werden, aber was man aus dieser Krankheit mache, sei furchtbar … auch für ihre Tochter, weil sie das Gefühl habe, dass sie das alles erlebt habe und nun in dem lebe, dass finde ich völlig tragisch … da habe ich wirklich das Gefühl, ich spinne.'

Bei der Interviewten der Rec.-Dokumentation handelte es sich um die Mutter jener erkrankten Tochter, die sie und vor allem ihren Mann des sexuellen Missbrauches bezichtigt und angeklagt hatte. In Zeitungen wurde ihr Name öfters erwähnt.

Gabriella H. wurde Opfer eines perfiden Verschwörungsnarratives. Als Tochter einer Mutter, die bereits unter schweren Wahrnehmungsstörungen litt, kam Frau H. früh in ihrem Leben mit psychotischen Ausdrucksweisen in Kontakt. Ihre eigene Tochter wurde im Alter von 17½ Jahren ebenfalls psychotisch und äusserte bereits in einer früheren Erkrankungsphase falsche Missbrauchsvorwürfe. Es wurde daraufhin eine Traumatherapie verordnet, obwohl ein psychiatrisches Gutachten differentialdiagnostisch auch Anzeichen einer wahnhaften, psychotischen Symptomatik festgestellt hatte und zur Abklärung einer paranoiden Schizophrenie riet.

Gabriella H. engagiert sich als Vorstandsmitglied bei der VASK Ostschweiz. Sie wurde unschuldiges Opfer eines Verschwörungsnarratives, an der mehrere Traumastationen, ein Oberarzt und vermutlich auch der ehemalige Chef Dr. Bernd F. der sich damals im Aufbau befindenden Traumastation beteiligt waren.

Weil sie sich dagegen wehrte und an die Öffentlichkeit ging, wurde sie im Jahre 2022 für den **Prix Courage vorgeschlagen.** Mit Recht und mutig wehrte sie sich gegen die Folgen, die sie, ihr Mann und die ganze Familie durch dieses Verschwörungsmärchen erfahren musste. Man hatte bei ihrer Tochter innerhalb des Settings der Traumatherapie das sog. **false memory Syndrom** gefördert, welches schliesslich zu einer staatsanwaltlichen Anklageschrift geführt hatte.

In der Reportage fragte sich der Reporter auf dem Heimweg, wie das sein könne, dass sich die Opfer an Rituale erinnerten, die niemals real stattgefunden hatten. Der Reporter meinte, das nenne man das **false memory Syndrom.**

Es handelt sich bei diesem Syndrom um **falsche Erinnerungen,** die von einigen unpräzisen und nicht nach evidenzbasierter Grundlagen therapierenden Traumaärzten und Psychotherapeutinnen unreflektiert und teilweise womöglich unabsichtlich in die Patientinnen hinein suggeriert werden. Diese Erinnerungsverfälschungen sind meist **unabsichtliche Verfälschungen bestehender eigener Gedächtnisinhalte,** Vermischungen, die unter suggestivem und oft auch autoritärem Druck therapeutisch-ärztlich induziert (hervorgerufen, provoziert) werden. In ihrer Eigenart unterscheiden sie sich von der sonstigen falschen Erinnerung, die manchmal unter dem Aspekt der **fantasierenden Einbildung** neue eigene Gedächtnisinhalte gebiert.

Diese Suggestionen von ärztlicher Seite, die durch das gesamte therapeutische Umfeld und Setting von Traumastationen unterstützt werden, sind vermutlich auch der Gleichung geschuldet, dass eine dissoziative Identitätsstörung nur diagnostiziert werden kann und somit von Krankenkassen als behandlungswürdiges und abrechnungsfähiges Krankheitsbild anerkannt wird, wenn man den **Grund von Dissoziationen** (verdrängte Erinnerungen schrecklicher Geschehnisse) anamnestisch explorieren, also feststellen konnte.

Was zur Gleichung führt, dass eine DIS nur diagnostiziert werden kann, wenn die Patienten sich an schreckliche Ereignisse erinnern können. Was bei einer ‚abgespaltenen und zerfallenen und getrennten' Dissoziation genau nicht der Fall ist. Und somit traumafokussiert auch nicht diagnostiziert und therapiert werden kann! Zumindest ist es äusserst schwierig, dissoziierte Gedächtnisteile wieder in das Normalgedächtnis zurückzuholen, ohne Beteiligung von false memory.

Diese Anforderung, sich erinnern zu können, gilt nicht nur als Voraussetzung zu Kostenübernahme der Krankenkasse (weil eine Diagnose gestellt werden muss), sondern ist auch eine Voraussetzung für eine z. B. **narrative Expositionstherapie (NET)** nach Thomas Elbert oder für eine **Prolonged Exposure Therapy (PE)** nach Edna Foa oder für die **schonende Traumatherapie** nach Martin Sack und weitere. Solche evidenzbasierte Therapieformen setzen sich mit den traumatischen Erlebnissen (Erinnerungen) mehr oder weniger schonend auseinander. Ohne solche traumatische Erlebnisse (Erinnerungen) ist es im Prinzip nicht möglich, traumafokussiert zu arbeiten, da man das Ziel der ‚Assoziation' hat.

Eine Traumatherapie müsste sich dann auf weitere Symptome fokussieren wie etwa auf Kognitionen (Umstrukturierungen, negative Interpretationen, Veränderungen von Bedeutungszuschreibungen etc.) oder auf Emotionen (Hyperarousal, Angst, Scham, Schuld, Wut, Trauer oder moralische Verletzungen etc.)

Evidenzbasiert: auf Basis systematisch gesammelter und bewerteter wissenschaft-licher Erkenntnissen folgend (von diagnostischen und therapeutischen Massnahmen). Auf wissenschaftlichen Erkenntnissen beruhend. Auf empirischen Daten aufbauend. Auf der Grundlage einer empirisch nachgewiesenen Wirksamkeit.

Dasselbe bewirkte einst auch die verheerende Suggestionskraft und die Autorität eines Jean-Martin Charcot bei seinen damaligen **therapeutischen Hypnosen.** Jetzt schien sich dies zu wiederholen. Auch im 21. Jahrhundert wirkte die therapeutische Suggestibilität einiger Psychiater und Psychologinnen tief in die Behandlung hinein und im Falle des beteiligten Oberarztes könnte man vermuten, dieses ärztliche Grundwissen wurde innerhalb der Traumatherapie auf die vielleicht allzu leichte Schulter geschoben, jedenfalls unterschätzt und wegen eines Verschwörungsglaubens nicht ernst genug genommen. Hypnotische Aspekte sind jedoch wichtig.

Suggestive Momente sind übrigens durchaus auch in Allgemeinpraxen zu finden und werden dort teils absichtlich angewandt. Nur spielen sie dort eine positive therapeutische Rolle und unterstützen den Genesungsverlauf. Nicht so jedoch in der psychiatrischen Praxis der Littenheider Traumastationen, da übernahmen Suggestionen andere Rollen.

‚Psychiater, Richter, Psychologen und Eltern haben Kinder befragt, auf eine Weise, von der wir heute wissen, dass sie zu Falschaussagen führen. Die Kinder fingen an von Tieropferungen, Blutritualen, geheimen Tunneln und sogar von Kannibalismus zu sprechen.' Zitat aus demselben Dokumentarfilm des SRF.

Der Reporter erläuterte, dass es das bereits einmal gegeben habe in den 1980er und 1990er Jahren des letzten Jahrhunderts in Amerika, Kanada und Australien. Gemeint war die sog. **Satanic Panic Welle**, innerhalb der man geschildert hatte, dass in geheimen rituellen Messen, die im Untergrund stattfänden, Kinder sexuell missbraucht würden, und dies im Namen des Satans. Man hatte damals, so der Reporter, Tausende von Fällen untersucht, aber keinen einzigen Fall je beweisen können. Dies geschah vor rund 40 Jahren. Und jetzt hatte diese Welle die Traumastationen von Littenheid und auch von Münsingen erreicht.

Es gebe Pädophilie, räumte der Reporter ein, es gebe auch Kinderpornoringe und ganz schlimme sexuelle Misshandlungen an Kindern, aber alles dies habe nichts mit **satanistisch rituellem Missbrauch** zu tun. Er verstehe einfach nicht, warum dieses Verschwörungsnarrativ quasi in der Schweiz wieder aufgetaucht sei und weshalb man diese in der heutigen Zeit wieder mit aller Kraft erzähle.

Georg Otto Schmid, Experte für Sekten oder Religionsfragen und Kenner solcher Verschwörungsnarrative, hatte eingangs sehr Verständnis für Eltern der Betroffenen, wenn geschildert wird, sie seien als Eltern Teil einer satanischen Gruppe. Die Eltern müssten sich vorkommen wie seinerzeit im mittelalterlichen Hexenwahn, wo man jederzeit als Hexe verschrien und angeklagt werden konnte.

Schmid meinte, dass während der Coronabewegung alles überzeichnet worden sei u. a. durch diese **Q-Anon-Bewegung**. Das **Adrenochrom** aus dem Blut der Kinderopfer, hiess es da, sei angeblich eine Verjüngungsdroge und halte jung. Schmid sprach auch von ‚Reptiloiden' und ‚Ausserirdischen', die sich in die Szene eingemischt hatten. Inzwischen habe sich diese Panik noch weiter entwickelt und man könne alles noch weiter dramatisieren.

Auf die Frage des Reporters, weshalb man diese Verschwörungsgeschichte erzähle, antwortete Schmid: *‚... Es sind einerseits Menschen, die aus ihren Glaubensvorstellungen heraus dies so sehen... ein dualistischer Glaube... die einen glauben an Gott... sie glauben aber an Satan... sie glauben, dass die im Kampf sind miteinander... wie auf dieser Welt, wo es Christen und Satanisten gibt... und wenn man dieses Bild habe, müsse es man denen dann auch geben...,*

... (nicht übersetzbar)

‚... und andererseits gibt es Therapeutinnen und Therapeuten, die sich so schulen lassen haben und dann auf dieser Schiene fahren... das sei relativ gut festgestellt... dass mein Finanzaufkommen, also mein Lohn davon abhängt, dass ich eine bestimmte Glaubensvorstellung vertrete, dann wird es recht schwierig, mir beizubringen, dass diese Glaubensvorstellung relativiert werden müsste oder falsch sein könnte...'

Berichte von satanischer ritueller Gewalt entspringen einer sog. urbane Legende. Ein guter Freund von mir hat erzählt...

Eine **moderne Sage,** auch **moderner Mythos, Grossstadtlegende, urbane Legende** (englisch: **urban legend, urban myth, urban tale, contemporary legend**), verwandt mit Ammenmärchen und Schauer-märchen, ist eine skurrile Anekdote, die mündlich, per E-Mail oder über soziale Netzwerke (oft als Fake News) weitergegeben wird und deren Quelle sich in aller Regel nicht zurückverfolgen lässt. In seltenen Fällen wird sie auch, bedingt durch unzureichende Recherche, als Nachricht in Medien verbreitet (Zeitungsente). (Friend of a Friends tales, FOAF-Tales)

Man kann sich an dieser Stelle die Frage erlauben, wie es dem psychiatrischen Fachpersonal erging, als es erstmals von dieser ‚Satanic Panic', von diesem bizarren ‚Verschwörungsnarrativ' hörte während der täglichen Arbeit auf ihren Traumastationen. Waren von dieser monströsen Theorie alle Mitarbeiter sogleich hell begeistert und voll hingerissen oder rümpften die einen oder anderen doch noch etwas ungläubig ihre Nasen und waren irritiert und verwundert?

Wurden sie, entsprechend der Abstrusität dieser Theorie, erst nach sorgfältiger Prüfung und je nach ihrer Meinung und Haltung diesbezüglich auf einer solchen Traumastation eingestellt oder eben, bei negativem Ansinnen, abgelehnt oder wieder freigestellt? Konnten sie dem vom Verschwörungsnarrativ überzeugten und begeistertem Traumateam gebührenden Widerstand entgegen stellen oder riskierten sie dann den Rauswurf aus dem Team? Interessanterweise, so scheint es, verbündete sich mehr oder weniger das gesamte Traumateam zu einer solchen verschworenen Therapiegemeinschaft. Vermutlich gab es nur einzelne Fachpflegerinnen, die Schwierigkeiten bekundeten, diesen Verschwörungsmärchen zu akzeptieren. Viele fanden Satanic Panic geil. Davon weiter unten.

Wie, so kann man sich fragen, sind skeptische Mitarbeiter diesen queren Behauptungen, diesen abstrusen Mitteilungen unter diesem unheimlichen Druck der Ärzte, ihren vorgesetzten Oberpflegern und Abteilungsleitern begegnet? Trauten sie ihren Ohren nicht, als sie von der ‚Satanic Panic Theorie' erstmals hörten? Was geschah in den Schulen und Weiterbildungsveranstaltungen, als dieses Thema zur Sprache kam? Durften sie Kritik üben am Vortragenden und dieser Verschwörungsfabel frei widersprechen und ihnen mit gesundem Menschenverstand widersprechen? Gefährdeten sie dadurch nicht ihren Arbeitsplatz und ihren Broterwerb? Waren wirklich alle Mitarbeiter der Traumastationen hell begeistert von dieser speziellen Arbeitshaltung, die selbst dissoziative Elemente in sich transportierte? Und wie mussten sie ihrer Klientel, also den Traumapatientinnen und Opfern angeblich ritueller satanischer Gewalt begegnen? Durften sie sich erlauben, ihnen ihre eigene Meinung bezüglich ritueller satanischer Gewalt kundzutun? Torpedierten sie dadurch nicht die gesamte traumatherapeutische Abteilungsatmosphäre, das traumaspezifische Setting? Dies wäre eine genaue Untersuchung wert.

Die Reise der beiden Reporter führte sie (im Film) weiter zu einem etwas grotesk daherkommenden Paar, beides gestandene Lehrer. Beide glaubten fest an diese Verschwörungslüge. Sie waren der Meinung, dass die Schweiz im weltweiten Satanismusbetrieb keineswegs nur eine Nebenrolle spiele, sondern diesbezüglich geradezu ein Zentrum sei. Für sie waren viele Ermittler, also Polizeibeamte und z. B. Richter perverse Mittäter! Anwälte und Polizeibeamte als Mittäter?

Jetzt wurde es für die beiden Reporter etwas ‚gefährlich', oder zumindest ungemütlich. Der Reporter meinte, dass sie beide nach diesem Film (in den Augen dieser beiden Interviewten) zwei Satanisten verkörpern würden, die alles zu unterwandern versucht hätten.

Das investigierte Paar, er Sekundarlehrer, sie Primarlehrerin: ‚... es gibt kein Amt, meiner Meinung nach, dass in der Schweiz nicht unterwandert ist. (!) ... diese Satanisten versprechen sich durch ihr Dabeisein, durch ihre Verbindung mit ihm (dem Satan) und auch durch ihre rituellen Opfergaben **Macht und Geld**... da werden intern in diesen Kreisen Kinder durch Schwängerung von Frauen erzeugt und z.B. am 1. November (Halloween) laufe dann da etwas ab... er (der Sekundarlehrer) kenne den Satanistenkalender einigermassen... am 2., 3., und 4. November, das sei dann eine ‚Schlachterei'... dort werden die rituellen Abteibungen vollzogen... das ist ein Hochfest, nicht...!'

> Achtung: An Halloween werden Opfer grausam für Satan abgeschlachtet!?

Der Reporter gab zu bedenken, dass man dies aber nachweisen müsse, worauf ihm der Sekundarlehrer entgegnete: ‚... richtig, erstens die Taten sind aber recht versteckt... zweitens... es ist lebensgefährlich..., das ist lebensgefährlich...!'

Später führte der Sekundarlehrer die beiden Reporter auf einen Platz vor einem Gericht. Es zeigte auf ein Kunstwerk davor: ‚... dieses Kunstwerk da, ist eine sog. dreieckige Spirale, die sich da hineinflicht, dies ist ein Symbol für Pädophilie... und was hat dieses Symbol hier von einem Gericht zu suchen?... das frage ich mich?... verstehe ich nicht...!'

Dann fuhren alle zusammen an einen Tatort. Es war eine Burganlage resp. Ruine (Dorneck?), wobei die Primarlehrerin M. L. Angst hatte, sie zu begleiten. Der Reporter fragte, ob hier, auf dieser Burg ‚satanistische Rituale' stattfinden würden, aber der Sekundarlehrer D. V. belehrte ihn: ... '**unter** dieser Burg!...'

Denn unterhalb dieser Burganlage, so das Lehrerpaar, verlaufe ein geheimes Gangsystem. Dann zeigte man den Reportern eine verschlossene Stahltüre in der Burganlage. Dahinter führe ein Zugang zu einem anderen System hin, so die beiden.

Der Reporter: ,*Findet man nicht heraus, ob dies stimmt?*'

Man müsste eine Öffnung offiziell beantragen, so die Antwort, was nicht so einfach sei. Sie seien aber daran, dies zu tun. Der Burgwart, der diese Türe öffnen könnte, würde jedoch, vermutete die Frau, sowieso mit allen unter einer Decke stecken. Wobei der Sekundarlehrer zweimal wiederholend antwortete, dass man dies nicht wisse. ,*Das wissen wir nicht!*'

,Hinter dieser Türe, so der Sekundarlehrer D. V., beginne ein Zugang zu einem anderen System'. (SRF)

Bei Hinausgehen aus der Burganlage kamen ihnen zwei unbekannte Personen entgegen. Der Reporter fragte den Sekundarlehrer, ob diese Begegnung Zufall sei: ,*...Nein! ...das ist kein Zufall...Ich weiss nicht, ob sie dazugehören...ich vermute, dass wir abgehört werden, in diesem Moment...*' Das war Misstrauen pur!

Die Reportage war hier geschnitten und es ging zurück zum bereits erwähnten Sozialwissenschaftler: ,*... ein Kernelement des Verschwörungsglaubens ist... es gibt keinen Zufall... es ist wirklich ein paranoides Weltbild... man wird verfolgt...man hat immer eine Ausrede, weshalb man etwas nicht beweisen kann... und hat das Gefühl, irgendwie stecken die Mächtigen mit unter dieser Decke...es hat ja schon geheissen, dass die Ermittlungsbehörden und die Polizei mitinvolviert seien... und deshalb könne man alles nicht einfach aufdecken...man könne zwar schmunzeln über solche Dinge, aber es ist nicht zum Lachen... denn bis man so weit ist, in diesem Weltbild, muss sehr viel im Hintergrund von der Radikalisierung her sich ereignet haben...*'

Dann fragte sich der Reporter, ob es innerhalb der Psychotherapie geschehen könne, dass darin Opfer quasi ,**re-traumatisiert**' würden, mit dieser Geschichte von Satanisten? Hier stellte sich die generelle Frage, ob eine Narrative Expositionstherapie (NET) oder eine Traumafokussierte kognitive Verhaltenstherapie (TfKVT) nicht exakt mit dieser Möglichkeit therapeutisch arbeiten? Tut sie.

Die beiden Reporter fuhren dann in die **Psychiatrie Clienia Littenheid** und trafen den Oberarzt Matthias. K. dieser Traumastation, um ihn zu interviewen.

Oberarzt zu Journalist: ,*... und Sie sind Journalist?...*'

Journalist: ,*...genau...ok... wir recherchieren an dieser Geschichte...Gibt es das tatsächlich oder sind das Erinnerungen, wie ein Patient z. B. beschreibt, wie er das erlebt hat, also, oder gibt es das tatsächlich in der Schweiz?...*' lautete seine Eingangsfrage an den Oberarzt der Traumastation.

Oberarzt: „... Nachdem, was wir in der Schweiz aber auch International wissen, gibt es das ... '

Journalist, Reporter: „... also es gibt rituell organisierter, satanistischer Missbrauch ...?'

Oberarzt M. K.: „... ja, ja, ja, mein grösster Lehrer ist kein ... äh ... Buch ... kein Kongress und mein grösster Lehrer sind die Betroffenen ... Wir sind mit sehr vielen Therapeuten in Kontakt, auch international in Kontakt und da fällt auf, dass diese Schilderungen absolut zusammen passen ... dass das **organisierte Strukturen** sind und die auch sehr genau wissen, was sie tun ...' gab der Traumaspezialist bereitwillig zur Antwort.

Reporter: „... was machen die da, was passiert da? ... wie muss man sich das vorstellen ...'

Oberarzt: „... jetzt muss ich, da sie ja das auch äh ... äh ... senden wollen, 'n bisschen vorsichtig sein, ... es passieren unvorstellbare Gewalttaten äh ... mit körperlicher Gewalt ... mit körperlichen Verletzungen ... mit allen nur vorstellbaren Instrumenten ... das was wir auch so oft aus dem **Dritten Reich als Foltermethoden** ... äh ... in den **Konzentrationslagern** kannten ... wird alles dort angewendet ... wie eine **Parallelwelt** ... die extrem gut ... **die sich extrem gut zu schützen weiss** ... so dass es sehr schwierig ist ... dieser Menschen habhaft zu werden ...!'

Reporter fragt nach: „... dann ist es auch schwer für den Therapeuten, dies zu entdecken ...?'

Oberarzt: „... Richtig! ... Das ist schwierig ...'

Reporter: „... Wie macht man denn das? ...'

Wie erfährt resp. entdeckt man, ob eine DIS-Patientin an einem solchen satanistischen Trauma leidet und ob sie gefoltert und rituell geschändet wurde?

Oberarzt: „... ähm, dass sie äh ... fällt es manchmal auf, dass jemand in die Weite guckt ... oder keinen Augenkontakt aufnimmt ... Dass sind meistens nur ganz kleine Zeichen ... wo es erst einmal wichtig ist, dass ich die in einem Erstgespräch überhaupt wahrnehme ... Und wenn es dann zu mehreren Gesprächen kommt ... und ich merke, jemand ist immer wieder mal nicht ansprechbar ... dass ich dann nicht sage, jemand hat einfach keine Lust oder dass jemand unmotiviert ist, sondern ich frage nach ... was ist eigentlich los, warum sind Sie immer wieder nicht ansprechbar? ... und dann kann es durchaus passieren, dass ich dann etwas entdecke, was überhaupt nicht mehr zu der bisherigen Depression, Borderlinestörung oder dem- oder dergleichen passt ... und in eine völlig andere Richtung geht ...'

Reporter: „... aber wir reden da wirklich auf einem Level, das unvorstellbar ist? ...'

Oberarzt: „... ja! ...'

Reporter: „... wir reden da von Menschenopfer? ... ja ... Blut trinken, habe ich schon mal gehört? ...'

Oberarzt: „... äh ... also wirklich alle Grausamkeiten, die Menschen ersinnen können ... äh ... finden da statt ...'

Reporter: ‚... vielen Dank!...‘ (Wirkt etwas irritiert, erschlagen, überfordert... lacht verlegen)

Oberarzt: ‚... Und das, was ich Ihnen gerne empfehlen möchte ist das, was auch wir tun... äh... das, was jetzt auch in Ihnen tobt, auszusprechen,... denn das sind ganz, ganz heftige Dinge...‘

Reporter: ‚... das stimmt!... das müssen wir machen..., das machen wir!...‘ (lacht kurz).

Etwas später, draussen vor dem Parkplatz in Littenheid:

Der Reporter: ‚... das darf doch nicht wahr sein...?‘

Die Reporterin: ‚... ne, das ist jetzt nicht wahr...‘

Der Reporter: ‚... dement!... Komm, wie gehen jetzt da weg!...?

Der Sozialwissenschaftler kommentierte: ‚... Da bin ich etwas sprachlos. Man weiss aus der kritischen Forschung zu diesen Phänomen, zu den satanistischen Ritualen... äh... Missbrauchsgeschichte, dass genau diese Art von Therapeuten, die so felsenfest von dem überzeugt sind, so lächerlich es tönt, **dass sie eigentlich jene Menschen sind, die diesen vulnerablen Personen diese Ideen überhaupt erst vermitteln**... Man kann es, glaube ich, nicht anders sagen, wenn man zu so jemandem in Therapie geht, wird man zum **Opfer!..**‘

Traumapatientinnen sind Opfer von Traumatherapeuten?

Im einem nächsten Interview wird eine CARA-Helferin angesprochen. Sie wusste von zurzeit 4 Patientinnen, die Opfer ritueller Gewalt waren und alle würden vom Littenheider Traumatherapeut Dr. Matthias. K. betreut. Diese Therapeutin (eine Lehrerin) biete, so im Film portraitiert, weiblichen Opfern ritualisierter sexueller Gewalt ehrenamtlich Unterschlupf in ihrer Wohnung an. Sie habe ein solches Ritualopfer in ihrer Wohnung aufgenommen und ihr dadurch eine Nacht (oder ein Wochenende?) ohne Übergriffe, (durch die sich gut verbergenden Täter) und dadurch ein sicheres Umfeld bieten können. Schliesslich sei ihr Therapeut nicht zugegen, wenn **am Abend vor Halloween**, (an sog. Doomsdays oder Unglückstagen oder ‚Siebnertagen‘) alles komplett überdrehe, so die CARA-Begleiterin und dem Opfer quasi einen rituellen und sexuellen Übergriff drohe. Dann müssten Laien, wie sie eine sei, notfallmässig einspringen.

Trotz versuchter Unterscheidung zwischen ritueller sexualisierter Gewalt und satanistischen Gewaltritualen kommen beide Gewaltformen auf Doomsdays zu sprechen, an denen Missbrauchsopfer rituell missbraucht würden. Nicht einmal die Traumatherapeuten selbst können oder wollen hier eine unterscheidbare Klarheit schaffen, sondern vermischen beide Gewaltformen missbräuchlich inneinander. Da darf man sich nicht wundern.

An dieser Stelle sei darauf hingewiesen, dass Dr. Matthias. K. seinen Patientinnen immer wieder auch einmal einen freiwilligen **Schutzaufenthalt** auf seinen Trauma-stationen angeboten hatte. Einen Schutzaufenthalt mit **freiwilliger** Einschliessung und somit Isolation. Freiwillige Isolation/Fixation in der Psychiatrie. Geht das?

Diese dem Verein CARA nahestehende Begleiterin von Traumaopfern habe des-wegen vor einiger Zeit eine Ausbildung als **Beraterin Psychotraumatologie** (ev. bei SIPT?) absolviert, weil sie (als Lehrerin) diesbezüglich keine Fachperson sei. So habe sie sich sicherer gefühlt in dem, was sie mache. In diesem Seminar seien et-wa 30 Personen ausgebildet worden. Alles auf freiwilliger Basis. Der Kurs kostete sie, so glaubte sie sich zu erinnern, rund 4'500 Schweizer Franken. Sie bezahlte den Kurs aus eigener Tasche.

Zudem mache diese Therapeutin auch Lehrerweiterbildungen in diesem Rahmen und kläre weitere Lehrpersonen über rituellen Missbrauch auf.

Der Sozialwissenschaftler meinte, auch diese es gut meinende Therapeutin sei jemand, die diese falschen Vorstellungen und Verschwörungsnarrative weiter kultiviere und weiter transportiere und sie weiter wachsen lasse. Als CARA-Traumabegleiterin vertiefe und verstärke sie bei den Opfern ritualisierter, sexuel-ler Gewalt genau das, was diesen schlecht bekomme.

Dann, im Film ein weiteres Interview: Mit der Co-Leiterin Regula S. der **CASTAGNA Beratungs- und Informationsstelle** für sexuell ausgebeutete Kinder, Jugendliche und in der Kindheit ausgebeutete Frauen und Männer (Kanton Zürich). Die Co-leiterin dieses Vereins wurde in der Dokumentation des SRF ebenfalls interviewt. (https://www.castagna-zh.ch/)

CASTAGNA:

Beratungs- und Informationsstelle für sexuell ausgebeutete Kinder, Jugendliche und in der Kindheit ausgebeutete Frauen und Männer.

Der Verein berät Jugendliche, in der Kindheit sexuell ausgebeutete Frauen und Männer, nicht ausbeutende Eltern, Bezugspersonen von Betroffenen, Fachpersonen und Institutio-nen.

Angebote: Persönliche und telefonische Beratung, Information, Unterstützung und Beglei-tung im Rahmen der Opferhilfe, Weiterbildung und Fachberatung zur Thematik der sexuel-len Ausbeutung von Kindern, Veranstaltungen, Fachliteratur usw. Vermittlung von Psycho-therapeutinnen, Ärztinnen, Rechtsanwältinnen, anderen Fachpersonen.

CASTAGNA ist eine vom Kanton Zürich gemäss Opferhilfegesetz (OHG) anerkannte Bera-tungsstelle. Trägerschaft ist ein Verein.

Die Co-Leiterin Regula S. verstieg sich zur Empfehlung/Erwähnung, dass es sinnvoll sei, **den potentiellen Traumaopfern** (Missbrauchsopfern) sogenannte **elektroni-**

sche Fussfesseln anzulegen, damit diese dadurch 24 Stunden am Tage überwacht und so vor jeglichem rituellen sexuellen Missbrauch geschützt sind.

Originalton: ‚... *Diese elektronische Überwachung von Opfern so zu nutzen, dass immer klar ist, wo diese sind und wenn sie durch Täterinnen und Täter aufgegriffen würden, dass dann das bemerkt würde und möglicherweise sogar eingegriffen werden könnte...* '

Regula S. jedenfalls hatte keine Veranlassung, an den Schilderungen der Opfer über deren satanistisch rituellen Gewalterfahrungen zu zweifeln. Sie sprach im Interview erst nur von Tieropfern, bald jedoch auch von ‚**menschlichen Wesen'**, die da geopfert würden.

Der Ausdruck ‚menschliche Wesen', so könnte man monieren, kam als etwas seltsame Wortwahl daher, jedenfalls als recht eigenwillige oder beinahe als versachlichende Formulierung. Die Co-Leiterin der CASTAGNA wird mit ihrem erwähnten Ausdruck sich vermutlich auf die Natur oder Essenz dessen beziehen, was es bedeutet, ein Mensch zu sein, nämlich auf die Merkmale, Eigenschaften, Fähigkeiten und Verhaltensweisen, die typisch für Menschen sind. Das schloss sowohl physische als auch psychologische Aspekte ein.

Der Ausdruck ‚menschliches Wesen' beschreibt die menschliche Natur, einschliesslich der Aspekte wie Vernunft, Emotionen, soziale Interaktionen, moralisches Empfinden und auch kulturelle Entwicklung. Als Ausdruck unterstreicht er die Menschlichkeit einer Person und erinnert daran, dass Menschen nicht nur biologische Kreaturen sind, sondern auch komplexe Gedanken, Gefühle und Verhaltensweisen haben. (Betonung der Menschlichkeit)

Der Ausdruck hebt auch Gemeinsamkeiten hervor. Es werden die Gemeinsamkeiten und die Verbundenheit zwischen den Menschen betont. Er hebt ebenfalls hervor, dass trotz individueller Unterschiede alle Menschen grundlegend dieselben Bedürfnisse, Emotionen und Herausforderungen teilen. (Hervorhebung der Gemeinsamkeiten).

Zudem betont der gewählte Ausdruck auch die Einzigartigkeit des Menschen. Er hebt die Besonderheit jedes einzelnen Menschen hervor und erinnert daran, dass jede Person ihre eigenen Erfahrungen, Perspektiven und Fähigkeiten hat, die sie als Individuum ausmachen.

Damit ist der Vorwurf der Versachlichung vom Tisch. Aber sie sprach von Menschen, die geopfert würden, also von Menschenopfern.

Für die Teilnahme an diesen verborgenen Ritualen, so die Co-Leiterin Regula S. weiter, müsse man als Kunde sehr viel bezahlen, was darauf schliessen lasse, dass die Täter sehr vermögende Kunden seien und nicht aus der untersten Gesellschaftsschicht stammen. Diese Vermögenden können Schweizer sein, aber auch Menschen, die aus anderen Ländern stammten.

Die Kunden dieser rituellen sexuellen Gewalt an Kindern müssten sehr viel bezahlen, so die Therapeutin und Co-Präsidentin Regula S. und kämen somit aus der gesellschaftlichen Oberschicht, denn um ein solches Kind beim sexuellen Missbrauch verletzten zu dürfen, müssten sie ‚... recht zahlen...‘, so etwas koste nicht wenig. Die tätlichen Personen würden an diesen Ritualen, ‚... Blutopfern würde sie jetzt nicht gerade sagen...‘, Masken tragen, es habe auch ein Feuer gehabt dabei, wo eine Katze verbrannt worden sei.

Woher die Co-Leiterin dieses genaue Wissen hatte und dass man sehr viel Geld hinlegen müsse, wenn man an einem sexuellen Missbrauchsritual dabei sein wolle, hatte sie leider nicht ausgesprochen. Von den Traumaopfern konnte sie nicht alles erfahren haben. Woher sollten diese auch wissen, was so ein Missbrauch kostet?

Somit scheint es wahrscheinlich, dass sie diese Behauptungen als Vermutungen vortrug, aber als Wissen darstellte. Die Täter, so die Therapeutin: ‚... Sie müssen recht zahlen... das kostet natürlich nicht wenig, wenn sie ein Kind dabei auch verletzen dürfen... beim sexuellen Missbrauch...!‘

Man muss sich jetzt vorstellen, dass sie anfänglich den Reporter im Interview korrigierte, als sie von ‚satanistischem Missbrauch‘ sprach. Der Reporter erwähnte ‚satanischen Missbrauch‘.

Die Co-Leiterin der CASTAGNA (wortmässig ebenfalls diese Verschwörungstheorie verbreitend) gab am Schluss des Interviews noch zu, dass sie lange Zeit zu diesem Thema geschwiegen habe: ‚... vermieden habe, darüber zu reden...‘, weil sie von vielen Leuten aus der Fachwelt ganz schnell in die Ecke der Verrückten gestellt worden sei. Originalton: ‚... **Die spinnt wohl ein wenig als Fachperson...**‘!

Über was genau hatte Regula S. geschwiegen? Über die Möglichkeit eines satanistischen Missbrauches? An Missbräuchen, an denen Satanisten beteiligt sein könnten? Beteiligt sind?

Alles gipfelte in ihrer Forderung - als die Co-Leiterin der **Beratungs- und Informationsstelle** für sexuell ausgebeutete Kinder, Jugendliche und in der Kindheit ausgebeutete Frauen und Männer des Kanton Zürichs der vor laufender Kamera dafür plädierte - man solle den **Missbrauchsopfern elektronische Fussfesseln anlegen.** Quasi um sie vor weiterem Missbrauch zu schützen.

Sie gab zu, dass sie als Fachperson - bei diesem sensiblen Thema der rituellen Gewalt - von der übrigen Fachwelt oft gemieden und **in die Ecke einer Verrückten** gestellt worden sei. Es sei in unserer Gesellschaft schwierig, über das Thema der satanisch-rituellen Gewalt frei zu reden, auch wenn man eine Institution wie die

CASTAGNA leite, weil man von der Vernunftwelt (vermutlich) sogleich als Anhängerin einer stupiden Verschwörungsmär betrachtet würde. Was für ein Jammer für diese Leiterin, dass die Mehrheit des Volkes nicht an esoterische Ammenmärchen glaubt!

Der **Kanton Zürich** sah sich nach der Ausstrahlung der Rec. Doku-Reportage von Robin Rehmann und Ilona Stämpfli (SRF.ch/Dok.): ‚Der Teufel mitten unter uns', vom 14.12.2021 veranlasst, eine Untersuchung über die CASTAGNA einzuleiten, weil die Äusserungen von Regula S. kräftig nach einer dahinterstehenden Verschwörungstheorie klangen. Ihre umstrittenen Aussagen zu ritueller, organisierter Gewalt jedenfalls hatten den Kanton vermutlich zu diesem Schritt veranlasst. Schlimm genug, wenn unklaren Äusserungen den Kanton zu einem Bericht und einer Untersuchung veranlassen.

Um es gleich vorwegzunehmen: Die aufgeworfenen Fragen zur Arbeitsweise und zur Professionalität der Beratungsstellen der CASTAGNA wurden durch einen externen Bericht in Augenschein genommen und es wurde der Opferberatungsstelle ein **sehr gutes Zeugnis** ausgestellt. Der Bericht untersuchte, wie CASTAGNA mit solchen Fällen umging, in denen sexualisierte Gewaltformen zur Sprache kamen.

Gemäss Bericht zeigten die überprüften 1300 Dossiers nur einen sehr geringen Anteil solcher Fälle, da der Anteil der Dossiers mit organisierter sexualisierter Gewalt nur mit etwa 30 Fällen gering ausfiel. Das Wort ‚satanistisch' habe in keinem der überprüften Dossiers gestanden und in den letzten zwei Jahren habe es nur zwei Fälle gegeben, die Aspekte des ‚Rituellen' enthalten hätten, so der Bericht.

Der Bericht des Kantons hält als Gesamtfazit fest, dass die von der Opferberatungsstelle CASTAGNA erbrachten Leistungen vollumfänglich den gesetzlichen Bestimmungen und den kantonalen Vorgaben entsprachen.

Der Bericht bescheinigte der CASTAGNA ein sehr differenziertes und konzentriertes Verständnis des Beratungsauftrages. Kam doch einmal in einem Fall das Thema organisierte, sexualisierte Gewalt auf, so wird dieser Fall und das weitere Vorgehen umgehend im Team und zwischen den Leitungspersonen besprochen. Daher gelte konsequent das **Mehraugenprinzip**.

Kaum war das Thema quasi vom Tisch des Kantons, warf die gefürchtete Zeitschrift ‚**Beobachter**' dem Vereinsbeirat der CASTAGNA jedoch krude Theorien vor. Es fehle, so der Beobachter, der CASTAGNA-Führung an Abgrenzung zur umstrittenen Theorie satanistischer ‚Mind Control'. Exakt von diesem Vorwurf hatte der Kanton die Zürcher Beratungsstelle soeben entlastet und jetzt kam diese streitbare Zeitschrift daher und verkehrte die Welt der kantonalen Untersuchung. Nach Recherchen des Beobachters wird nochmals untersucht.

Soeben hatten die Aussagen der Co-Leitung der Zürcher Beratungsstelle noch hohe Wellen geworfen, als diese sagte: «*Die Realität ist, dass sehr, sehr, sehr viele Menschen von genau diesen Formen von Gewalt, die sie im frühen Kindesalter erlebt haben sollen, erzählen und dass sie Traumafolgestörungen haben, die darauf hinweisen, dass diese Erzählungen stimmen.*»

Dabei sprach die kantonale Untersuchung nur von vereinzelten, also wenigen Fällen und nicht von sehr, sehr, sehr vielen. Und jetzt sollen sehr, sehr, sehr viele Menschen von dieser Gewaltform erzählt haben? Und da sie Traumafolgestörungen aufweisen, weist das darauf hin, dass diese Erzählungen stimmen? Das diese Verschwörungserzählungen stimmen? (Regula S.) Ist das eine Beweisführung?

Versteht jetzt niemand mehr.

Gemäss Beobachter habe Regula S., die jetzige Co-Leiterin der CASTAGNA in einem Artikel im Tages-Anzeiger 2005 geschildert: ‚*Wir betreuen Frauen, die tatsächlich Opfer von schlimmen Ritualen in satanistischen Zirkeln geworden sind‘*.

Es schien in vielen weiteren Institutionen durchtränkt und durchseucht zu sein, was in der Clienia Littenheid zu einer mittleren bis schweren Katastrophe geführt hatte.

Abschliessend sprach der Reporter davon, dass er nur eine kurze Darstellung über den Verein CARA drehen wollte, dann aber **inmitten einer Verschwörungsgeschichte gelandet sei**: ‚*... von Polizei, Politik bis in die Psychiatrie... und ich meine, dass es **falsche Erinnerungen gibt in einem therapeutischen Setting**... das ist ja bekannt... aber scheinbar ist dies nicht allen Beteiligten bewusst... und er müsse diese Personen damit nun noch konfrontieren und müsse sie fragen, ob es ihnen eigentlich bewusst sei, dass sie offensichtlich einer Verschwörungsgeschichte aufgehockt sind...‘*

Im Film war das Reporterteam an einem Punkt angelangt, an dem es sich fragte, ob es den Interviewpartnern während ihrer durch das Fernsehen SRF durchgeführten Befragungen bewusst gewesen sei, dass sie offensichtlich dem Verschwörungsnarrativ ‚**Satanic Panic/rituelle Gewalt/Mind Control**‘ aufgehockt seien und diese skrupel- und kritiklos weiter erzählt hätten. Er musste seine interviewten Gesprächspartner mit dieser Frage konfrontieren.

Dies tat der Reporter daraufhin mittel E-Mails. Er konfrontierte die angeschriebenen Protagonisten seiner Rec.-Reportage, beginnend mit einem Dank für die jeweiligen Gespräche, die er mit ihnen rund um das Thema „**satanische rituelle Gewalt in der Schweiz**" habe führen dürfen. Dann so der Journalist: „*Unsere journa-*

listische Recherche hat in Zusammenarbeit mit Fachexperten ergeben, dass es sich hierbei um eine **Verschwörungserzählung** *handelt... **Jegliche Beweise einer solchen aktiven, satanistischen Bewegung fehlen...** "*

Einer seiner Experten, so der Journalist des SRF gemäss Schreiben, sei der Meinung, *,... dass das* **Krankheitsbild der dissoziativen Störung instrumentalisiert wird...** *'*, um dieses Verschwörungsnarrativ des (vermutlich) ‚Satanic Panic' zu verbreiten und dadurch auch zu bestätigen und den Menschen Angst zu machen.

Instrumentalisierung eines schwerwiegenden Krankheitsbildes, um dadurch eine krude Verschwörungsmär zu beweisen? Quasi als Mittel zum Zweck?

Dies war sicherlich happige Post, adressiert an die vermutlich überraschten und wachgerüttelten Interviewpartner, die alle irgendwie unerklärlich leutselig, bereitwillig und auch etwas willfährig in ihren Interviews auf die Fragen des Reporterteams Rede und Antwort gegeben hatten, ohne sich Reaktionen aufseiten der Zuschauer vorstellen zu können. Seltsam, wie Verschwörungserzählungen den Geist von Menschen verdrehen können!

Sie schienen in einem zu selbstsicheren und kritiklähmenden Unvermögen, solche Reaktionen sich auch nur einigermassen vorstellen zu können. Wer von ihnen hatte an die Berichte gedacht, die jetzt ausgelöst wurden? Eine äusserst interessante psychologische Konstellation bei diesem heiklen Thema in einem solch brenzligen gesellschaftlichen Umfeld. Manchmal kam man sich als Zuschauer des Films vor, als befinde man sich in einer Märchenstunde, wo Schauergeschichten von Fachexpertinnen die Runde machten.

Die SRF resp. das Rec.-Reporterteam seien bereit, Ihre **Stellungsnahmen** zu ihren Fragen entgegen zu nehmen und zwar schriftlich per E-Mail, telefonisch oder per Videotelefonie. Die Publikation ihrer filmischen Dokumentation, so teilen sie mit, finde morgen, am 14. Dezember 2021 um 17 Uhr auf dem YouTube-Kanal von SRF Dok. und SRF Play statt.

In den Antworten dieser etwas naiv auftretenden oder wirkenden Protagonisten ging niemand auf die wichtigsten Postulate (auf die gestellten Fragen) der Reporter des Schweizer Fernsehens ein, nämlich die,

- dass es sich hierbei um eine **Verschwörungserzählung** handle,
- dass **jegliche Beweise einer solchen aktiven, satanistischen Bewegung fehlen** würden und
- dass **das Krankheitsbild der dissoziativen Störung** (von Traumatherapeuten) **instrumentalisiert** würde.

Dass diesbezüglich wenig Antworten oder Statements kamen, war seltsam. Immerhin wollte man von den Interviewten Antworten zu diesen Fragen.

Jetzt aber hatten viele Protagonisten des Films seltsamerweise das Gefühl, dass das Reporterteam sie hereingelegt habe. Anstatt zu antworten, beanstandeten sie konsterniert die **Inhalte und die Machart der Reportage**, liessen die Fragen unbeantwortet und waren jetzt in der Überzeugung, dass im Film das **Sachgerechtigkeitsgebot** und das **Vielfaltsgebot** verletzt worden sei. Warum jetzt dies?

Und dass man Abmachungen, die vor den Dreharbeiten (vermutlich nicht schriftlich) vereinbart worden waren, nicht eingehalten habe. Und auch, dass man durch die Fragen des Reporterteams hinters Licht geführt worden sei und dass die ganze Berichterstattung nicht fair abgelaufen sei. Das waren etwas seltsame Reaktionen zuvor selbstbewusster und von ihrer Sache überzeugter Protagonisten. Das Ganze war **keine Märchenstunde**, als der Oberarzt der Clienia Littenheid freimütig über ‚sein' Thema der DIS sprach. Im Gegenteil, seiner eigenen Meinung nach müsse er jetzt ein wenig vorsichtig sein, was er sage. War er nicht vorsichtig genug?

Insbesondere der Oberarzt der Clienia Littenheid, Dr. Matthias. K. erwähnte im Film ausdrücklich und hatte sich selbst im Grunde genommen davor gewarnt, dass er jetzt etwas vorsichtig in seinen Äusserungen sein müsse, weil das von ihm Ausgesagte gefilmt und gesendet würde. ‚... jetzt muss ich, da sie ja das auch äh... äh... senden wollen, 'n bisschen vorsichtig sein ...!'

Aber jetzt wird von diesen Protagonisten behauptet, man habe sie hereingelegt?

Im Doku-Film selbst wurde noch von Teufeln und Dämonen, von Blutritualen und von Satanisten oder wie man denen sagen will, von Freimaurern, von Hexen, von ‚Satanic Panic', von Gängen im Untergrund einer Burganlage, von Methoden des Dritten Reiches, von Foltermethoden in Konzentrationslagern wie bei den Nazis, von umgebracht und geschlachtet, von ‚gequält und gemacht bis zum Tod' geredet, von Blut getrunken und Menschenfleisch gegessen und auch von einer Parallelwelt gesprochen, von falschen Erinnerungen, von geheimen Zirkeln und Organisationen spekuliert, die professionell und organisiert geschützt seien. Und jetzt war man nicht vorsichtig genug gewesen?

Freimütig und freiwillig wurde von den Protagonisten von einem Täterkreis aus der Mittelschicht (bis ‚elitär') gefaselt und von Tätern spekuliert, die die Dissoziative Identitätsstörung bewusst verursachen könnten. Von elektronischen Fussfesseln (Navigationsüberwachungssystemen) geredet, um die armen Missbrauchsopfer vor weiteren Übergriffen ihrer Peiniger zu schützen. Zuerst berichteten sie konziliant-leutselig in ihren Interviews über alle diese Dinge, ohne dass das Reporterteam davon sprach. Und jetzt soll man sie hereingelegt haben?

Sie haben sich selber und freiwillig ins Messer gestürzt. Intelligenz ist etwas anderes! Die Protagonisten haben ein etwas seltsames Verständnis von der Materie und ein ebenso seltsames Verständnis von der Arbeit des **investigativen Journa-**

lismus. Was denn tut investigativer Journalismus? Es geht um nachforschende und enthüllende Wahrheiten und nicht um märchenhafte Versteckspielereien von möglicherweise selbstverliebten oder blasierten Protagonisten.

Alle fühlten sich auf einen Schlag missverstanden oder falsch zitiert. Dabei hatten sie kurz zuvor noch gerne alle bereitwillig ihre **verschwörungstheoretischen ‚Ammenmärchen' im** Schweizer Fernsehen verbreitet, wohl wissend, dass da ein investigatives Reporterteam eines staatlichen Schweizer TV-Senders (SRF) an der Arbeit war und in genau dieser und keiner anderen Sache als deklarierte Reporter recherchierte. (‚... und Sie sind Journalist?...') Das war wirklich naiv.

Der Verein CARA betonte in seiner Stellungnahme immerhin, dass das *ganze ,...satanische, dämonische Zeugs und auch die ganze Effekthascherei, das ist ein Unterbereich, ist nicht der Hauptpunkt, sondern es geht um organisiert...'*

Einige schilderten überzeugt, dass **das Ganze keine Verschwörungstheorie** sei! Es handle sich um keine Verschwörungserzählung, sondern es gehe um organisierte sexuelle Gewalt. Worin aber lag der Unterschied?

Die INPS etwa beantwortete die Fragen der Journalisten wie folgt:

SRF Es gibt zahlreiche Fachexperten, welche die Existenz von organisierter, sexueller Gewalt oder rituellem Missbrauch anerkennen. Der Verein Interdisziplinäres Netzwerk Psychotraumatologie Schweiz hat zum Beispiel auch schon eine Fachtagung zum Thema organisierte und/oder rituelle Gewalt durchgeführt. Hier wäre ein Bericht dazu:

http://www.inps.ch/repository/docs/Art-Impulstagung_Rituelle_Gewalt.pdf

Rituelle Gewalt findet nicht zwangsläufig in satanischen Bewegungen statt sondern kann weltanschaulich auch anderweitig eingebettet sein.

Vor einigen Jahrzehnten hat man Opfern von nicht-rituellem, sexuellem Missbrauch in unserer Gesellschaft kaum Glauben geschenkt. Dies hat die Traumatisierung vieler Opfer verstärkt und man konnte ihnen deshalb nicht helfen. Glücklicherweise sind wir als Gesellschaft hier weitergekommen, dies obwohl sexueller Missbrauch in der Kindheit vor Gericht nach 20, 30 oder 40 Jahren auch fast nie bewiesen werden kann. Trotzdem ist es eine breit anerkannte Realität.

2017 konnte das weltweite Bewusstsein für sexuelle Gewalt (vor allem gegen Frauen) durch die #MeToo-Bewegung gestärkt werden. Dies war mitunter ein Schlüssel, dass mehr Opfer gegen Straftäter wie Jeffrey Epstein aussagten was wahrscheinlich zum Prozess gegen ihn und Ghislaine Maxwell führte. Die Opfer zum Schweigen zu bringen ist eine Hauptstrategie von Tätern ganz allgemein.

Wahrscheinlich gibt es hunderte, wenn nicht tausende Überlebende von ritueller Gewalt in der Schweiz, von denen ich mehrere Dutzend persönlich kennenlernen durfte. Indem man die Möglichkeit, dass organisierte, rituelle Gewalt auch in der Schweiz stattfindet, kategorisch und absolut ausschliesst, tut man diesen Menschen höchstwahrscheinlich ein grosses Unrecht an. Wenn ein Mensch nicht nur eine oder zwei sondern vielleicht bis zu 100 abgespaltene Persönlichkeitsanteile hat, ist dies ein starker Hinweis darauf, dass der Ursprung dafür nicht in Missbrauch liegt, der "einfach passiert ist", sondern dass von einer Tätergruppe gezielt über mehrere Jahre Missbrauch ausgeübt wurde.

Aus: Reportage des SRF

Die Antwort der INPS deutet auch die Möglichkeit des Mind Control an, spricht sie doch ausdrücklich von einer Tätergruppe, die gezielt über mehrere Jahre Missbrauch ausübe. Allerdings wird der Mechanismus resp. der Begriff des Mind Control direkt nicht erwähnt im Schreiben, aber dadurch angedeutet.

Und wenn die rituelle Gewalt nicht ,*zwangsläufig in satanischen Bewegungen statt*' findet, sondern auch anderweitig eingebettet sein kann, schliesst man damit einen Satanshintergrund wiederum auch nicht aus, sondern behauptet ihn.

Die Antwort des Oberarztes und Traumaspezialisten der Clienia Littenheid Dr. Matthias K. beinhaltete eine scharfe Kritik am Beitrag des SRF und die herbeigezogenen Experten.

,*Abgesehen davon habe ich Ihnen berichtet, dass diese Form der organisierten Kriminalität auch in anderen Strukturen vorkommt. Für diese Fragestellungen sind beide offensichtlich keine Fachleute. National und international agierende Fachleute habe ich Ihnen genannt.*'

Oberarzt M. K. Clienia Littenheid, Thurgau

Trotz scharfer Kritik seitens des Oberarztes hielt SRF jedoch am Interview und an einer Veröffentlichung des Beitrages fest, weil man der Meinung war, dass das öffentliche Interesse an diesem Thema gross sei. Zudem trete der Arzt offen zum Thema des rituellen Missbrauches auf, was seine Aussagen immerhin andeuteten.

Um die Reaktion des Oberarztes und auch von weiteren Interviewten zu verstehen, ist hier vermerkt, dass in den jeweiligen Gesprächen die **Vermischung von ritueller mit satanischer Gewalt** nicht nur bei den Reportern des SRF und ihren jeweiligen Gesprächspartnern auffiel, sondern auch für die Zuschauer dieser Doku ein grosses Problem war. Für die beiden Reporter schienen sich die Begriffe ,rituelle Gewalt' und ,satanische Gewalt', im Gegensatz zu den Interviewten, nicht zu vermischen, sondern wurden im gleichen Kontext verstanden.

Nicht so jedoch bei den interviewten Protagonisten. Hier wurde sprachlich auch auf ihrer Seite nicht sauber genug zwischen den jeweiligen Ausdrucksweisen unterschieden.

Die Antwort der Stadtpolizei Zürich deutete immerhin exakt auf dieses Grundproblem hin.

"Es kommt immer darauf an, was unter dem Begriff "rituelle Gewalt" verstanden wird. Menschen, die einen sexuellen Missbrauch in der Kindheit erlebt haben oder glauben, einen solchen Übergriff erlebt zu haben, haben das Recht, dies bei der Polizei zu melden und sie sollen auch bestmöglich betreut werden. Gewalt an Kindern, egal ob es sich dabei um sexuelle oder körperliche Gewalt handelt, ist ein sogenanntes Offizialdelikt. Das heisst, die Polizei ist von Amtes wegen verpflichtet, die Meldung entgegen zu nehmen und den Sachverhalt so gut wie möglich abzuklären. Ob danach ein Strafverfahren durchgeführt wird oder nicht, entscheidet die Staatsanwaltschaft. Dass wir mit dem Vorwurf konfrontiert werden, diesen Menschen überhaupt zuzuhören, erstaunt und ist vielleicht auf eine andere Interpretation oder Definition des Ausdrucks "rituelle Gewalt" zurück zu führen. Zur Zeit dieser Filmaufnahmen gab es etliche Hinweise, Aussagen und laufende Ermittlungen zu Meldungen, bei welchen Kinder von ganzen Gruppen erwachsener Männer missbraucht worden seien. Das Thema rituelle Gewalt wurde auch schon an nationalen Kongressen (Psychologie und Psychotherapie) breit thematisiert. Damals wurde uns ebenfalls von Experten vorgeworfen, in diesem Bereich zu wenig zu unternehmen. Würden wir als Polizei Meldungen einfach im Voraus als Hirngespinst abtun, würden wir unsere Aufgabe nicht korrekt erfüllen. Die Erfahrungen bei den Ermittlungen Kinderschutz haben uns leider schon mehrmals gelehrt, dass es nichts gibt, was es nicht gibt."

Aus: SRF Satanic Panic 1 - Die Antwort der Stadtpolizei Zürich

In diesem E-Mail distanziere sich der Stellenleiter der Stadtpolizei Zürich, Abteilung Kindermissbrauch, zwar nicht offiziell von seinem **Auftritt im Verschwörungsfilm ‚Parallelwelten'** des Vereins CARA, der einer freikirchlichen Organisationen sehr nahe steht, welcher ihm vom Reporterteam in der Befragung zum Vorwurf gemacht worden war. Im Film sollen auch **Geister** und **Dämonen** vorkommen. Auch distanzierte er sich darin nicht von der **Broschüre ‚Das Schweigen brechen - Rituelle Gewalt mitten in unserer Gesellschaft'**, welches von Experten eindeutig als billige Verschwörungspropaganda eingestuft wurde. Dies ist bedenklich, denn auch die Polizei ist eine Behörde, eine offizielle Behörde des Staates der Schweizer Eidgenossenschaft. Ein klares Statement dazu wäre angebracht gewesen.

Die Nähe von Organisationen und Vereinen zu gewissen religiösen Einrichtungen ist, wie im Falle des Vereins CARA, bezogen auf das Thema der Therapie von Frauen mit Erfahrungen von sexueller, ritueller und insbesondere satanischer Gewalt, nicht ganz unproblematisch oder ungefährlich, vor allem dann nicht, wenn ihre psychischen Probleme innerhalb von Seelsorge-Settings an ihre ‚vermeintlichen' (ungesicherten) Missbrauchserinnerungen in einem nichtärztlich-psychologischen Kontext herangeführt werden.

Ebenso nicht ganz ungefährlich ist es, wenn in kirchlich-religiösem Hintergrund gläubige Mitglieder von ihrer Homosexualität per **Teufelsaustreibung** ‚geheilt' oder korrigiert werden. Insbesondere ist auch die Nähe zu kirchlichen resp. religiösen Vereinigungen und ihren offiziell praktizierten Teufelsaustreibungen in Zusammenhang mit Krankheitsbildern wie der DIS und allgemein mit Missbrauchsopfern höchst problematisch.

Zumindest ein integrer Psychologe oder Psychiater muss aufgrund der heutigen Ausbildung zum Traumatherapeuten wissen, dass man suggestiblen, meist jüngeren Menschen mit einer Dissoziationsstörung oder mit einem sexuellen Missbrauchshintergrund falsche Erinnerungen aufdrängen kann. Solche Erinnerungen haben die Tendenz, sich mit Bildern etc. aus Horrorvideos, Horrorsongs und Chat-Erfahrungen innerhalb des Chat-Austausches zu bestätigen und zu festigen.

Aber von den angeschriebenen Protagonisten beantwortete niemand diese Frage.

Es gibt Erinnerungsbilder, die zwar von der eigenen Psyche dieser Menschen konstruiert worden waren, aber niemals das eigene schreckliche Erleben betrafen. **Sie sind therapeutisch oder durch ein therapeutisches Umfeld eingeredet.** (reproduced oder false emotional syndrome'). Solche Falschbehandlungen verstärken die Traumata vulnerabler Personen, anstatt sie zu vermindern oder abzuschwächen.

Organisierte rituelle Gewalt gibt es auch gemäss SRF, so der Reporter. ‚... das streiten wir auch in keiner Form ab...! Unser Problem ist tatsächlich der Überbau von diesem Satanismus, wo im Untergrund... wo die Elite irgendwelche Fäden in der Hand hat ... und Kinder missbrauchen ... und Blut getrunken werden muss... das gibt es nicht...!'

Dieser schräg daherkommende Überbau des Satanismus, dieser seltsame Untergrund, wo angeblich die höchsten gesellschaftlichen Eliten ihr Unwesen treiben würden und irgendwelche Fäden in den Händen hielten, wo Kinder missbraucht und getötet würden und ihr Blut getrunken werde, dies gebe es gemäss den Reporter nicht. Dies ist ein grosses Problem innerhalb dieser Angelegenheit und keine(r) der Protagonisten ging auf dieses Thema ein bei seiner Beantwortung der Fragen der Journalisten.

Hier mutet vieles an, als befinde man sich erneut in den sog. Dienstagslektionen eines Jean-Martin Charcot um 1880. Damals wurden in der Salpêtrière ebenso abstruse Diagnosen und verzerrte Krankheitsbilder gefördert, wie es heute innerhalb der psychiatrischen Traumatherapie einer Thurgauer und Berner Psychiatrie geschah. Wie damals fragte man sich, ob es diese Krankheitsbilder um die Hysterie bzw. DIS wirklich gab und gibt. Oder ist die dissoziative Identitätsstörung nichts als ein **iatrogenes**, also von ärztlichen Therapeuten verursachtes **Krankheitsbild**? Die Verunsicherung ist gross.

Immerhin wurden beispielsweise in der Clienia Littenheid die beiden Traumaabteilungen nach der Aufdeckung des Skandals einer Veränderung unterworfen. Die Klinik jedenfalls teilte dies in einer Medienmitteilung vom 8. September 2023 mit:

In Zusammenarbeit mit dem Kanton arbeitet die Clienia Littenheid an der Umsetzung der aufsichtsrechtlichen Massnahmen, um das Vertrauen mittels evidenzbasierter bestmöglicher Traumatherapien wiederherzustellen.

Im Wesentlichen wurde die Überprüfung von Patientendossiers, die Diagnostik von dissoziativen Identitätsstörungen (DIS), die Überarbeitung des Traumatherapie-Konzeptes sowie die Schulung der entsprechenden Mitarbeitenden angeordnet.

Die Überprüfung der Patientendossiers durch einen unabhängigen Psychiater zeigt bei 43 von 422 untersuchten Patientenakten gravierende Hinweise auf Verschwörungserzählungen. Bei 188 weiteren gab es diskrete Hinweise.[2] Das Ausmass macht uns tief betroffen. Der Bericht bestätigt den Handlungsbedarf bezüglich der Organisations-, Führungs- und Fehlerkultur. Hingegen hat das Gutachten keine direkten Schädigungen von Patientinnen und Patienten und keine Hinweise auf freiheitseinschrän-kende Massnahmen oder Behandlungen gegen den Willen von Patientinnen und Patienten gefunden.

Das Traumatherapie-Konzept wurde in Kooperation mit einer führenden Fachperson überarbeitet und durch ein **evidenzbasiertes Therapieverfahren** ersetzt. Ebenso wurde die Qualitätssicherung der Diagnostik und die klinischen Prozesse verbessert. Das neue Konzept trennt Ausbildung, Zertifizierung und Supervision vollständig voneinander. Es wird sichergestellt, dass die Grundlagen aller Schulungen wissenschaftlich fundiert sind.

Mit der Implementierung des neuen Therapiekonzeptes können ab Oktober 2023 wieder Vorgespräche für Patientinnen und Patienten mit einer DIS zur stationären Psychotherapie auf den Traumatherapiestationen geführt werden. Die stationäre Aufnahme auf einer der beiden Traumatherapiestationen wird ab Januar 2024 wieder möglich sein.

[2] Darunter versteht der Gutachter, wenn rituelle, bzw. satanistische Gewalt oder Mind Control-Mechanismen aus Verschwörungserzählungen in entsprechendem Kontext erwähnt, aber nicht weiterverfolgt oder vertieft wurden.

Man verfügte intern also zwischenzeitlich einen Aufnahmestopp und in einer bernischen Psychiatrie wurde die Aufnahme einer mit einer DIS diagnostizierten Patientin verweigert. Zwei Chefärzte, ein Oberarzt und ein Direktor wurden freigestellt und dann entlassen oder wechselten freiwillig ihren bisherigen Arbeitgeber. Die Psychiatrielandschaft der Schweiz wurde massiv durchgeschüttelt.

Viele Schüler um Charcot fragten sich damals, ob es die Hystero-Epilepsie wirklich so gab, wie ihnen von ihrem Meister vorgeflunkert worden war, und genauso fragten und fragen sich heute einige Traumatherapeuten, ob es die dissoziative Identitätsstörung resp. die Multiple Persönlichkeitsstörung, wie sie teils noch immer genannt wird, resp. diese satanischen Rituale, ‚Satanic Panic' oder diese satanisch rituellen Übergriffe wie auch diese Mind Control ebenfalls wirklich gab oder gibt.

Immerhin war die Satanic Panic schon einmal ein kulturelles Phänomen während der 1980er und frühen 1990er Jahren. Sie betraf damals weite Regionen der USA, aber auch andere englischsprachige Länder und schwappte Jahre später noch nach Europa über. Wenn man so will, mit 40jähriger Verspätung. Das Phänomen war geprägt von falschen Vorstellungen über rituellen Missbrauch in Zusammenhang mit Satanismus.

Diagnose der Dissoziativen Identitätsstörung nach DSM-V

Ärztliche Beurteilung anhand von Kriterien aus der 5. Ausgabe des diagnostischen und statistischen Leitfadens psychischer Störungen *Diagnostic and Statistical Manual of Mental Disorders* (DSM-5-TR).

Ärzte stellen die Diagnose einer dissoziativen Identitätsstörung auf der Basis der Krankengeschichte und der Symptome des Betroffenen:

● Sie haben zwei oder mehr Identitäten und ihr Gefühl, sie selbst zu sein und als eigene Person handeln zu können, ist gestört.

● Sie haben für alltägliche Ereignisse, wichtige persönliche Informationen und traumatische Ereignisse (Informationen, die normalerweise nicht vergessen werden) Erinnerungslücken.

● Die Symptome belasten sie sehr oder beeinträchtigen die Lebensweise der Betroffenen in sozialen Situationen oder am Arbeitsplatz.

Sie führen eine umfassende psychiatrische Befragung durch und benutzen Fragebögen, die speziell zur Identifizierung von dissoziativen Identitätsstörungen und zum Ausschluss anderer psychischer Gesundheitsstörungen entwickelt wurden. Eine körperliche Untersuchung und Labortests können notwendig sein, um festzustellen, ob die Betroffenen eine allgemeine medizinische Störung haben, die bestimmte Symptome erklären könnte.

Befragungen sind unter Umständen langwierig und können den vorsichtigen Gebrauch von Hypnose oder eines Beruhigungsmittels umfassen, das intravenös verabreicht wird, um die Person zu entspannen (medikamentengestützte Befragung). Die Betroffenen werden eventuell auch gebeten, zwischen den Arztterminen ein Tagebuch zu führen. Diese Methoden können es dem Arzt ermöglichen, andere Persönlichkeiten zu entdecken, oder es kann die Person eher dazu bringen, Informationen über eine vergessene Zeitspanne zu offenbaren.

Die Ärzte versuchen vielleicht auch, direkt mit anderen Identitäten in Kontakt zu treten, indem sie darum bitten, mit dem Teil zu sprechen, der am Verhalten des Betroffenen, an das er sich nicht erinnern kann oder für das jemand anderes verantwortlich zu sein scheint, beteiligt ist.

Die Ärzte können in der Regel eine dissoziative Identitätsstörung von einer Simulation (das Vortäuschen körperlicher und psychischer Symptome, um daraus einen Vorteil zu ziehen) unterscheiden. Simulanten tun Folgendes:

● Sie neigen dazu, bekannte Symptome der Erkrankung zu oft und andere Symptome zu wenig zu berichten

● Sie neigen dazu, stereotypische andere Identitäten zu erfinden

● Ihnen scheint für gewöhnlich die Vorstellung zu gefallen, die Krankheit zu haben (Personen mit einer dissoziativen Identitätsstörung versuchen häufig, die Krankheit zu verheimlichen)

Wenn Ärzte vermuten, dass die Erkrankung vorgetäuscht wird, können sie Informationen von verschiedenen Quellen miteinander vergleichen, um Ungereimtheiten zu finden, die eine dissoziative Identitätsstörung ausschließen.

Die dissoziative Identitätsstörung gemäss ICD-11

Im ICD-11 wird die dissoziative Identitätsstörungen als Code 6B64 unter den dissoziativen Störungen aufgelistet (engl. Dissociative Identity Disorder). Die diagnostischen Kriterien für die dissoziative Identitätsstörung nach ICD-11 umfassen typischerweise Folgendes:

Das Vorhandensein von zwei oder mehr unterscheidbaren Persönlichkeitszuständen oder Identitäten, die periodisch das Verhalten kontrollieren.

1. Das Unvermögen, sich an wichtige persönliche Informationen zu erinnern, die zu weitgehend sind, um durch normale Vergesslichkeit erklärt zu werden, das aufgrund einer Dissoziationsstörung oder Amnesie auftritt.

2. Signifikantes Leiden oder Beeinträchtigung im sozialen, beruflichen oder anderen wichtigen Funktionsbereichen aufgrund der Symptomatik.

Die dissoziative Identitätsstörung ist durch das Vorhandensein von zwei oder mehr unterschiedlichen Persönlichkeitszuständen oder Identitäten gekennzeichnet, die periodisch das Verhalten kontrollieren. Jede Identität kann als eigenständige Persönlichkeit mit einer eigenen Geschichte, eigenen Vorlieben, Fähigkeiten und sozialen Beziehungen er-scheinen. Die Wechsel zwischen den Identitäten können schnell oder allmählich erfolgen und werden häufig von Amnesie begleitet, d. h. Betroffene erinnern sich oft nicht an Er-eignisse oder Aktivitäten, die während des Vorhandenseins einer anderen Identität statt-gefunden haben.

Die dissoziative Identitätsstörung (DIS) ist in der Fachwelt weiterhin umstritten. Es gibt ver-schiedene Perspektiven und Meinungen zu dieser Störung:

1. **Anerkannte Diagnose**: Die DIS ist als Diagnose in verschiedenen diagnostischen Klassifikationssystemen wie dem Diagnostic and Statistical Manual of Mental Dis-orders (DSM) und dem International Classification of Diseases (ICD) aufgeführt. Dies deutet darauf hin, dass sie von vielen Fachleuten als gültige psychiatrische Störung betrachtet wird.

2. **Kontroverse und Skepsis**: Einige Experten und Forscher zweifeln an der Validität und Konsistenz der Diagnose DIS. Sie argumentieren, dass die Symptome der DIS möglicherweise durch andere psychische Störungen, traumatische Erfahrungen oder soziale Einflüsse erklärt werden können. Es gibt auch Bedenken hinsichtlich der Möglichkeit von suggestiver Therapie oder Medienbeeinflussung, die zur Ent-stehung oder Verstärkung von DIS-Symptomen beitragen könnten.

3. **Traumatherapie und Kontext**: Einige Fachleute vertreten die Ansicht, dass die DIS als Reaktion auf schwere traumatische Ereignisse entstehen kann, insbesondere in der Kindheit, und dass sie Teil eines breiteren Spektrums von dissoziativen Stö-rungen ist. Die Kontroverse liegt oft im Umgang mit der Diagnose und Behand-lung, einschliesslich der Frage, wie traumatische Erinnerungen rekonstruiert und verarbeitet werden sollten.

Insgesamt bleibt die DIS ein Thema, das weiterhin intensive Diskussionen in der psychologi-schen und psychiatrischen Gemeinschaft auslöst. Es gibt weiterhin Bedarf an Forschung, um die Ursachen, Mechanismen und Behandlungsmöglichkeiten für diese Störung besser zu verstehen.   Chatgpt vom 03.03.2024 um 11.15 Uhr

Auch die ICD-11 erhielt ein neues Codierungssystem:

ICD 11: *Dissoziative Störungen (6B6)*

- Dissoziativ-neurologische Störungen (6B60)
- Dissoziative Amnesien (6B61)
- Trance Störung (6B62)
- "Possession trance disorder" (6B63)
- Dissoziative Identitätsstörung (6B64)
- Partielle Dissoziative Identitätsstörung (6B65)
- Depersonalisations-Derealisationsstörung (6B66)

Etwas Wichtiges wurde bisher nicht erwähnt. In Traumatherapien bringen Patientinnen und Therapeuten die Eltern konstellativ in eine Verbindung, als seien diese die DIS auslösenden Täter. Dies mag in vielen Fällen der Wahrheit entsprechen, dann etwa, wenn ein Vater oder Onkel sich an der Tochter der Mutter vergangen hat. In diesen Fällen kann dies zu einer Auslösung einer DIS gekommen sein und wird hier nicht in Abrede gestellt. Diese Fälle sind keine Einzelereignisse, sondern kommen leider in einer erschreckend hohen Anzahl vor.

Dies mag auch zutreffen, wenn die Eltern sich nicht um ihre Tochter kümmern oder gekümmert haben, sie quasi verwahrlosen liessen (Verwahrlosung als Missbrauch). Auch dies ist eine Form des Missbrauchs. Solche Fälle gibt es ohne Zweifel. Jetzt kam jedoch ein weiterer Fall hinzu, ein spezieller.

Es gab da noch einen Fall von Missbrauchs, der sich im Therapiezimmer abspielte. Gemeint sind nicht sexuelle Übergriffe durch die Traumatherapeuten. Gemeint sind dennoch die **iatrogenen Fälle**. Dabei handelte es sich um jenen Missbrauch, den Ärzte mit unzulässigen Therapien und Methoden begingen. Es handelte sich um einen **therapeutischen Artefakt**, um einen Behandlungsfehler. Ein solches iatrogenes, also ärztliches Vorgehen, quasi als Missbrauchsfall, kann man in etwa folgendermassen umschreiben:

Einige Therapeuten argumentieren, dass eine DIS gar nicht entstehen könne, wenn beide Elternteile (oder zumindest ein Elternteil davon) nicht selber Täter seien oder waren oder Täterkontakte gepflegt hätten. Diesen Eltern wird damit in feindlicher psychiatrischer Manier (quasi iatrogen) vorgeworfen, Schuld an der Entstehung der DIS ihrer Tochter auf sich geladen zu haben.

Diese Anschuldigung von Traumatherapeuten, dass die Eltern schuldig sein müssen ist ein therapeutischer Artefakt resp. liegt dem Behandlungsfehler zugrunde und wird zum iatrogenen Fall.

Eine diagnostizierte dissoziative Identitätsstörung provoziert (gemäss dieser kruden psychiatriespezifischen Theorie) somit immer das **Feindbild Elternschaft**, denn, so die Argumentation dieser selber siechen Therapeuten, eine solche Krankheit könne keinesfalls entstehen, wenn die Eltern oder allenfalls jemand aus der nahen Verwandtschaft (Bruder, Grossvater, Tante etc.) sich schützend und fürsorglich vor das Opfer gestellt und es dadurch vor Schaden bewahrt hätten.

Dies ist ein iatrogener Kurzschluss. Das Feindbild Elternschaft aufzubauen und diese als Ursache für das diagnostizierte Krankheitsbild anzuprangern ist fatal. Dasselbe könnte man im Grunde genommen auch bei vielen anderen psychiatrischen Diagnosen behaupten, beispielsweise bei der Borderlinestörung, bei der Schizophrenie oder bei Depressionen, Neurosen, Angststörungen u.v.m.

Dies ist jedoch nie der Fall und die Ursachenzuschreibung geschieht nur und einzig beim Erkrankungsbild der DIS als seltsame Ausnahme. Dies wird genährt aus einem kruden theoretischen Ursachenlehrgebilde aus **Ätiologie** und **Pathogenese** (Eine DIS kann nur entstehen, weil kein Elternteil sich schützend vor die Patientin gestellt hat).

Daraus erklärte sich, weshalb gewisse Therapeutinnen ihren DIS-Patientinnen ab irgend einer Therapiephase nachdrücklich raten, ihre (satanisch-bösen) Eltern zu meiden, jeglichen Kontakt zu ihnen abzubrechen und sie juristisch anzuklagen!

Somit behaupten jene Traumatherapeutinnen, die fest und überzeugt sind vom Verschwörungsnarrativ ‚**Satanic Panic/rituelle Gewalt/Mind Control**', dass vor allem die eigenen Eltern (Erziehungsberechtigte, Stiefväter, Onkel etc.) am Zustand ihrer Töchter (mit)schuldig seien und insbesondere, dass sie an der Entwicklung der vorliegenden DIS eng beteiligt gewesen sein mussten. Eine DIS erfordert ihr Trauma, resp. eine Traumaerinnerung. Dies ist das schwierige und vermutlich manchmal auch falsche an diesem Krankheitsbild.

Zwar deckt sich diese ‚Theorie' mit dem Bild, dass der meiste sexuelle Missbrauch wirklich innerhalb der Familie oder des Familienclans geschieht. Sexueller Missbrauch spielt sich in grosser Mehrheit ab zwischen Personen, die sich gegenseitig kennen und voneinander abhängig sind.

Die Frage ist, ob trauma- und verschwörungsaffine Therapeutinnen aus einem psychiatriediagnostischen Unvermögen nicht schizoide, schizophrene, narzistische Persönlichkeitsstörungen oder Borderlinepatientinnen mit Dissoziationspatientinnen verwechseln. Oder umgekehrt, dass sie die DIS als solche nicht erkennen und eine Borderlinestörung attestieren. Es ist bekannt, dass Patientinnen mit einer Borderlinestörung sehr einfallsreich und erfinderfreundlich sind und es ist auch bekannt, dass die dissoziative Störung eine nicht immer leicht zu diagnostizierende Erkrankung ist. Dissoziative Störungen werden oft fehlgedeutet.

Kommt dabei ein übermächtig wirkendes Verschwörungsnarrativ hinzu, wird es bald unmöglich, richtige Diagnosen stellen zu können.

Dissoziative Störungen werden häufig falsch diagnostiziert oder nicht als solche erkannt. Das liegt einerseits an Symptomen, die denen neurologischer Erkrankungen und der Borderlinestörung stark ähneln, andererseits an der hohen Komorbidität mit anderen psychischen Störungen.

Trotzdem ist es ein ungeheuerliches psychiatrisches Vorgehen, wenn man bedenkt, dass mit einer solchen verschwörungstheoretischen Psychiatrieauffassung resp. psychiatrischen Theorie prinzipiell alle Eltern oder Erzieher von Psychischkranken (Schizophrenie, Manie oder Depressionen) aufgrund von mehr als nur genetisch-pädagogischen Ursachen mitbeteiligt und somit mitschuldig sind.

Hier eilt man auf das Weltbild der Eugenik resp. der Erbgesundheitsforschung zu und beschwört Stichworte wie Degeneration, Vererbungssünde und Rassenlehre. Da kommt die Zeit des Nationalsozialismus nahe. Es mag daher nicht sonderlich erstaunen, dass der Oberarzt Matthias K. exakt von der Nazi-Zeit berichtete.

Oberarzt: ,... jetzt muss ich, da sie ja das auch äh... äh... senden wollen, 'n bisschen vorsichtig sein, ... es passieren unvorstellbare Gewalttaten äh... mit körperlicher Gewalt... mit körperlichen Verletzungen... mit allen nur vorstellbaren Instrumenten... das was wir auch so oft aus dem **Dritten Reich als Foltermethoden**... äh... in den **Konzentrationslagern** kannten... wird alles dort angewendet... wie eine **Parallelwelt**... die extrem gut... **die sich extrem gut zu schützen weiss**... so dass es sehr schwierig ist... dieser Menschen habhaft zu werden...!'

Was in der Schizophrenielehre niemals gehen würde oder besser gesagt, nicht lange behauptet worden war, funktioniert jedoch unwidersprochen im seltsam anmutenden Lehrgebäude der DIS gewisser Traumatherapeuten, die auch in renommierten Psychiatrie agieren und sich austoben können.

Dort resp. in ihren Mauern wurde nämlich eine seltsame Kausalkette anerkannt: Wenn die Eltern eines Schizophrenen sich schützend und verteidigend vor ihren Nachwuchs gestellt hätten, wäre dieser niemals schizophren geworden. Gemeint ist: Wenn die Eltern eines DIS-Patienten sich schützend und verteidigend vor ihren Nachwuchs gestellt hätten, wäre dieser niemals an einer dissoziativen Identitätsstörungen erkrankt.

Das behauptet dasselbe Kausalverhältnis zwischen Eltern und Kinder, wie es von gewissen Traumatherapeuten bei der Entstehung einer DIS exakt postuliert, also geltend gemacht wird!

Diese verqueren Traumatherapeuten suggerieren auch (in gleicher Manier wie einst Charcot) ihren Klientinnen und Auszubildenden etc., die Opfer würden von einer unbekannten, satanistischen Tätergruppe weiterhin, also nach wie vor rituell missbraucht und die Eltern der Opfer beteiligten oder beteiligen sich noch immer am Missbrauch. Daher gibt es nach wie vor gesichert Täterkontakte. Diese belastende Behauptung ist starker Tobak für eine renommierte Psychiatrie.

Die Tätergruppen hätten die an der DIS erkrankten Tochter auf eine Art und Weise tief in ihrer Seele, quasi in ihrem Unterbewusstsein derart ‚**programmiert**', dass sie diesen Tätern durch **Codeworte** resp. **Codezahlen**, einmal ausgesprochen oder per E-Mail oder Post etc. zugespielt, sofort (quasi wie willenlose Zombies) zu Diensten und damit zur Verfügung stehen würden.

Vermutlich hatte auch jener Traumatherapeut die Tochter einer Familie aus Herisau einst behandelt und ihr womöglich auch eingeredet, dass sie von Satanisten missbraucht worden sei oder worden sein müsse.

(Siehe Info: https://www.woz.ch/2208/satanic-panic/der-teufel-im-therapiezimmer).

Falls dies richtig ist, redete er ihr dies immer und immer wieder ein, während langer therapeutischer Sitzungen, die nach 2014 vermutlich auch in einer Privatpraxis in Kreuzlingen stattgefunden hatten.

Dort jedenfalls praktizierte (damals gemäss einem Internetauftritt) der ehemalige Oberarzt der Traumastationen der Clienia Littenheid, die er einst aufgebaut hatte. Es handelte sich um Dr. Bernd F. ‚Dignität FMH Psychiatrie und Psychotherapie, Fachpsychotherapeut für Traumatherapie (DIPT/SIPT)', der eine beeindruckende ärztliche Laufbahn aufweist:

Ausbildungsleiter Psychodynamische Integrative Traumatherapie, Arzt für Psychiatrie und Psycho-therapie, Fachpsychotherapeut für Traumatherapie (DIPT). Seit 2006 Oberarzt "Stationäre Trauma-Therapie" in der Klinik Littenheid. Dozent am Schweizer Institut für Psychotraumatologie. Zahlreiche Aus- und Weiterbildungen in Gestalt- und Integrativer Therapie, Somatic Experiencing (Dr. Peter Levine), PIT (Psychodynamisch Integrative Traumatherapie - Dr. Louise Reddemann), Verlängerte Expositionstherapie (Prof. Edna Foa), Traumabezogene Strukturelle Dissoziation der Persönlichkeit (Nijenhuis, van der Hart, Steele), Ego-State-Therapie (Dr. Erwin Lichtenegger), Mentalisierungsorientierte Psycho-therapie (Fonagy), OPD 2 (Operationalisierte Psychodynamische Diagnostik). Absolvent der Snowlion Center Schule 2002 (Diplom). Supervisor für Traumatherapie.

Nichts gegen Bernd F. Er ist ein integrer, versierter Spezialist für Traumatherapie und prinzipiell eine ehrbare Persönlichkeit. Als Traumaspezialist ist er sicherlich weiterhin zu empfehlen. Es ist sehr schade, dass Bernd F. sich nie auf irgendeine Weise zu den Geschehnissen geäussert und sich vom Druck der Anschuldigungen befreit hat. Selbst irgendwelche Eingeständnisse, z. B. sich innerhalb gewisser Bereiche des Satanic Panic und Mind Control verrannt zu haben, wären entlastend für ihn und könnten das Verständnis um diese Problemsituationen fördern.

Dasselbe gilt für den ehemaligen Oberarzt Matthias K. Sicherlich ist auch er ein ausgewiesener Fachmann für Traumatherapie. Aber auch er war nie zu einem Statement bereit und zog sich in dieser Angelegenheit zurück. Die Chance, sich zu erklären und die Verschwörungstheorie als solche zu widerlegen, war verpasst.

Zumindest einer dieser Therapeuten beeinflusste (vermutlich) die Tochter dieser betroffenen Herisauer Familie und erzeugte so ein sehr lange schwelendes, kompliziertes und familiäres Drama. Die Therapie führte dazu, dass die (angeblich missbrauchte) Tochter ihren eigenen Vater wegen sexuellen Übergriffen anklagte und hatte zur Folge, dass sie sich gänzlich auch von ihrer Mutter, die das alles gewusst und toleriert haben soll, zurückzog und sie zu meiden begann.

Der SRF-Reporter interviewte jetzt diese geplagte Mutter in Herisau (Appenzell), die vermittels der Traumaarbeit innerhalb und ausserhalb der Klinik mitbeschuldigt worden war, an der DIS ihrer Tochter direkt beteiligt gewesen zu sein. Zumindest konnte die Tochter von ihrem Vorhaben der Anklage nicht abgebracht werden. Sie klagte, vermutlich im Einklang mit ihrem Arzt, die Eltern an.

Die Tochter begann (wie in einer sich selber bestätigenden Erfüllung) zu glauben, was der Traumatherapeut resp. die Traumasitzungen aus ihr hervorgeholt hatte und wie dieser Therapeut die Mittäterschaft ihrer Eltern unter seiner verschwörungstheoretischen Annahme und Analyse einstufte: Sie reichte eine Anklage ein und unterbrach, vermutlich auf Anraten ihres Therapeuten den bisherigen Kontakt zu ihren Eltern.

Die Therapeuten und vermutlich auch das Pflegepersonal unterstützte diesen Abbruch, diese Isolation zu den eigenen Eltern. Der Täterkontakt war abzubrechen. Man darf annehmen, dass es mehr als Unterstützung war, sondern dass dieser Entscheid geradezu provoziert und indiziert worden war.

Die Mutter erzählte, dass ihre Tochter irgendwann krank geworden sei. Sie sei dann in die Therapie gegangen, worauf ihr, der Mutter, dann bald ritueller Missbrauch vorgeworfen worden sei. Die Tochter sei in verschiedenen Therapieeinrichtungen aufgenommen worden, u. a. auch in der Klinik Littenheid im Kanton Thurgau. Dort wurde sie in den Traumastationen behandelt.

Unverhofft, erzählte die Mutter, sei eines Tages eine Strafanzeige des Gerichts hereingekommen und ihr Mann sei wegen Missbrauch und Inzest an seiner Tochter angezeigt worden. Die Anklage auf dem Hintergrund einer Verschwörungstheorie stand und die Familie wurde jetzt einigen Repressionen ausgesetzt. Das Gericht nahm die Arbeit auf. Der Vater wurde verhaftet und verhört. Er sass in U-Haft.

Die Mutter erzählte dem Journalisten, dass später in diesem Zusammenhang E-Mails ihrer Tochter an ihren Therapeuten zum Vorschein gekommen seien, die zwischen diesen verschickt worden waren. Darin sei von der Tochter festgehalten worden, dass ihre Eltern, allen voran der Vater, auf dem Friedhof in Appenzell kleine Kinder auf grausamste Art und Weise opfern würden. Etwa, dass man ihnen die Hände und Köpfe abhacke und dass sie gebraten worden seien. Dann habe man sie gemeinsam gegessen.

Zudem seien von ihrer Tochter auch Erinnerungen beschrieben worden (und per E-Mail zwischen Missbrauchsopfer und Traumatherapeut verschickt), dass sie, die Eltern, im Wald auch Duelle machen würden, bei denen sich die Kinder gegenseitig umbringen müssten. Als Offizialdelikt führten diese unweigerlich zu einer gerichtlichen Anklage!

Die Mutter erschien im Film exemplarisch für die Situation, in der sich die betroffenen Verwandten resp. Eltern von DIS-Patientinnen befinden, wenn Therapeuten an Verschwörungen glauben und therapeutisch mit diesen kruden Settings tief verwurzelt und verwoben sind. Jedenfalls schilderte die Mutter die unmögliche Situation, wenn Eltern nicht an einem Inzest oder Missbrauch an ihrer Tochter beteiligt gewesen waren, sondern deren Tochter, also der suggestiblen Traumapatientin von fragwürdigen Verschwörungstheoretikern und Traumatherapeuten solche in schlechter Traumaarbeit provozierten Ideen und Missbrauchsfantasien fälschlicherweise ins Gedächtnis eingepflanzt und untergeschoben worden seien. Für Angeklagte ein Albtraum, auch bei einem Freispruch.

Das Schweizer Recht fordert, dass ein Offizialdelikt wie sexueller Missbrauch, zwingend zur Anzeige gebracht werden muss, ist bedenklich und fragwürdig, wenn psychisch schwer kranke Personen eine Anschuldigung aussprechen können, die unweigerlich und unabwendbar in einer Strafanzeige endet. Ein solches Rechtssystem resp. eine solche Rechtsauffassung muss dringend auch Menschen schützen, die durch Falschaussagen belastet werden. Es geht nicht nur um den Opferschutz, sondern auch um den Täterschutz. Gerichte sind sich sicher bewusst, dass Falschanschuldigungen und umso mehr Falschverurteilungen für Unschuldige sich fatal auswirken und ihr gesamtes weiteres Leben beeinflussen können.

Eine Überführung, resp. eine Straftat nachzuweisen, gelang im Fall Herisau dem Gericht nicht. Angeblich, so das verschwörungstheoretische Narrativ, steckten diese Richter sowieso allesamt unter einer Decke, gehörten zur Elite dazu und seien ebenfalls freimaurerische Satanisten. Deshalb konnten die bösen Eltern und insbesondere der männliche Strafangeklagte und eindeutige Täter nicht überführt werden.

Die Anklage begründete im Grund genommen nur eine Behauptung, resp. ein verschwörungstheoretisches Narrativ mit einem satanistischen und einem iatrogenen Hintergrund. Eine Beweisführung gelang jedenfalls nicht und der Prozess führte weder zu einer Verurteilung, noch zu einem Erfolg für die Anklägerin und die beteiligten Traumatherapeuten.

Der Vater als Angeklagter und auch die Mutter konnten nicht überführt und verurteilt werden. Für beide galt und gilt die Unschuldsvermutung. Die Anklage fusste offensichtlich auf einem malignen Verschwörungsmärchen. Eine Verurteilung gelang nicht, der Vater musste von der Anklage freigesprochen werden. Wie wirklich frei er sich heute fühlen mag, ist sein Geheimnis.

Das Verfahren wurde eingestellt resp. stillgelegt. Es gab eine Einstellungsverfügung. Die Ideen und Erinnerungen des rituellen Missbrauchs und damit eng auch des Satanic Panic der anklagenden Tochter waren offensichtlich während der Therapie heraufbeschworen worden. Man muss dies mit Fug und Recht annehmen, denn die Vorstellung, das gesamte Gericht mitsamt der Polizei sei Teil einer Elite, die gerichtliche Verurteilungen verhindern würden, wirkt geradezu lächerlich. Der Nachweis, dass auf dem Friedhof Blut von Kinderopfern getrunken und ihr Fleisch verzehrt worden war, gelang nicht. Die Duelle im Wald fanden auch nicht statt und konnten ebenfalls nicht nachgewiesen werden. Sie entfalteten vor Gericht keine rechtskräftige Wahrheit und konnte während des Verfahrens nicht nachgewiesen werden.

Dafür habe sich, so die Mutter, ihre Tochter ein schweres Gewissen gemacht, dass sie innerhalb dieser Duelle jemand anderen umgebracht habe. Die Tochter jedenfalls glaubte an diesen **iatrogen heraufbeschworenen Artefakt einer total aus dem Ruder gelaufenen Traumatherapie**. Das Duell fand statt und ein Mädchen sei erschossen worden: Mit dieser Belastung muss die Tochter heute leben.

Hier zeichnet sich ein Drama schrecklichen Ausmasses für die erkrankte Tochter ab. Sämtliche Traumatherapeuten wurden nicht einer einzigen, näheren Würdigung unterzogen. Wurden sie überhaupt an die Gerichtsverhandlungen eingeladen? Waren sie darin Zeugen? Nebenkläger? Sachexperten? Nahmen sie das Gerichtsurteil missmutig oder zornig oder befriedigt zur Kenntnis? Oder waren sie froh, dass die Familie nicht unschuldig ins Gefängnis geworfen worden war? Und wie stehen sie zur abgewiesenen Anklage? Wie sehen sie die Zukunft der an der DIS erkranken Anklägerin und Traumapatienten?

Es ist jammerschade an dieser Stelle keine näheren Angaben anführen zu können.

Auf die Meinung des Reporters, so etwas, so eine Geschichte glaube auch keiner, antwortete die Mutter für ihn überraschend: ‚Doch, das glaube man eben. Das ist das Verrückte! Auch nach der Einstellungsverfügung habe man gesagt, man wisse ja nicht genau, *was da passiert sei. Man könne es nicht beweisen. Dies jedenfalls sagen nun die Leute und auch in der Verwandtschaft sehe man dies so und viele hätten heute keinen Kontakt mehr.'*

Die Mutter meinte abschliessend zu den Reportern, dass alle Menschen einmal krank werden könnten und ev. ein Aufenthalt in der Klinik notwendig sei. Aber was man (dort) aus dieser Krankheit mache, ist das, was sie überhaupt nicht verstehe. Die Mutter fand alles auch furchtbar für ihre Tochter, weil diese das Gefühl habe, dies alles (die rituelle Gewalt durch den Vater) wirklich erlebt zu haben und dass sie in diesem falschen Wissen fortan leben müsse. Die Mutter fand dies tragisch, dass ihre Tochter von nun an in diesen Gedanken und Emotionen ihr weiteres Leben verbringen müsse. Es muss belastend sein.

P.S.: In einem weiteren E-Mail an den Traumatherapeuten will die Tochter sich daran erinnert haben, bei einem Schwertkampf ein Nachbarsmädchen getötet zu haben, welches sie namentlich erwähnte. Aber, so die Mutter: *,Dieses Mädchen lebt noch immer, das hätte man gerichtlich doch leicht herausfinden können.'* In einer ordentlichen Gerichtsverhandlung wird dies jedoch mit Sicherheit überprüft worden sein. Das darf mit Fug und Recht angenommen werden.

Gewisse Traumatherapeuten lehnen das Faktum des sog. **,false memory Syndrom'** noch heute ab und glauben im Gegenzug dafür mit penetrierender Überzeugung lieber an krude Märchen und Fabeln aus der Kinderzeit (wie an das Märchen der satanisch-rituellen Gewalt). Dieses Märchen war in den 1980er Jahren in Amerika geboren worden und wurde in den 1990er Jahren von umtriebig-rührigen Psychologinnen vermarktungsgeil ins Deutsche und damit in unseren europäischen Kulturkreis hineingetragen und tradiert. Was für eine Leistung esoterisch denkender Psychologinnen mit universitärem Studium und Abschluss.

Wie erwähnt erschienen in den Jahren ab 1980 in den USA und anderen Ländern häufig Berichte über angeblich satanische Kulte und rituelle Gewalt. Die **Buchautorin Michaela Huber** sprang allem Anschein nach von diesen angetan auf diese Berichte auf und bearbeitete sie in ihren vielgelesenen Büchern. Diese erhielten dadurch jedoch einen Touch, der weniger an Fachbücher erinnerte, als an eine belletristisch gut aufgemachte Unterhaltungsliteratur mit Hang zu einer etwas esoterischen Psychologie, dafür mit einem grossen Anspruch auf Wissenschaftlichkeit.

Das Paradoxe an jeder Esoterik ist, dass auf Wissenschaftlichkeit ein grosser Anspruch besteht. Esoterik sei Wissenschaft, tönt es. Spielend leicht kennt man sich in der Quantentheorie aus und kann sie zugunsten therapeutischer Interventionen lenken.

In Deutschland war jedoch nicht Frau Huber allein die Verbreiterin der Theorie der satanisch-rituellen Gewalt (Satanic Panic) im Zusammenhang mit der Multiplen

Persönlichkeitsstörung resp. der Dissoziationstheorie. Es gab zu dieser Zeit vermehrt Zeitungsberichte und Mediendiskussionen zum Thema, alles berichtete damals über angebliche Fälle von ritueller Gewalt. Deren Quellen und Beweise bezüglich des Satanismus jedoch waren stets dürftig und fragwürdig. Kriminelle Handlungen, die zwar real waren, wurden aufgepeppt und dramatisiert mit satanisch rituellen Elementen.

Ab den 1980er Jahren schwappte eine Welle von Publikationen zu diesem Thema des satanistischen Missbrauchs über die USA. **Lauren Stratford, Maury Terry, Michelle Remembers** und auch **Deborah Layton**, um nur einige zu erwähnen, veröffentlichten Bücher zu diesem Thema. Die darin transportierten Thesen, die nicht alle Autorinnen mit gleicher Überzeugung vertraten, ssten jedoch nicht auf soliden Beweisen für die Existenz eines weitum verbreiteten rituellen satanischen Missbrauchs und waren teils stark umstritten und wurden kritisiert, teils heftig.

Im deutschen Sprachraum verbreiteten neben Michaela Huber auch weitere Protagonisten diese und weitere Themen des satanistischen Missbrauchs und Mind Controls: **Rainer Fromm, Bärbel Schwertfeger, Hans-Joachim Maaz, Bass&David** und auch **Ursula Enders**. Es war jedoch so, dass nicht alle Autoren diese Ideen unterstützten, sondern teils einfach nur sich diesem Thema zuwandten und es diskutierten. Allerdings trugen ihre Verbreitungen, sei es in Buchform oder in den Medien, zur öffentlichen Diskussion über dieses kontroverse Thema bei. Das war das Schicksal ihrer Bücher.

Weitere Autoren, Psychiater und Psychotherapeuten nahmen sich ebenfalls dem Thema an, welches zu diesen Zeiten äusserst populär war: **Fritz Erik Hoevels, Ingo Hasselbach** und **Werner Tschan**, um auch männliche Personen zu erwähnen. Auch für diese Autoren gilt, dass sie nicht alle die These der rituellen, satanistischen Missbrauch, Mind Control etc. akzeptierten und an sie glaubten. Aber immerhin lösten auch sie mit ihrer ‚wertvollen' Arbeit eine grosse Debatte darüber aus, ob ritueller satanischer Missbrauch mit Mind Control tatsächlich weit verbreitet sei oder überhaupt existierte.

Für Deutschland könnte man auch noch **Andrea Nickel** erwähnen. Für die USA stehen auch **Ellen Lacter** und **David Finkelhor**, die teils jedoch eine skeptische Haltung gegenüber dem rituellen Missbrauch einnahmen.

Für Holland stehen **Onno van der Hart** und **Ellert Njienhuis** als wichtige Persönlichkeiten im Bereich der Psychologie und Psychotherapie bereit, die sich mit traumabezogenen Störungen wie auch mit der DIS beschäftigen. Sie gelten oder galten teils als Lehrer der Traumatherapie.

Weiter findet man auch Protagonisten für die Theorie des Mind Control: **Colin A. Ross, Fritz Erik Hoevels** und **Cathy O'Brien** und **Mark Phillips**. In der Wissenschaft sind diese Theorien jedoch stark umstritten. Viele Experten bezeichnen diese Theorien oder Thesen als pseudowissenschaftlich oder sind ihrer Meinung nach das Ergebnis einer suggestiven Therapie und false memory.

Abschliessend für die obige Aufzählung seien noch einige Bücher aufgelistet, die sich innerhalb der deutschsprachigen Literatur zum beschriebenen Thema herausheben. Die Bücher bieten verschiedene Perspektiven zu den erwähnten Themen und es bleibt allen Lesern vorbehalten, diese Werke unbedingt kritisch zu würdigen und zu hinterfragen.

Wer alles leichtsinnig und unkritisch in seine Psyche und in seine Meinung lässt und unreflektiert verinnerlicht, tut gut daran, sich dessen bewusst zu sein. Gemeint sind auch alle Buchautoren. Die Wahrung einer kritischen Distanz mit eigenem Denken und Handeln ist unabdingbare Voraussetzung, solche schwergewichtigen Bücher zu lesen. Ideologien sind gefährlich, insbesondere Verschwörungsideologien.

Erwähnenswert in diesem Zusammenhang sind Autorinnen und Autoren wie:

Jan Gysi: Diagnostik von Traumafolgestörungen
Claudia Fliss, Riki Prins, Silvia Schramm: Befreiung des Selbst
Michaela Huber: Gesellschaftlicher Umgang mit rituellem Missbrauch
Alison Miller: Jenseits des Vorstellbaren
Thomas R. Zehner: Mind Control
Julia Shaw: Falsche Erinnerungen
Hedwig Jaudas und Helmut Matthies: Ritueller Missbrauch
Ellen Bass und Laura David: Trotz allem

Weitere Literatur zum Thema

Ingeborg Kraus: Rituelle Gewalt und Trauma
Joachim Bauer: Die Macht der Täter
Sabine Rückert und Frederik Obermaier: Am Anfang steht der Missbrauch
Luise Reddemann und Hilarion G. Petzold: Trauma und Liebe
Doris Brothers: Traumatische Erfahrungen, Schmerz und Selbstzerstörung
Martin Sack, Ulrich Sachsse, Julia Schellong: Komplexe Traumafolgestörungen

Ob und welche dieser Autorinnen und Autoren einem Intrigennarrativ nahe stehen, ist Sache des Lesers. In obiger Auflistung sollen nur Impulse gegeben werden, die diesem Thema nahe stehen. Jedoch und nach der Meinung des Autors begibt man sich beim Studium dieser Fachbücher teils geradlinig in wissenschaftliche Neben- oder Randbezirke und somit allenfalls in eine denkerische Blase, die mit einiger überwältigender Suggestionskraft daherkommt und nicht ganz ungefährlich für Leser sein kann.

Speziell das Personal von Traumastationen sollte sich hüten, diese Literatur unkritisch zu lesen und in ihre Arbeit auf Station zu integrieren. Die Krake lauert!

Zum Satanismus sei hier hingewiesen auf den sogenannten ‚**Friedhofsmord von Sondershausen**' im Jahre 1993. Die Ermordung eines jüngeren Mannes wurde in den Medien mit satanischen Ritualen in Verbindung gebracht. Die Print-Medien wie auch die TV-Medien mochten an dieser damals entstandenen Sensibilisierung in der Bevölkerung ebenfalls beigetragen haben.

Die ‚Satanic-Panic-Welle' wurde jedoch bald als unbegründet und auch als übertrieben entlarvt und von gewichtigen Experten und Wissenschaftlern sogleich kritisiert. Die Berichte gründeten ihnen gemäss oft auf Fehlinformationen und basierten auf Hysterie. (Hier wieder eine Verbindung zu Charcot).

Ein amerikanischer Kinder- und Jugendpsychiater, **Frank W. Putnam**, der ungemein bessere Werke zum Thema der DIS verfasst hatte, wurde zu diesem Zeitpunkt für seine Forschung auf dem Gebiet der Traumatologie bekannt. Michaela Huber dürfte ihn gekannt haben. Putnam schrieb viel über Kindsmisshandlung, Traumata und über sexuellen Missbrauch.

Im Gegensatz zu Frau Huber förderte **Putnam** die Ideen des ‚Satanic Panic' oder die der rituellen Gewalt nicht, sondern kritisierte diese übertriebenen und ungerechtfertigten Anschuldigungen vehement. Auch Frau Huber dürfte dies nicht entgangen sein. Putnam ging einen Schritt weiter und betonte die Notwendigkeit, **wissenschaftliche Standards in der Forschung zu wahren** und **warnte vor voreiligen Schlüssen in Fällen von mutmasslichem rituellem Missbrauch.**

*‚**Frank W. Putnam** war einer derjenigen, der darauf hinwies, dass falsche Anschuldigungen und Panikmache in Bezug auf satanische Kulte mehr Schaden anrichten könnten als der eigentliche Missbrauch, und dass die Untersuchung solcher Vorwürfe auf sorgfältiger Evidenz basieren sollte.*

Es ist wichtig zu beachten, dass die "Satanic Panic" von vielen Fachleuten, einschliesslich Psychologen und Soziologen, kritisiert wurde, da sie oft auf fragwürdigen Methoden und unzureichenden Beweisen beruhte. Frank W. Putnam war Teil der wissenschaftlichen Gemeinschaft, die dazu beitrug, diese Hysterie zu entlarven und eine rationalere Herangehensweise an die Untersuchung von Kindsmisshandlung und Trauma zu fördern.'
(ChatGPT 3.5 vom 28.01.2024, 08:42)

In einigen Kliniken in der Schweiz, vor allem in den Traumastationen der Clienia Littenheid, schien sich jedoch das Gedankengut von Frau Huber durchgesetzt zu haben und nicht dasjenige eines Frank W. Putnam, obwohl auch Putnam den Traumatherapeuten mit Sicherheit bekannt gewesen sein dürfte. Michaela Huber jedenfalls trat zu dieser Zeit ebenfalls im grossen Vortragssaal in der Clienia Littenheid auf und redete von schwerstem satanistischen Missbrauch, Mind Control und von Programmierungen. Der Klinik war sie bekannt.

Vermutlich beschäftigte damals die Frage des ‚**Mind Control**' viele Traumatherapeuten. ‚Existiert ein solches Konzept überhaupt', fragten sie sich und einige beantworteten diese Frage mit dem **Konzept der sog. Programmierung.**

Aber fand bei den Opfern sexualisierter ritueller Gewalt (und Mind Control) eine solche lebenslange Konditionierung und Programmierung wirklich statt? Wurden bei auserwählten Traumaopfern bereits ab dem Zeitpunkt ihrer Geburt mit Absicht **dissoziative Identiätsstrukturen** angelegt, die man von aussen problemlos steuern konnte? Oder ist das Konzept des Mind Control doch nur ein faules, pseudowissenschaftliches Konzept, wie es geschildert wird? Kann man Menschen willenlos machen und von aussen steuern?

Gab es diese **rituelle sexuelle Gewalt überhaupt im Zusammenhang** mit dem **Mind Control Konzept** und vor allem **mit Ideologien wie dem Satanismus** oder waren dies nur Erklärungsversuche für die Entstehung von Dissoziationen? Wie genau entstehen diese Dissoziationen? Und benötigt man dazu immer den Satan?

In ihrem Buch ‚**Multiple Persönlichkeiten**' - **Überlebende extremer Gewalt** , 1996) schrieb **Michaela Huber** zum Thema:

Kapitel 3:
Das Grauen pur
Satanische Sekten und rituelle Misshandlung

*‚Es gibt im Amerikanischen einen Fachbegriff, der sich SRA abgekürzt: Satanisch-rituelle Misshandlung (**satanic ritual abuse**) bzw. sadistisch-rituelle Misshandlung (sadistic ritualistic abuse)... (ab S. 85)*

...Gewalt im Rahmen eines Rituals ausgesetzt zu sein bedeutet für das Opfer ein besonders schweres Trauma, da es den Eindruck bekommt, an einer Art ‚heiliger Handlung' teilzunehmen, in der es als Opfer ‚auserwählt' wurde...

*...Häufig werden sadistische Misshandlungsrituale von Tätergruppen begangen... Es gibt keine Hoffnung für sie zu entrinnen und das einzige, das sie tun können ist: **dissoziieren, sich aufspalten**, sich ‚wegbeamen'; und dann lassen sie alles mit sich geschehen, was auch immer die Täter ihnen antun wollen...*

*...Sie bekommen Drogen – alles zu dem Zweck, dass sie den Tatort später nicht wiederfinden können. Wenn sie dann die Folterstätte betreten, könnte für sie der Spruch über dem Tor der Hölle aus **Dantes ‚Inferno'** zutreffen:*

«***Ihr, die ihr hier eintretet, lasst alle Hoffnung fahren.***» (S. 88)

Michaela Hubers diesen Ausführungen folgende Erzählung eines satanischen Rituals oder satanischen Kults an einem Kind las sich wie eine sehr spannende Horrorgeschichte, wie ein fesselnder Roman aber auch wie eine märchenartige Erzählung, jedoch nicht unbedingt als Tatsachenbericht oder z. B. als Auszug aus einer seriösen Gerichtsakte.

Ihre im Buch erzählten Geschichten wirkten alle wie nacherzählt, reisserisch, unpersönlich und nicht wie selber erlebt. Huber übernahm beispielsweise auch einen Auszug aus dem Werk von (**Judith Spencer, ‚Suffer the Child‚** New York, Pocket Books, 1989, S. 7 – 10.) Es geht darin um satanischen Missbrauch und **Entführung durch Ausserirdische, also Aliens.**

Das Buch von Judith Spencer war einige Zeit lang auf der Bestsellerliste und schien damals in den USA eine Pflichtlektüre in Psychologiekursen zu sein. (‚Suffer the Child‘) war ein frühes Buch, welches den satanischen Kindesmissbrauch mit der damals aufkommenden multiplen Persönlichkeit resp. der dissoziativen Störung in Verbindung brachte. Es ist die Geschichte eines Kindes, welches an seinen Gewalterfahrungen zerbricht und in aufwändigen Heilungsverfahren aus seinem Albtraum erwacht. Spencer verstand sich als Biographin dieser erzählenden Patientin.

Huber nahm Teile dieser schrill daherkommenden Erzählung in ihr Buch über die Multiple Persönlichkeit gerne auf, quasi als emotionale Untermauerung, obwohl das Original nur das Werk einer zugegeben dichterisch begabten Schriftstellerin war. Es war nicht das Werk einer ausgewiesenen und praxiserfahrenen Psychologin oder Ärztin. Die gleiche Judith Spencer, über die man recht wenig weiss, war aber zweifellos eine begabte Literatin. Sie schrieb auch (‚Satan's High Priest, 1995‘) oder (‚Jenny, das Martyrium eines Kindes‘.) Alle ihre Werke atmen den Geruch von Science-Fiction!

Einige Darstellungen resp. Ausführungen, die Michaela Huber in ihre Werke aufgenommen hatte, waren also definitiv nicht von ihr selbst erfahren resp. auch nicht aus ihrer Praxiserfahrung gewonnen worden, sondern machten den Eindruck einer angelesenen Übernahme aus meist amerikanischer Bestsellerwerken. Sie schmückte ihren eigenen Bestseller damit, ein journalistisches Meisterstück. Eigenerfahrungen der Autorin waren zur damaligen Zeit noch rar, Huber war jung und ihre Ausbildung lag nicht lange zurück, auch wenn es anders dargestellt wird.

Sie selbst behandelte ihre Übersetzungen aus dem Amerikanischen, als seien es ihre eigenen Erfahrungen gewesen. Dies fällt beim heutigen Lesen ihres Buches noch immer sogleich ins Auge. Huber formulierte viel Sensationelles in ihrem Werk. Sie ist journalistisch gesehen wirklich top begabt. Man kann Huber ihre Geschichten glauben oder auch nicht. Es ist wie bei einem Verschwörungsnarrativ: Selbst gestandene, männliche Psychiater können sich darin verlieren!

Die ausgebildete Psychologin Michaela Huber jedenfalls ist eine durchaus interessante und faszinierende Persönlichkeit. Sie verbreitete aber leider ein verschwörungstheoretisches Narrativ des satanisch-rituellen Missbrauchs und des Mind Control mit etwas allzu missionarischem Eifer. Man spürte beim Lesen ihres Buches schnell einmal ihre ‚Mission'.

Sie sprach in obig genanntem Buch zwar nicht von ‚Mind Control', sondern noch von **Programmierung des Opfers mit bestimmten Techniken,** mit der Absicht, das Opfer für die Täter jederzeit abrufbar und verfügbar zu halten und um dessen ‚Spiritualität' resp. Geist zu beherrschen. Das klang jedoch wie eine Umschreibung des Begriffes ‚Mind Control', einfach in deutscher Sprache.

Ein Narrativ Hubers lautete, dass hohe gesellschaftliche Kreise aus der Klasse der Politiker, der Anwälte, der Wirtschaft und des Polizei- und Justizapparates an diesem europa- und weltweitem rituellen Missbrauch an Kindern in einem sehr starken Masse beteiligt seien. Diese bilden untereinander einen hermetisch abgeriegelten Zirkel, quasi wie eine freimaurerische Loge. Dadurch verhindern sie jegliches öffentliche Aufdecken solcher satanistischer Praktiken. Dieses verschwörungstheoretische Narrativ verbreitete sich schnell leider auch in gestandenen psychiatrischen Kliniken und ergoss sich über ‚gestandene' Traumaspezialisten, die diesem Narrativ seltsamerweise sehr zugetan waren. (*‚Mein grösster Lehrer sind die Betroffenen.' Dr. Matthias K.*)

Weil **hohe Amts- und Würdenträger,** quasi **Freimaurerlogen** etc. in diesem Missbrauchsskandal an Kleinkindern involviert seien, dringe nichts oder nur wenig an die Öffentlichkeit (*‚Eine Parallelwelt, die sich extrem gut zu schützen weiss' Dr. Matthias. K., Clienia Littenheid*). Und daher konnte man, so die Märchenthese, bis heute nie etwas beweisen. Und man wird es auch in ferner Zukunft nie beweisen können wegen dieser mafiösen Justiz- und Polizeistruktur europäischer und amerikanischer Staaten. Dies ist exakt ein Merkmal eines Konspirationsnarrativs. Man kann es nicht beweisen, es entzieht sich jeder Wissenschaftlichkeit.

Diese gesellschaftliche Créme de la Créme sei untereinander eng vernetzt, bilde kryptogene Gruppierungen unter der Leitung hochgestellter **Sektenführer.** Alles erinnere an eine organisierte kriminelle Bande, an eine Art von Mafia mit Omertà oder eine satanische Sekte, die im Untergrund agiert. Es seien konzentrische Kreise, wobei nur der innerste Zirkel alles wisse und überschauen könne. Bereits diejenigen, die im äusseren Rand mitspielen, kriegten wenig mit und könnten daher nicht mehr darüber berichten.

Es ist abstrus. In besagtem Buch von Huber glaubte die Psychologin sich und die Welt (1996) in der hohen Zeit des Satanismus, wobei dieser Hype aus dem klerikalen Amerika damals längst aufgearbeitet und gesellschaftlich teils überwunden worden war. Die Narrativwelle jedoch schwappte, wie immer, erst rund 20 oder gar 30 Jahre später dann auch nach dem fernen Europa hinüber, direkt in die guten Analytikerstuben einiger Psychologinnen und Psychiater und in deren emsigen Therapie- und Schreibwerkstätten hinein. Für sie war das Thema neu. Man konnte diese Narrativwelle perfekt in einer im Aufbau begriffenen Traumatherapiestation integrieren. Der ärztliche Oberguru und Traumaspezialist ging voran, die ihm zudienenden Stationsmitarbeiter folgten beinahe hörig hinterher.

Diese narrative Psychowelle überschwemmte leider auch die sich dazumal im Aufbau befindlichen Psychotherapiestationen gewisser Schweizer Psychiatriekliniken. Allen weit voran überflutete diese Narrativwelle primär die Clienia Littenheid, die eine Vorreiterrolle in dieser neuen Therapiefabrik inne nahm. Ein neues Therapeutikum war geboren.

Diese Narrativwelle überflutete leider auch die (angeblich evidenzbasierten) und neu entwickelten Therapiekonzepte der Traumatologie wie Intrusionen. Das Magma war eingedrungen und erstarrte. In der Psychiatrie war, sicherlich auch mit Hilfe Michaela Hubers, ein moderner Psychotrend geboren worden, der in sich das lästige Virus einer Verschwörungstheorie trug, welches nur amerikanische Antivirenprogramme erkannt hätten, europäische noch nicht. Zugleich war dadurch auch ein neuer prosperierender Wirtschaftszweig resp. Psychomarkt innerhalb der Psychiatrielandschaft erfunden worden und versprach den Kliniken satte Erträge.

‚Autor: Marvel Stella

Zuallererst möchte ich zwei Teilabsätze zitieren aus dem Artikel Der Glaube an satanistischen Missbrauch breitet sich in der Schweiz aus vom 21.05.2022:

Im November 1980 publizierten Michelle Smith und Lawrence Pazder das Buch »Michelle Remembers«. Pazder war Psychiater in Kanada und Michelle Smith ab 1973 seine Patientin. Ursprünglich hatte sie ihn wegen ihrer Depressionen aufgesucht. Doch in den sieben Jahren der Therapie bis zur Publikation des Buchs will Smith ungeheuerliche Dinge über ihre Kindheit herausgefunden haben….

… Das Buch über Smiths Erinnerungen wurde zu einem phänomenalen Erfolg. Smith war in zahlosen Talkshows zu Gast, Pazder hielt Vorträge und wurde als Experte von Fürsorgebehörden und der Polizei konsultiert. Er prägte den Begriff des »rituellen Missbrauchs« und regte an, sein Buch zu verfilmen…

Dieses Buch, dessen Inhalte sich später als unwahr heraus stellten, war der Beginn der Satanic Panic, also der panischen Angst vor satanisch-rituellem Missbrauch. Auf der oben verlinkten Seite ist die Entstehung noch mal sehr detailliert und verständlich beschrieben worden.

Ich sehe hier nicht nur den Beginn einer Verschwörung, sondern auch einer Begriffsbestimmung, die es in der heutigen Zeit erschwert, Aufklärung zu betreiben. Konkret geht es mir dabei um den Begriff »ritueller Missbrauch« oder »rituelle Gewalt«.

Es heisst weiter in dem Artikel: Die Begriffe «ritueller Missbrauch» und «rituelle Gewalt» sind nicht exakt definiert, was die Diskussion um das Phänomen erschwert.

Lawrence Pazder hat diesen Begriff geprägt bzw. in die Welt gesetzt, unzählige Therapeutinnen und (Schein-)Betroffene aber haben ihn übernommen und jahrzehntelang unwiderruflich mit dem Begriff »satanisch« und »Satanismus« verkoppelt.

Nehmen wir als Beispiel <u>*Michaela Huber*</u>*, eine Psychotherapeutin, die sich seit den 90ern mit dem Thema multiple Persönlichkeit/dissoziative Identitätsstörung befasst und der Verschwörung Satanic Panic einen Nährboden im deutschsprachigen Raum gegeben hat.*

Immer sprach und schrieb sie vom satanisch-rituellen Missbrauch. In all ihren Artikeln, Büchern und Videos. Seitdem die Skepsis und Kritik an dieser Verschwörung wissenschaftlich untermauert werden kann, geht Frau Huber seit einigen Jahren dazu über, nur noch vom rituellen Missbrauch oder von der rituellen Gewalt zu sprechen, obwohl sie sich nach wie vor auf den satanischen Missbrauch bezieht.

All ihre Anhängerinnen, wie ich sie hier leider nennen muss, bestehend aus (Schein-)Betroffenen und psychotherapeutischen Gläubigern, tun es ihr gleich.

Der Grund ist ganz simpel.

Wenn jemand Kritik übt oder zu verstehen gibt, dass das, was erzählt wird, 40 Jahre lang nicht belegt werden konnte, argumentiert man jetzt, dass man als Skeptiker organisierte-sexualisierte und rituelle Gewalt in Abrede stellt und deren Existenz abstreitet. Damit würde man den Tätern in die Hände spielen oder man wäre sogar selbst ein Täter.

Nicht nur Therapeuten, die die Verschwörung als wahr empfinden, nicht nur selbsternannte Betroffene, sondern leider auch der Unabhängige Beauftragte für Fragen des sexuellen Kindermissbrauchs (UBSKM) schliesst sich dem Vorgehen an. Unmittelbar, nachdem die Skeptiker das Video <u>*Skepkon 2018*</u> *veröffentlichten, erschien der Artikel:*

- <u>*Die unendliche Geschichte: Rituelle Gewalt und die Unfähigkeit, den Betroffenen zu glauben*</u>

Darin wird behauptet, Skeptiker/Kritiker würden rituelle Gewalt in Abrede stellen. Aufgezählt wurden dann allerdings nur Straftaten und kriminelle Handlungen, die niemals irgendeiner auch nur im Ansatz angezweifelt hat. Unter anderem kommerzielle und sexuelle Zwangsprostitution und sexuelle Gewalt allgemein. Es ist aus meiner Sicht grotesk, dass sich der UBSKM hierbei auf eine Webseite stützt, die von einer Betroffenen ins Netz gestellt wurde. Eine Person also, die scheinbar fest davon überzeugt ist, satanisch-rituell in einem internationalen Kult missbraucht worden zu sein. Sie führt zusammen mit der Medienpädagogin / Freien Journalistin Claudia Fischer, mit dem Verein Mosaik gegen Gewalt und der Emanuelstiftung die Seite <u>*Infoportal Rituelle Gewalt*</u>*.*

Ich empfehle den Lesern und Interessenten, sich die Webseite <u>*Infoportal Rituelle Gewalt*</u> *genauer anzuschauen. Man wird nirgendwo einen Fall entdecken, in dem es um ein satanisches Verbrechen in einem gross angelegten Kult geht. Es ist maximal von einem Einzeltäter die Rede, wo jemand laut Zeugenaussage der Nachbarn einem okkultistischen Orden angehört haben soll, wie hier:* <u>*Toter im Harz: Zeugen sagen über okkultistischen Orden aus*</u>*. Dies aber war – wie gesagt – nur eine Aussage der Nachbarn und konnte niemals nachgewiesen werden. Nirgendwo wird man Straftaten sehen, die auch nur im Ansatz satanische Kultverbrechen aufzeigen, wie sie die Betroffenen im gesamten Internet verstreuen oder wie sie auch von der Therapeutin Michaela Huber postuliert werden.*

Dass man den Begriff »ritueller Missbrauch«, der so eng mit dem »satanischen Missbrauch« verknüpft ist, nun auch auf alle anderen Verbrechen ausweitet, hat aus meiner Sicht Methode. Damit möchte ich nicht dem UBSKM unterstellen, methodisch vorzugehen. Er – da bin ich mir sicher – hat nur etwas übernommen, was seit Jahren von einigen Therapeuten und Betroffenen methodisch verknüpft wurde, um Kritiker mundtot zu machen.

Und genau das muss ein Ende haben.

Wir dürfen den Begriff »ritueller Missbrauch« nicht mehr – wie es im Ursprung war – mit dem satanischen Missbrauch gleichsetzen. Im Gegenteil. Wir müssen ihn vom Satanismus loskoppeln. Es wäre sicher hilfreich, sich bewusst zu machen, dass »rituell« vom Begriff »Ritual« abstammt. Rituale begegnen uns im Alltag überall. Alleine schon das tägliche Zähneputzen ist ein Ritual. Sie sind für Kinder sogar überaus hilfreich und notwendig, denn sie vermitteln Sicherheit und Orientierung. Etwas, was uns im Alltag in dem Ausmass positiv umgibt, kann man genauso auch in negativer Hinsicht ausüben oder erleben. Das bedeutet: Natürlich gibt es den rituellen Charakter auch in unzähligen Verbrechensarten.

Mein Vorschlag an alle Kritiker ist, einzig nur noch vom »satanischen Missbrauch« zu sprechen, wenn wir uns auf die Satanic Panic beziehen. Um das Totschlagargument, wir würden nicht an rituellen Missbrauch glauben, zu entkräften, ist es wichtig, in der Aufklärung zu vermitteln, welche Verbrechen rituellen Charakter haben. In vielen Sekten zum Beispiel sind konditionierende Gewalt-Rituale an der Tagesordnung, nur dass sie nichts mit einem satanischen Altar und irgendwelchen blutrünstigen Kindstötungen zu tun haben.

Sich ständig sagen lassen zu müssen – und da richte ich mich nun auch an den UBSKM – dass man nicht am Missbrauch und an organisierte Gewalt glaubt, ist ein Affront, der seinesgleichen sucht. Damit beziehe ich mich vor allem auf die offiziellen Stellen, an die ich mich auch noch persönlich wenden werde.'

(aus: https://dissoziationen.de/author/web22948972/

In Europa und hierzulande allerdings gab es damals (um 2000) noch wenig qualifizierte und erfahrene, traumatherapeutisch ausgebildete Psychiater und Psychologen. Alles begriff sich noch im Aufbau. Aber den Architekten und Baumeistern dieses neuen Psychotherapiegebäudes wurde kritik- und orientierungslos vertraut. Vieles befand sich in einem Zauber des Aufbruchs. Es fehlte aber an einer universitär begleiteten Überregionalität und Wissenschaftlichkeit dieses neuen Psychotherapiemarktes. Man folgte vielerorts einfach protagonistischen Menschen wie Michaela Huber und weiteren Helfeshelfern, sowie der amerikanischen Avantgarde, die das Desaster inzwischen hinter sich gebracht hatte.

Huber beschrieb die **Technik des Mind Control** in ihrem Buch so: ‚*Das Kind soll durch bestimmte «Programme» dazu veranlasst werden, mit den Tätern auf bestimmte Signale hin (telefonische, briefliche, persönliche, körperliche Berührung etc.) sofort Kontakt aufzunehmen, alles zu berichten, was andere Persönlichkeitsanteile (z.B. die im Alltag) tun und sagen, und sich zu bestimmten, vorher «einprogrammierten» Daten zu bestimmten Orten zu begeben, wo es von den Tätern abgeholt wird.*

*Die besonders geschickten «Programmierer» unter den Tätern vernetzen die von ihnen geschaffenen «Programme» in der kindlichen Persönlichkeit so, dass sie jederzeit durch bestimmte Codeworte oder Codezahlen Zugang zu diesem «Programm-Netz» bekommen und die darin enthaltenen «Personen» abfragen, umgruppieren und neu programmieren können. Auf diese Weise soll sichergestellt werden, dass das Opfer lebenslang unter der **Bewusstseins-Kontrolle** der Täter bleibt.'*

Alles klar? Was für **Programme**, was für **Signale**, was für **Persönlichkeitsanteile**, was für **einprogrammierte Daten**, was für **geschickte Täterprogrammierer**, was für **Codeworte** und **Codezahlen**, was für **Programm-Netze** und welche **Bewusstseinskontrolle**? Alles offene Fragen.

Huber könnte bereits damals leicht esoterisch veranlagt gewesen sein, zumindest schimmerte dies in ihrem Buch durch. So glaubte sie denn, nebst diesen Ideen einer Bewusstseinskontrolle und Bewusstseinsprogrammierung, auch an eine etwas seltsame **übersinnliche Begabung ihrer DIS-Klientinnen:** ‚*Was es bedeutet, »übersinnliche» Fähigkeiten zu haben (Déjà-vu, Telepathie etc.)*‘. (Kapitel 4, Multiple Persönlichkeiten, ab S. 135)

Huber verwies darin auf das spirituelle Erleben von Multiplen. Als ein Hund starb - so Huber in ihrem Buch - fühlte eine Multiple dessen Seele noch lange ‚*... wonach die Seele des Hundes seinen Tod überlebte und für die «Innenpersonen» der Multiplen noch zu spüren war...*‘ (S. 135f.). Ist das noch Psychiatrie?

Eine Seele, auch nach dem Tod eines Menschen, noch spüren oder fühlen zu können, bedarf einer feinfühlig sinnlichen Fähigkeit und sicherlich auch einer gewissen esoterischen Energie und Überzeugung. Immerhin könnte man alles in einem einfachen Sinne auf das Erinnerungsvermögen zurückführen, denn Menschen sich noch Jahrzehnte später imstande, sich intensiv und mit emotionaler Beteiligung an einen geliebten Menschen oder ein geliebtes Haustier zu erinnern.

Damit mystifizierte sie die ‚weiteren Innenpersonen‘ einer Multiplen und attestierte ihnen übersinnliche Empfindungen. Huber setzte noch einen drauf, als sie formulierte: ‚*... Inzwischen gehe ich - selbst früher eher von der ganz nüchtern-wissenschaftlichen Art – mit grosser Selbstverständlichkeit mit den erstaunlichsten Phänomenen um, und es sind nicht zuletzt meine multiplen Klientinnen, die mir bei meiner* **Wahrnehmungs- und Bewusstseinserweiterung** *geholfen haben...*‘ (ebenfalls ab S. 135)

Dieses esoterisch-übersinnlich anmutende Herangehen mit dem Erfolg einer persönlichen Wahrnehmungs- und Bewusstseinserweiterung umschrieb Huber in einem weiteren Beispiel (Anekdote): ‚*... Eine Zeitlang habe ich ständig die Batterien in meiner Uhr auswechseln lassen – bis ich gemerkt habe: Wenn bei mir innen viel los ist, bleibt die Uhr einfach stehen...*‘ (ab S. 135). Psychokinese und Telekinese lassen grüssen!

Was für energetische Kraftfelder müssen da um einen Menschen schwirren, dass die Uhren in der näheren Umgebung deswegen stehen bleiben!? Was für eine kräftige und strahlende Aura umfliesst da einen physischen Körper!?

Wenn die Psychologie und die Psychiatrie in die Hände solcher Esoterik gerät und sie in esoterischen Bahnen drängt, geht mit Sicherheit bald einiges schief in der Psychiatrie. Dann wird es gefährlich, weil jegliche Wissenschaftlichkeit fehlt. Diese fehlt, weil sie stört und dem Glauben entgegen tritt. Wissenschaftlichkeit will wissen, nicht glauben. Esoterik will in erster Linie jedoch glauben, nicht wissen. Sie gibt nur vor, etwas zu wissen. Sie rutscht ab in den Bereich von Annahmen.

Dann wird die Psychiatrie und Traumatologie allzu feinstofflich! Wie es vermutlich in der Clienia Littenheid unter Dr. Matthias K. geschah. Sie wurde zu feinstofflich.

Es ist nun nichts mehr wissenschaftlich beweisbar. Man bewegte sich im seichten, lauwarmen Bereich von Annahmen, die nicht widerlegbar waren. Schnell wurde alles geheimnissvoll, was interessant schien und reizvoll spannend, aber auch irrational, mysteriös und dunkel, rätselhaft und nebulös.

Sicherlich ist genau diese esoterische Veranlagung, diese innere Wesensart bei vielen Menschen ursächlich verantwortlich für den Glauben an esoterisch ange-hauchte Verschwörungsmärchen. Esoterisch veranlagte oder der Esoterik zuge-neigte Personen glauben eher an einen Verschwörungsmythos, als nüchtern wis-senschaftlich denkende Menschen. Oder sie glauben an Aliens. Oder an den Wahl-sieg Donald Trumps von 2020, der ihm damals von den verfluchten und Ver-jüngungsserum trinkenden Satanic Panic Demokraten gestohlen worden war. Esoteriker mutieren zu Q-Anon-Anhängern. Denn diese Demokraten trinken dieses aus Kinderblut und Kinderopfern gewonnene Adrenochrom, was ihnen zur Welt-macht verhalf. Der Teufel muss da im Spiel gewesen sein.

Das gab es in der Geschichte schon einmal. Alles erscheint ein wenig wie eine Neu-auflage des **Hexenhammers von 1486**, in dem jener Verschwörungsmythos postu-liert wurde, dass die Juden zusammen mit den Hexen beim sog. ‚**Hexensabbat**' christliche Kinder töten, um aus ihrem Blut **Hexensalbe** herzustellen. Dabei han-delt es sich um die am Längsten geglaubte **Ritualmordlegende** der Menschheit. Man wandte bereits damals diese Hexensalbe nur an, weil man die Weltherrschaft anstrebte. In unserer modernen Zeit versuchen einige Politiker, Esoteriker und **Q-Anon**-Anhänger mittels des Serums ‚**Adrenochrom**' nochmals dasselbe.

Schliesslich empfinden die Esoteriker sich als privilegierte Eingeweihte. Jedes nüchtern wissenschaftliche Denken ist vielen Esoterikerinnen schnell ein Dorn im Auge. Nicht von ungefähr wird in esoterischen Weiterbildungen verlangt, man solle den Verstand (Kopf) während der Weiterbildung abschalten und nur noch auf das Herz hören. Man kann sich fragen, ob Frauen einen ganz besonderen Draht dazu haben, so eklatant übervertreten ist das weibliche Geschlecht in diesen Weiterbildungen. An diesen Esokursen sind 90 Prozent der Teilnehmerinnen weib-lich. Dies ist nachprüfbar. Auch in den CARA Fortbildungen war dem sicherlich so. Praktisch nur Frauen hier. Woher kommt das? Ticken Frauen anders?

Klientinnen jedenfalls berichteten Huber weiter, sie hätten die Fähigkeit zur Vo-raussicht und hätten das Gespür dafür, was sich bald ereignen werde. Das ist Pro-phetie! Huber sprach auch von **Energieverschiebungen**, die man im EEG (Elektro-Enzephalo-Gramm) von Multiplen messen könne. Eine Behauptung, die wissen-schaftlich bisher nicht nachgewiesen werden konnte.

Es ist wissenschaftlich auch nicht bewiesen worden, dass das **Blutbild** von ver-schiedenen ‚Innenpersonen' in Multiplen ebenfalls unterschiedlich sei, als stamme es von verschiedenen Menschen ab, in denen (dasselbe) Blut fliesst. Ebenfalls ist es bisher auch noch nie bewiesen worden, dass die einzelnen Innenpersonen unterschiedliche Körpergrössen oder andere unterschiedliche Körpermerkmale etc. hätten (z.B. eine geringere Muskelkraft). Alles ist lächerlich und absurd.

Wenn man so will, unterscheiden sich eher nichtstoffliche Aspekte, die vornehmlich aus dem Bereich der geistigen oder psychischen Ebene stammen. So sind bei Menschen mit einer DIS verschiedene Persönlichkeitsanteile oder Merkmale beobachtbar (Geistiges, Nichtstoffliches). Es sind unterschiedliche charakterliche resp. emotionale Facetten eruierbar. Es ist scheint auch so, als hätten Innenpersonen (die verschiedenen seelisch oder psychisch abgespaltenen Teile) ein eigenes ‚Alter'. Sie sind nicht, aber fühlen sich unterschiedlich alt.

Alle durch die Dissoziation erschaffenen ‚Seelen' haben eine eigene Geschichte und weisen somit, so die Theorie, eine eigene Daseinszeit auf. Ihre nichtkörperlichen ‚Geburten' oder ‚Erschaffungsdaten', besser wäre, man spräche von Herausbildungen, sind nicht Geburten im biologischen Sinne, sondern eher sog. ‚mnestische' Schöpfungen, also die Mneme betreffende Erschaffungen oder Herausbildungen (Genesen). Was aber sind solche Seelen, Innenpersonen oder Persönlichkeitsanteile? Es ist kompliziert.

Daher hätten, so die Traumathese, die verschiedenen Innenpersonen neben ihrem eigenen Alter auch eigene Vorlieben und Ansichten und sie träten wie eigenständige und sich abgrenzende Wesen mit eigenem Bewusstsein auf. Unterschiede seien auch in der Haltung, in der Mimik, wie auch in der Stimme oder in der Sprache, z.B. im sprachlichen Ausdruck wahrnehmbar. Es gäbe daher auch Innenpersonen, die eine Fremdsprache sprechen würden, wobei diese fremde Sprache zuvor vom traumatisierten Opfer nie erlernt worden sei. Angeblich.

Als kämen sie aus dem **Unbewussten** oder aus den **Archetypen**, also aus jenen Komponenten des kollektiven Unbewussten im Menschen, welche die ererbte Grundlage der Persönlichkeitsstruktur bilden.

Es ist vielleicht das Schicksal jeder psychologischen Theorie, dass nicht nur die psychotheoretischen Vorstellungen eines Sigmund Freud oder Carl Gustaf Jung, sondern auch die Theorien der DIS irgendwann als überholungsbedürftig oder gar als veraltet und damit, z. B. von einer nächsten Generation, gänzlich abgelehnt werden. Glücklich sind jene Theorien, die leicht revidiert und dem zeitlichen Erkenntnisstand angepasst werden können. Sie überdauern.

Auch Charcot kannte in seiner Praxis in der Salpêtrière vermutlich solche in einer Fremdsprache sich unterhaltenden Hysterikerinnen, die nach einem ‚Switch' auftraten. (Louise Augustine Gleizes, die in einen Zustand der Trance fiel, während dessen sie in verschiedenen Sprachen sprach, ist vielleicht ein solcher Fall?)

Freud und Breuer berichteten ebenfalls über einen solchen Fall in ihrem Werk (Studien über Hysterie, 1895, S. 19, Anna O.). Darin heisst es:

Dies fiel zeitlich zusammen mit der wiederkehrenden Beweglichkeit der linksseitigen Extremitäten, März 1881; die Paraphasie wich, aber sie sprach jetzt nur englisch, doch anscheinend, ohne es zu wissen; zankte mit der Wärterin, die sie natürlich nicht verstand; erst mehrere Monate später gelang mir, sie davon zu überzeugen, dass sie englisch rede. Doch verstand sie selbst noch ihre deutsch sprechende Umgebung. Nur in Momenten grosser Angst versagte die Sprache vollständig oder sie mischte die verschiedensten Idiome durcheinander. In den allerbesten, freiesten Stunden sprach sie französisch oder italienisch. Zwischen diesen Zeiten und denen, in welchen sie englisch sprach, bestand völlige Amnesie.

Einige Therapeuten behaupten, dass die verschiedenen Innenpersonen je ihre eigene Sehschärfe hätten und daher unterschiedliche Brillen tragen müssten. Dasselbe gilt auch für die unterschiedliche Muskelkraft, die Sexualität resp. die sexuelle Ausrichtung und die geschlechtliche Zugehörigkeit (mal Frau, mal Mann). Um einige weitere Abweichungen zu erwähnen.

Unsicher scheint, ob die verschiedenen Innenpersonen auch ihre je eigenen körperlichen Allergien (oder keine Allergien) haben. Allerdings wusste man bereits zu Charcots Zeiten, dass Lähmungen (Paresen: Muskelschwächen, unvollständige Lähmungen resp. Erschlaffungen) oder eine psychogene ‚Blindheit‘, die in Wirklichkeit keine körperlich echte und dauernde Blindheit war, durch die Anwendung von (nach Charcot therapeutischer) Hypnose auftreten konnten.

Charcot ‚spielte‘ resp. experimentierte mit den Paresen seiner Hysterikerinnen recht virtuos und liess Paresen (partielle Lähmungen) geschickt, wiederum durch hypnotische Einwirkung, von einem Arm in den anderen wandern. Es scheint, als würden noch heute gewisse Traumaspezialisten Zustände in ihre DIS-Patientinnen hinein hypnotisieren, dirigieren, steuern und suggerieren um diese Patientinnen in ein vorbestimmtes Ziel, in eine gewünschte (diagnostische) Richtung zu lenken. Cave: DIS-Patientinnen sind besonders hypnoseanfällig! Und suggestibel!

Ob die Pupillen, nebst dem Lichteinfall als Ursächlichkeit, allein auf Grund von seelischen Spannungen oder wechselnder Innenpersonen sich vergrössern oder verkleinern, bleibt wissenschaftlich ebenfalls unabgeklärt. In der Traumatologie wird dies jedoch geschildert. Mag sein, dass heftige Affekte wie Wut, Konsternation oder Angst, die Pupillenöffnungen wirklich über längere Zeit verändern, aber dass Innenpersonen ihre je eigenen Pupillengrössen hätten, bleibt fraglich.

Wer erschuf das Krankheitsbild der DIS? War es Pierre Janet, Sigmund Freud zusammen mit Josef Breuer, oder eher Jean-Martin Charcot? Oder war es gar der schottische Schriftsteller Robert Louis Stevenson mit seiner berühmten Novelle **‚Der seltsame Fall des Dr. Jekyll und Mr. Hyde‘** aus dem Jahre 1886?

Oder war es das Buch ‚Sybil' aus dem Jahre 1973? Die Geschichte von Shirley Mason, der Frau aus Minnesota, mit angeblich 16 Persönlichkeiten? Dabei sprach einiges dafür, dass hinter dem Fall Sybil ein grosser Betrug steckte und es wurde kolportiert, dass Shirley Masons Psychiaterin ihre ‚Probandin' zu entscheidenden Aussagen verleitet hatte, um vom Verkauf ihrer Geschichte in Buchform zu profitieren. Was auch immer stimmen mag.

Waren es amerikanische Medien gewesen oder klerikale Satanistengegner, literarisch begabte Psychologinnen wie eine Michaela Huber und Co., ärztliche Traumatherapeuten oder universitäre Neurologen und Gehirnforscher oder gar Psychiatrische Universitätskliniken? Waren es die gepeinigten und geschändeten Missbrauchsopfer selbst, die sich in einschlägigen Internetforen austauschten und diese Foren mit ihren echten oder selbsterfundenen Diagnosen verseuchten?

Medial kann ein gespielter **Tourette** zum Hype werden. Er muss nicht nochmals wiederholt werden, er war schon da. Facebook und TikTok lässt grüssen.

Und wie steht es mit unseriösen Internetforen, in denen sich alle versammeln, seien es echte Missbrauchsopfer als auch traumabegeisterte Selbstdarsteller, die dort alles ungefiltert und kritiklos posten dürfen, ohne je zur Verantwortung gezogen werden zu können? Oder schufen einige wenige reisserische Bestseller aus der literarischen oder filmischen Welt das Krankheitsbild der Multiplen Persönlichkeit? Welcher seriöse Psychiater oder welche seriöse Psychiaterin wird heute als der Vater oder als die Mutter der dissoziativen Identitätsstörung anerkannt?

Als seriöser und wissenschaftlich denkender Arzt kommt der **Psychologe Pierre Janet** ganz vorne auf die Liste jener, die die dissoziative Identitätsstörung erstmals im 19. Jahrhundert beschrieben hatte. In seinem Werk findet man jedenfalls erste Fälle einer ‚gespaltenen' Persönlichkeit. Er war einer der Esten, der die Verbindung zwischen Trauma und dissoziativen Symptomen wie Amnesie und Identitätsspaltung herstellte.

Seine Ideen wurden weiterentwickelt von Morton Prince, William James und auch Sigmund Freud mit seiner Theorie des Unbewussten. Schliesslich wird die Entwicklung dieser Konzepte und Therapieansätze das Ergebnis einer Vielzahl von Beiträgen und Entdeckungen durch zahlreiche Fachleute über einen längeren Zeitraum hinweg stattgefunden haben. Es dürfte daher schwierig sein, eine einzelne Person als Vater oder Mutter dieser Konzepte zu bezeichnen.

Selbst die ersten Jahre der Traumastationen Waldegg der Clienia Littenheid gehören in diese Entwicklungsgeschichte und sind und bleiben nicht unbedeutend. Trotz des Desasters von 2021 muss man dieser modernen Klinik der Ostschweiz danken. Sie will nicht stehen bleiben und sucht nach neuen Wegen der Diagnose und Therapie.

Schlimm wäre es für die von sexualisierter Gewalt wirklich betroffen Patientinnen, wenn ihnen von ihren Therapeutinnen und Therapeuten sog. **falsche Erinnerungen hineinsuggeriert** wurden und dass sie vom Arzt und von den Traumastationen dazu verleitet worden waren, diese innere Spaltung, diese verschiedenen **Innenpersonen zu spielen**, damit die Krankenkassen eine Kostenübernahme für die teure Traumatherapie übernahmen. Dies gilt jedoch nicht für die DIS-Patientinnen mit einer echten Identitätsstörung. Dies gilt nur für iatrogene Satanic Panic Patientinnen, denen Satan in die Seele hinein therapiert wurde. Sie tun besser daran, sich der therapeutischen Altlasten zu entledigen. Ihnen kann auch anders geholfen werden, als auf Traumastationen.

Immerhin gibt es Gedächtnisforscherinnen und Gedächtnisforscher, aber auch Psychiaterinnen, die die Meinung vertreten, dass die dissoziative Identitätsstörung auf einer Einbildung beruhe und dass das false memory Syndrom ebenfalls das Produkt subtiler Suggestion sei. Auch um diese These vertreten Pro- oder Antagonisten zustimmende oder ablehnende Standpunkte.

Eine Neuropsychologin der Universität Zürich, Dr. Y. S. jedenfalls war der Ansicht, dass es das false memory Syndrom **nicht** gebe. Interessant waren ihre Aussagen, weil sie selbst eine Zeit lang in der bereits mehrfach erwähnten Clienia Littenheid als Wissenschaftlerin angestellt war und mit den dortigen Traumaspezialisten eng zusammengearbeitet und auch eine Studie durchgeführt hatte.

Sie schien auch eine berufliche Verbindung oder gar Zusammenarbeit mit einem Schweizer Psychiater, Dr. med. Jan G. eingegangen zu sein.

Frau Dr. Y. S. ist promovierte Neurowissenschaftlerin. Ihr Forschungsinteresse gilt den neurobiologischen Grundlagen dissoziativer Störungen und den Wirkmechanismen traumatherapeutischer Interventionen. Ein Fokus ihrer Forschung liegt in der kritischen Auseinandersetzung mit den Behauptungen von Kritikern, die den posttraumatischen Ursprung von schweren dissoziativen Störungen bezweifeln und stattdessen von kulturellen und suggestiven Einflüssen durch Medien und Psychotherapeuten ausgehen. (Soziokognitives Modell, Simulation, auch Fantasie Modell genannt oder Iatro-Modell)

Die Neurowissenschaftlerin Dr. Y. S. sprach sich in einem YouTube-Auftritt deutlich gegen das sog. **soziokognitive Modell** aus, welches behauptet, dass die Krankheit **DIS auf Simulation resp. Suggestion beruhe**. Es gebe da neurowissenschaftliche Befunde, meinte sie, die dieses **Fantasie- oder Iatro-Modell** entkräften würden.

Dass eine renommierte Universität, wie die in Zürich, solche und weitere Fragestellungen erforscht, ist für die Wissenschaft entscheidend und gut. Ein solche Forschung muss unbedingt gefördert werden, handelt es sich doch bei den frühkindlichen und auch allen anderen Misshandlungen um ein sehr starkes ‚Gift' für die Psyche der misshandelten Opfer und um eine stark wirkende Noxe für die weitere geistige und körperliche Entwicklung, um ein Gift also, welches über eine ausgesprochene seelische Zerstörungskraft verfügt.

Viele Kinder werden Opfer rohester Gewalt, meist ausgeübt durch Familienmitglieder aber auch durch kommerziellen Missbrauch. Sie werden Opfer von schwerster, lange andauernder sexualisierter Gewalt, grausamer Folter und wüsten Vergewaltigungen. Kinder werden zur Prostitution gezwungen und durch organisierte Verbrecherbanden zu hilflosen Hauptdarstellern von Kinderpornos gezwungen. Pädophile und Menschen mit einer sexuellen Deviation erwerben sich diese Pornos dann vor Verfolgung gut geschützt im DarkNet. Diese Banden sind eng strukturiert und aufgebaut wie Mafia-Organisationen und kennen ebenfalls, wie diese, eine strenge Omertà. Ihr Business ist ein Milliardengeschäft.

Wichtig wäre im Zusammenhang mit der DIS auch eine universitäre Forschung, die sich mit der Frage auseinander setzt, ob bei einer Patientin mit DIS auch der **Blutdruck**, der **Herzschlag**, der **Hormonhaushalt**, das **EEG**, also die Hirnströme der in dem Körper einer Multiplen wohnenden verschiedenen ‚Persönlichkeiten', sich jeweils verändern. Jedenfalls wird in der einschlägigen Literatur dies immer wieder behauptet.

Eine weitere Fragestellung wäre, ob sich die DNA einer Multiplen verändern kann, je nach der zurzeit aktiven Innenperson? Aber wie kann die Psyche eine DNA eines Menschen verändern? Kann die menschliche Psyche die eigene deoxyribo-nucleic-acid, also die Desoxyribonukleinsäure beeinflussen? Kreiert die menschliche Psyche auch Mutationen?

Von der bekannten Autorin und Psychologin Michaela Huber, die während ihrer beruflichen Laufbahn auch Traumastationen der Clienia Littenheid besucht hatte und vermutlich auch mit ihrem vorgetragenen Wissen in die Entwicklung dieser Stationen eingegriffen hatte, sei hier noch ein letzter Satz aus ihrem spannenden Buch zitiert.

Einen besseren Zirkelschluss zu Jean-Marin Charcots ‚Hypnotisierbarkeit der Hysterie' kann man nicht liefern:

Eine Reihe von Forschern und Klinikern weist denn auch darauf hin, dass neben «**extrem guter Hypnotisierbarkeit**» auch «**häufige übersinnliche Wahrnehmungen**» zu den guten diagnostischen Kriterien für Multiple Persönlichkeitsstörung gehören.

(https://sekten-info-nrw.de/information/artikel/esoterik/zersplitterung-nach-therapiebedenkliche-auswirkungen-der-%E2%80%9-rituelle-gewalt-Mind Control%E2%80%9C-theorie) resp.

Huber, M. Multiple Persönlichkeiten. Zersplitterung nach Gewalt. S. 115. Paderborn: Junfermann, 2010)

Damit sind die Ausführungen im Zusammenhang mit dem ersten Teil der Filmreportage des Schweizer Fernsehens beendet. Es folgte ein weiterer Film.

Satanic Panic 2 - Jetzt reden die Opfer

Es gab, nachdem der erste Teil der REC.-Reportage des SRF, nach heftigem Wellenschlag, der die psychiatrische Landschaft überschwemmt hatte, einen **zweiten Film zum Thema** dieser REC.-Reportage.

Der erste Rec.Teil hatte sehr hohe Wellen in der Medienlandschaft geworfen und Kantone veranlasst, aktiv zu werden. Es berichteten viele Medien darüber, etwa der Tages-Anzeiger ‚TA', die Wochenzeitung ‚WoZ', sowie Watson, der Schweizerische Beobachter und auch die bekannteste Boulevard-Zeitung der Schweiz, der BLICK. Alle sprachen über diese Verschwörungstheorie und die Namen vieler Protagonisten resp. Anhänger, vom Psychiater bis zur wurden unzensiert erwähnt. Sie lassen sich nachlesen.

Man hatte im Redaktionsteam der REC.-Reportage inzwischen festgestellt, dass im ersten Film die betroffenen Patientinnen und Patienten selbst zu wenig zum Zuge kamen, respektiv zu Wort gelangten. Sie wurden darin kaum erwähnt, obschon sie die Hauptpersonen sind in diesem modernen psychiatrischen Verschwörungsdrama. Das sollte sich mit dem Folgefilm ändern.

Darin kamen mehrere betroffene ehemalige Klientinnen und Klienten (DIS-Kranke resp. als sog. Multiple diagnostizierte Menschen) zu Wort, da das Reporterteam erkannt hatte oder hatte erkennen müssen, dass im ersten Teil der REC.-Reportage die Sichtweise des Problems mehr auf die Therapie, aber leider weniger auf die wirklich Betroffenen selbst gefallen war.

Diesen Umstand wollte man mit einer neuen Sendung korrigieren, als man sich fragte, wie dieser grässliche Verschwörungsmythos ‚**Satanic Panic/rituelle Gewalt/Mind Control**' sich auf die Betroffenen selbst, also auf die Patientinnen und Patienten mit Traumaerfahrung oder Dissoziation ausgewirkt hatte. Wie dachten sie über dieses Verschwörungsnarrativ? Glaubten sie selber auch an diese verworrenen Thesen ihrer Traumapsychiater?

Was bewirkte dieses **Erklärungsmodell ‚Satanic Panic/rituelle Gewalt/mind Control**' bei den Traumaopfern? Weckte der Irrglaube, dass die Krankheit auf Grund eines satanistischen Missbrauches mit Programmierungen (Mind Control und false memory) des Hirns entstanden sei, bei den Opfern Hoffnungen auf ein besseres Verständnis für ihre teils seltsam anmutenden Symptome dieser merkwürdigen Krankheit, die die Kraft hatte, gleich mehrere Innenpersonen, mit jeweils eigenen Persönlichkeiten und Vorlieben zu erschaffen? Innenpersonen, die in bestimmten Situationen switchten, also schnell wechselten?

Auch ihre Depersonalisations- und Derealisationsstörungen wurden von der Gesellschaft mit Argwohn oder Konsternation aufgenommen. Geriet eine an der DIS erkrankte Person in eine Fugue, geriet selbst die Polizei oft in Erklärungsnot und vielleicht auch Unverständnis. Und dazu kamen oft diese seltsamen Erinnerungslücken.

Die Symptome der DIS sind vielfältig und eigenartig und erfahren oft eine vehemente Ablehnung in der Gesellschaft. Sie stossen auf Unverständnis, auf Kopfschütteln. Viele Menschen können sich dieses Krankheitsbild kaum vorstellen. Gesunden und unbelasteten Menschen fällt es schwer, auf folgende Aspekte resp. Symptome der DIS richtig und adäquat zu reagieren:

Symptomgruppe: ständiges Wiedererleben
Dazu gehören die **Intrusionen**, die sich wiederholenden und aufdrängenden Erinnerungen an die Ereignisse. Belastende Träume bzw. **Alpträume**. **Erinnerungsattacken** (Flashbacks). Belastungen durch Auslöser. Physiologische Reaktionen bei Erinnerungen.

Symptomgruppe: Vermeidung/emotionale Taubheit
Gemeint sind: Vermeidung von Gedanken und Gefühlen, Vermeidung von Aktivitäten und Situationen, Amnesien, Verminderungen des Interesses, Gefühle der Entfremdung, Einschränkungen des Affektspielraumes, Einschränkungen der Zukunft.

Symptomgruppe: anhaltendes physiologisches Hyperarousal

Darunter fallen (als chronische Übererregung) Ein- und Durchschlafschwierigkeiten, eine erhöhte Reizbarkeit und kaum kontrollierbare Wutausbrüche, Konzentrationsschwierigkeiten, Hypervigilanz und eine übermässige Schreckreaktion.

Mit der Erklärung, der Satan sei mit im Spiel und dass satanistisch gesinnte Gruppierungen böser Menschen aus der Elite sie bereits als kleine Kinder zu ihren Gunsten programmiert hätten, um ihren Willen zu kontrollieren, um sie zu überwachen und zu beeinflussen, sie zu sexuell gefügigen Opfern zu machen, fiel diesen hilflosen Traumaopfern endlich ein Erklärungsmodell in die Hände, welches klar Stellung zu nehmen schien, worunter sie litten. Es sprach für sie.

Wollte man mit dieser kruden Erklärung, mit diesem schrägen Narrativ die Mauern des Unglaubens und der Skepsis durchbrechen und jenen Traumaopfern endlich eine adäquate körperliche und psychotherapeutische Versorgung zukommen lassen? Aber hiesse das nicht auch, ihnen den Teufel wieder austreiben zu müssen?

Traumaopfern, denen man in der Gesellschaft kein Verständnis entgegen brachte und die erst noch eine fatale Nähe zu anderen Krankheitsbildern aufwiesen, wie etwa zur Schizophrenie, zu Angststörungen, gewissen Persönlichkeitsstörungen oder auch zu den Borderlinestörungen versuchte man den Teufel auszutreiben? Mittels einer Traumatherapie?

Entlastete die heraufbeschworene Entdeckung der rituellen, satanistischen Gewalt als Krankheitsverursacher die Traumapatientinnen vor einer schwierigen aus anamnestischen Gründen unmöglichen Suche nach einer verständlichen Aetiologie?

Der Traumatherapeut zu seinem Dissoziationsopfer: ‚Endlich wissen wir, warum Sie dissoziierten! Es war der Teufel!' Wie hätte man es dem Opfer denn sonst erklären können?

Immerhin hatte man mittels dieses Erklärungsmodells im Falle der Herisauer Traumapatientin endlich den bösen Buben, resp. den Schuldigen gefunden, der die Tochter in diese schreckliche Krankheit, in diese verwirrende Dissoziation hinein getrieben hatte. Dieser Schuldige war der Traumapatientin mit dessen Erklärungs-Modell ‚Satanic Panic' auf dem Silbertablett der Öffentlichkeit vorgeführt worden. Endlich konnten die Ärzte aufatmen. Es war möglich geworden eine Anklage zu erheben und auf Genugtuung in Form eines harten Urteiles zu hoffen. Alles zielte auf die Täterfamilie, besonders auf den (un)schuldigen Vater. Satan war endlich überführt! Denn jetzt schien es iatrogen gelungen, die Ätiologie der töchterlichen DIS zu beweisen. Nun konnte man den oder die Täter vor Gericht ziehen und sie in Schande hinter feste Mauern bringen. Was lange dauerte, wurde endlich gut.

Aber im Nachfolgefilm äusserte sich der bekannteste Schweizer Forensiker und Psychiater, Dr. **Frank Urbanjok** in dieser Reportage unerwartet folgendermassen zum Thema dieser satanistischen Verschwörungstheorie:

‚... zum jetzigen Zeitpunkt gibt es für diese ausgestaltete Theorie einer gross angelegten Verschwörung mit satanistischem Hintergrund keinerlei Belege... !'

Hoppla! Die Sendung zeigte auf, was diese Verschwörungserzählung anzurichten imstande war. Menschen, die Hilfe in der Psychotherapie suchten, erzählten in der Reportage, dass sie deswegen **sieben Jahre ihres Lebens verloren** hätten! Die satanistische Verschwörung der Psychiater hatte ihnen sieben Jahre ihres Lebens versaut! Nicht nur gekostet, sondern versaut. Denn es gab für diese ausgestaltete Theorie einer gross angelegten Verschwörung mit satanistischem Hintergrund keinerlei Belege. Die Herisauer Traumapatientin jedoch hörte durch ihren Trauma-arzt, dass ihr Vater und ihre Familie sich in die Hände Satans begeben hätten. Daher diese bluttrinkende, nächtliche Friedhofsorgie. Daher die Erschiessungsduelle im dunklen Wald. Noch roch die Luft nach gebratenem Kinderfleisch und es koagulierte das Blut in gefüllten Menschenkehlen.

Auf die erste Sendung hin hatten sich etliche Menschen bei der Redaktion SRF gemeldet, so der Reporter, und erklärten, dass diese absurde Geschichte von der satanistisch-rituellen Gewalt und Mind Control in der Traumatherapie in sie hinein suggeriert worden sei. Und dies gegen ihren eigenen und auch erklärten Willen.

Genau dieser These entsprach auch der Reporter des SRF, der sich alsbald aufmachte, dies zu beweisen.

Mit anderen Worten wurde in Film 2 gesagt: **Die Psychiatrie suggeriere ihren Multiplen, ihren DIS-Klienten exakt diesen Verschwörungsmythos ein.**

Zur Erinnerung: Tat dies der Psychiater der ersten Stunde, Jean-Martin Charcot nicht auch auf seine Weise? Wandte er nicht auch viel zu oft und zu unbesonnen seine suggestive Hypnose als therapeutisches Instrument an? Bestand hier nicht eine enge Parallele zu diesem grossen Erforscher der Hysterie? Wurde nicht genau deswegen ein Charcot nach seinem Tode von der wissenschaftlichen Nachwelt so schnell vergessen und korrigiert? Und jetzt war dies auch einigen Traumaärzten und Traumastationen mit ihrem seltsam abwegigen Erklärungsmodell geschehen.

Denn trotz **Charcots Staatsbegräbnis** zerfiel dessen Ruhm posthum in Windeseile. Er hinterliess zwar noch eine grosse Menge an literarischen Werken, aber keines dieser gesammelten hinterlassenen Schriften wurde nach seinem Tod jemals veröffentlicht. Er hatte eine grosse Bibliothek angehäuft. Jedoch auch sie zerfiel bald in einen erbarmungswürdigen Zustand. Auch das aufgebaute **Museum Charcot**, welches sich in den altehrwürdigen Mauern der Salpêtrière befand, zerfiel baulich ebenfalls in sich. Das Gebäude, worin es stand, existiert heute nicht mehr. Niemand zeigte posthum noch ein Interesse an Charcot.

Vermutlich geschah dies auch einigen eifrigen Buchschreiberinnen mit ihren Büchern. Vermutlich beispielsweise Frau Huber, Frau Miller und Frau Fliss und weiteren Anhängern der kruden Ritualgewaltverschwörung mit Mind Control Behauptungen. Wer weiss, wann diese Werke aus den Regalen entstaubt werden.

Und wie sollte es auf den bestehenden schweizerischen Traumastationen weiter gehen? Welche Scherben der Traumatherapie konnten weiterhin verwendet werden? Welche Therapieformen werden verbannt? Darf Satan weiterhin bleiben?

Charcots Theorien und Schlussfolgerungen wurden von der Nachwelt abgelehnt. Sicherlich geschieht dasselbe auch heutigen Protagonisten von Fabeltheorien. Die Hysterie gemäss Charcot war keine erbliche und fortschreitende körperliche Erkrankung mehr, die durch körperliche Traumata entstanden waren. Die dissoziative Identitätsstörung war auch nicht auf satanistischem Boden entstanden. Hysterie war auch nicht vererbbar, wie er seinerzeit noch behauptet hatte. Man lehnte in der psychiatrischen Fachwelt auch seine Techniken ab, die bei weiblichen Patientinnen mittels Hypnose, Magnetismus und Elektrizität eine Hysterie erzeugten. Oder Konversionen, wie etwa Lähmungen oder Blindheit etc. Seine theatralischen und im Grunde genommen für die Hysterikerinnen entwürdigenden Dienstagslektionen waren unbeliebt geworden und wurden von keinem seiner Schüler weiter geführt. Was für Schüler finden Huber, Miller und Fliss? Welche Esoterikerinnen ermutigen sich dazu?

Seine Theorien über die Hysterien waren somit falsch. Auch die Theorien neuzeitlicher Traumatherapeuten waren falsch. Allerdings gelang es Charcot durch den Einsatz von Hypnose immerhin zu unterscheiden, ob es sich bei den hysterischen Lähmungen seiner Patientinnen um eine traumatische, also konversionsneurotische Störung handelte oder um eine Lähmung, die einst aufgrund einer echten Läsion des Nervensystems entstanden war. Ob es modernen Traumaspezialisten auch gelingen wird, eine echte DIS von einer unechten Satans-DIS zu unterscheiden?

Immerhin: mit Hilfe der Hypnose und dem Trancezustand der Opfer konnte er die Lähmung suggestiv zum Verschwinden bringen, gegenteilig jedoch konnte Charcot Lähmungen mittels der Hypnose auch suggerieren und damit erzeugen.

Und immerhin: in den Traumastationen versuchte man das Trauma mit Hilfe der Expositionstherapie zum Verschwinden zu bringen, gegenteilig aber wurde den Patientinnen eine Verschwörungsdummheit suggeriert, die imstande war, selbst ein eigenes und neues Trauma zu erzeugen. Ein Iatrogen-Trauma. Sie war nicht nur dazu in der Lage dazu, sie hatte es getan.

Expositions- oder Konfrontationstherapie: konfrontatives Verfahren beruhend auf dem Prinzip der Habituation (Gewöhnung) und des Verhaltensexperiments.

Charcots einstiger Ruhm, den er zu Lebzeiten noch genossen hatte, zerfiel in das Stereotyp des despotischen Wissenschaftlers, der eine falsche Spur der Wissenschaft begangen hatte. Gerieten nicht auch Psychiater wie Matthias. K. und sein Vorgänger Bernd F. und viele weitere solcher Therapeuten auf eine solche, falsche Spur, als sie sich auf ein verschwörungs(un)theoretisches Geleise begeben hatten? Auch ihr Ruhm verfiel in zügiger Eile. Sie starben nicht physisch, sondern ehrenmässig. Reputationsmässig. Ruf und Ansehen verflogen wie Ascheteile. Als das mediale Bombardement einsetzte, verschwanden sie in ihre geistigen Bunker.

Der Glaube an die eigene Überlegenheit und auch an die enorme Kraft Satans hatte auch einige Traumatherapeuten der Clienia Littenheid blind gemacht. Nicht alle. Hoffentlich! Die Ärzteschaft dieser Traumastationen mit ihrem impliziten Verschwörungsmärchen aber wurde in den Schweizer Medien verspottet. Es rauschte im Blätterwald. Auch bei den Oberärzten ging es nicht lange, da wurden auch ihre Theorien der DIS verleugnet und korrigiert. Es war grotesk und lächerlich.

Mitarbeiterinnen und Mitarbeiter der Clienia Littenheid schämten sich, als diese verschwörungstheoretischen Aspekte, die in ihrer täglichen Arbeit auch im Umgang mit ihren Traumapatientinnen sichtbar waren, ans Tageslicht gelangten. Wer weiss, verleugneten sie jetzt, dass auch sie an diese unwissenschaftlichen ‚Theorien' geglaubt und zum engeren Team von ärztlichen Direktorinnen und Oberärzten, von behandelnden Doktoren wie Bernd F. und Matthias K. und zu den verschiedenen Psychologinnen und Psychologen (wie etwa Michelle R.) gehört hatten, die alle in diesem Traumatherapiehaufen eingebettet waren. Es war ein unsäglicher Psychohaufen, der da die Existenz Satans in der Therapie predigte. Jetzt war dieser unsägliche Psychohaufen im Abfalleimer gelandet.

Eine ehemalige Patientin der besagten Traumastation in Littenheid jedenfalls sagte im zweiten Teil dieser REC.-Reihe aus, dass sie wegen der Traumatherapie während rund 7 Jahren an etwas geglaubt habe, was real nie existiert hatte. Will heissen, sie habe an etwas glauben müssen, was in Wirklichkeit nie geschehen war. Das ist somit nichts anderes als ein **durch ein spezielles therapeutisches Setting auferzwungenes ‚Falscherinnern'**, welches im Falle der Herisauer Familie in ein heftiges Desaster geführt hatte.

Wenn man sieben Jahre lang fest daran geglaubt hatte, resp. sich vermeintlich erinnert hatte oder an etwas zu erinnern schien und innerlich überzeugt war, etwas erlebt oder erfahren zu haben, was in Tat und Wahrheit nur ein Artefakt einer falsch verlaufenden Iatro-Therapie darstellte, dann war das eindeutig ein **grober Behandlungsfehler**. Die suggerierende Hypnosekraft der Traumatherapeutinnen musste heftig gewesen sein und wurde von diesen Erzeugern nie hinterfragt.

Erinnert sei an den traurigen Fall der Herisauer Familie, wo der Vater einer Tochter gerichtlich angeklagt wurde (weil Offizialdelikt), er habe in rituellen Verfahren seine Tochter missbraucht und geschändet oder missbrauchen und schänden lassen. Da war auf dem Friedhof in Appenzell doch kein Blut getrunken worden. Es wurden keine Babys satanistisch-rituell gebraten und aufgegessen. Und im dunklen Wald waren auch keine tödlichen Duelle zwischen Kindern ausgetragen worden.

Eine gute Traumatherapie managt solche Ideen geschickter. Sie unterstützt solche Ideen nicht mittels Suggestionen und Einredungen, sondern versucht zu relativieren.

Alles nur Suggestion und Pfuscharbeit schillernder Psychiater mit einem esoterisch leichtsinnigen Hang zu Verschwörungsfabeln. Solche Psychiater gehören angeklagt! Vor einem Gericht oder vor einer Ärztegilde, z.B. der FMH, der Swiss Medical Association. Oder einer sonstigen Ärztegesellschaft, einem Verein oder Verband von Ober- und Chefärzten oder einer Organisation leitender Spitalärzten. Wer oder was überwacht den Hippokratischen Eid, den Ärzte schwören können?

Ein satanistische Verschwörungsnarrativ zu unterstützen widerspricht diesem Eid. So kann das Hippokrates sich nicht erdacht haben.

Eine vom Behandlungsteam in einen Patienten **hineinprojizierte** ‚Theorie', ein unwissenschaftlicher Irrglaube, eine verschwörungstheoretische Überzeugung, ist eindeutig ein Behandlungsfehler und ein solcher ist gemäss Rechtsprechung klagbar, wenn er zu psychischen Schäden geführt hat oder wenn Gefahr besteht, dass ein solcher Schaden das weitere Leben des behandelten Patienten in pathologischer Weise gefährdet. **Behandlungsfehler können grundsätzlich haftungsrechtliche Fragen nach sich ziehen.** So Frank Urbanjok weiter.

Was geht vielen psychiatrischen Diagnosen und Behandlungen voraus und ermög-lichen diese?

Falsche und unbewiesene Theorien (Karl Popper), Ideologien, Weltanschauungen, Philosophien, Lehrmeinungen, Überzeugungen, Ursächlichkeiten, Vorstellungen, Anschauungen, unbeweisbare Hypothesen und Erklärungen. Und auch jene Verschwörungsmärchen der Psychiatrie, um nur einige zu nennen.

In Geisteswissenschaften **ermöglichen also auch dubiose Theorien eine Diagnose und Therapie!** Sind aber solche ‚Theoriegebäude' oder wie man sie nennen will, allgemein umstritten oder wissenschaftlich oder in Fachkreisen teils nicht anerkannt, dann ist grosse Vorsicht und Umsicht im Umgang mit diesen Theorien geboten. Man sollte in sich gehen und den eigenen menschlichen Verstand überprüfen. **Notwendig ist kritisches ‚selbstreflektierendes Denken und ein gesunder Menschenverstand. Auch von gewissen Buchautoren und Psychiatern muss dies gefordert werden.**

Übrigens haben Verschwörungsmythen jeweils die Tendenz, sich zu verstecken. Dies ist eines ihren zentralen Merkmale! Sie wirken hinterhältig im Untergrund und verhüllen und tarnen sich in der Anonymität. Aber sie bilden eine **verschworene ideologische Kaste**, die sich erfrecht, sich in der Masse zu zeigen, wenn sie unpersönlich bleibt. (Eine Kaste ist eine sich gegenüber anderen Gruppen streng absondernde Gesellschaftsschicht, deren Angehörigen ein übertriebenes Standesbewusstsein pflegen!)

Dies könnte in den Traumastationen der Clienia Littenheid auch so geschehen sein. Da wuchs eine eingebildete Kaste heran. Bildeten diese Traumapsychiater und Traumapsychologinnen mitsamt dem Fachpersonal für Traumatologie zusammen auch eine solche in sich abgeschlossene und von aussen abgeschottete anonym-ideologische Kaste? Funktionierte der kritische wissenschaftliche Austausch zwischen Wissenschaftlern mit verschiedenen Meinungen noch oder kapselte man sich etwas verschwörungstheoretisch von anderen psychiatrischen Fachkräften, anderen Ansichten und Forschungsergebnissen ab? Pflegte man innerhalb der Traumaabteilungen ein eigenes und etwas übertriebenes Standesbewusstsein, welches sich nicht selber kritisierte sondern sich eher selber gegenseitig befruchtete?

Einem Klienten, so im Film weiter, sei von seinem Therapeuten gesagt worden, er müsse von Satanisten missbraucht worden sein, weil er dissoziiere. Der Klient selbst jedoch hatte davon nichts gesagt und meinte, dass sei ganz sicher nicht der Fall bei ihm. Doch sein Psychiater habe weiter eindringlich auf ihn eingeredet und habe unter anderem darauf hingewiesen, dass eine Narbe am linken Arm des Klienten darauf hindeute, dass ihm dort Blut abgezapft worden sei oder dass sie ihm an dieser Stelle irgendwelche ‚Sachen' herausgeschnitten hätten.

Suggestion pur!

Dieser Therapeut sei während der nächsten Therapiestunden hartnäckig immer wieder auf dieses Thema und seine Meinung zurück gekommen und habe verlangt, dass sein Klient Alpträume haben sowie unter dem Erlebten stark leiden müsse. Der Klient verdränge dies, so der Traumaspezialist. ‚Komm, jetzt holen wir dies nach vorne!' forderte dieser Therapeut den Klienten schlussendlich auf.

Zwang eines Eingeständnisses.

Der Klient aber widersprach dem. Das vom Traumaspezialisten geforderte, so der Klient im Film, dass könne einfach nicht sein. Es sei für ihn so gewesen, als werde behauptet, man sei einmal eine Frau gewesen. ‚... Es kann nicht sein...!'

Der Reporter: ‚... Wenn du nicht so gefestigt gewesen wärst in deiner Persönlichkeit, hatte da etwas passieren können...!' Darauf erwiderte der Interviewte, er sei immerhin bereits so alt gewesen, dass er aus der Therapie abspringen konnte. Er habe im Grunde genommen darüber gelacht, aber: ‚... Wäre ich jünger gewesen, hatte das ganz schlimm ausgehen können..., dann wäre ich vielleicht darauf abgesprungen und hätte das Zeugs zu glauben begonnen... Nein, ich will nicht mit 15, 16 oder 17 auf einen solchen Psychiater treffen...'

Das Interview mit Frank Urbanjok, einem der renommiertesten psychiatrischen Forensiker der Schweiz, gestaltete sich höchst interessant. Frank Urbanjok beschäftigte sich seit rund 30 Jahren mit Sexual- und Straftaten. ‚... also wenn das so passiert ist, wie es da geschildert wird, dann ist das klar ein Behandlungsfehler, dass muss man ganz klar sagen. Das ist ja in der Psychiatrie und Psychologie immer ganz wichtig, dass man da **ergebnisoffen da dran geht**, dass man **Realitäten zur Kenntnis nimmt**. ... Aber nicht, dass man irgendeinen Glauben, eine Überzeugung, **eine Theorie in die Patienten hinein projiziert**, weil man selber daran glaubt und so wie das hier geschildert wird, ist das genau das, was hier passiert... **Der Therapeut ist ein Dienstleister für den Klienten und nicht jemand, der den Klienten instrumentalisiert für eigene Überzeugungen oder Theorien...** '

Der Therapeut ist ein Dienstleister für den Klienten und nicht jemand, der den Klienten instrumentalisiert für eigene Überzeugungen oder Theorien.

Da wurden Ideen suggeriert vom Therapeuten. Wieder diese **Parallele zu Charcot.**

Der Reporter: ,... *wir sind jedoch immer wieder auf Menschen getroffen, die gesagt haben: doch! Ich habe das erlebt, diesen sexuellen Missbrauch...* '

Urbanjok: ,... *es gibt schwerste, grausamste Formen von sexuellen Übergriffen und sexuellen Missbräuchen... es gibt auch sexuelle Übergriffe, die mit rituellen Aspekten verknüpft sind... dass alles gibt es... was es nach jetzigem Kenntnisstand nicht gibt, sind organisierte Zirkel à la Q-Anon, die im Hintergrund verschwörungsmässig eine grosse satanistische Unterwelt organisieren, in der dann Patienten, Kinder, speziell missbraucht, programmiert werden... letztlich so ein Verschwörungsszenario... dass gibt es nicht, da gibt es keinerlei Belege dafür...* ' (2. Teil der Rec-Reihe: Minute 05:38)

Es gibt den schweren organisierten Missbrauch an Kindern. Dies steht ausser Frage. Aber dass es einen organisierten rituellen Missbrauch geben soll, dass es superintelligente Täter geben soll, ein Zirkel von Tätern, die über Methoden verfügen, die Persönlichkeitsanteile programmieren können, so dass sie quasi eine Fernsteuerung dadurch erhalten und solche Persönlichkeitsanteile zu etwas veranlassen können, etwas zu tun, was er nicht will, dass gibt es nicht. Das heisst: Mind Control gibt es nicht.

Auffällig ist, so der Reporter, dass bei vielen Menschen eine DIS diagnostiziert wurde, die heute von satanistischen Ritualen erzählen. Er fragte Dr. Urbanjok, ob hier ein Zusammenhang bestehe.

Urbanjok: ,*Man muss hier präzise sein, man muss zum einen feststellen, es gibt die dissoziative Identitätsstörung. Es bedeutet ja, dass es so wie ein Überlebensmechanismus der Persönlichkeit ist, wenn etwas ganz Schlimmes erlebt wird, etwas Traumatisches, sozusagen alles Schlechte in einen Persönlichkeitsanteil abspaltet. Dann kommen wir zu diesem fatalen Moment oder der Idee der Programmierung...*

... Die bedeutet ja und das ist in der verschwörungstheoretischen Erzählung so, dass man sagt, ja, da gibt es superintelligente Täter, es gibt Zirkel, die haben Methoden gefunden, die dann Persönlichkeitsanteile in der dissoziativen Identitätsstörung, also diese Abspaltung von Persönlichkeitsanteilen, die können das programmieren...

*... Und dadurch haben sie wie in einer Fernsteuerung Zugriff auf die Menschen... die können einen Teil aktivieren... die können dadurch den Menschen zu etwas veranlassen, was er nicht will... sie können Erinnerungen löschen... und das ist ein Element, was erzählt wird, was letztlich aus diesem **verschwörungstheoretischen Narrativ** stammt... und auch hier ist es wieder wichtig, es ist nicht schwarz-weiss, dass man sagen kann, nein, Opfer können nicht manipuliert werden... selbstverständlich ist es mit fürchterlichen Strategien und Methoden (...), aber sie können nicht psychochirurgisch äh programmiert und damit wie ferngesteuert werden.*' (21:42)

Eine Patientin (Patrizia, Name geändert) schrieb dem Reporter, dass sie noch vor 3 bis 4 Jahren **die REC.-Reportage als täterloyale Propaganda abgetan** hätte. Heute wisse diese Frau jedoch, dass sie selber an diese Verschwörungserzählung geglaubt hatte. Der Reporter: ‚... *Vielleicht weil sie selber in der Littenheider Traumastation therapiert worden ist...'*

Insgesamt hatte die Frau bereits eine zehnjährige Karriere als Psychiatriepatientin hinter sich gehabt, als sie nach Littenheid gekommen sei. Kurz vor ihrem Eintritt nach Littenheid, so die Frau, habe sie eine extreme Angststörung entwickelt.

Die Frau wollte im Film anonym bleiben. Obwohl sie eher an einer Angststörung gelitten habe, sei sie auf der Traumastation diagnostisch als für diese Abteilung, die Traumastation, genau richtig befunden worden. Die Frau selbst habe erst gedacht, sie gehöre nicht auf diese Station, dann habe es aber geheissen: ‚*Doch, Sie sind hier genau richtig!'* Dringender Verdacht auf eine dissoziative Identitätsstörung.

Im Austrittsbericht, so der Reporter, sei von **täterloyalen Persönlichkeitsanteilen** und von **Programmierung** die Rede gewesen sowie: ‚*Probleme durch negative Kindheitserlebnisse (rezidivierender ritueller sexueller Missbrauch ausserhalb der Familie. (...)'*

Zu Beginn ihres Aufenthaltes habe sich die Patientin immer gesagt: ‚... *Sicher nicht meine Eltern...! Ich meine, das müsste ich ja wissen.'* Sie konnte sich einen Missbrauch ihrer Eltern an ihr nicht erinnern, hatte keine Erinnerungen, dass sie von ihren Eltern missbraucht worden sei. Daher stehe auf dem Austrittsbericht: ‚... *Ausserhalb der Familie...'* Vermutlich war die Frage aufgekommen, ob ihre Eltern am Missbrauch beteiligt waren, was die Klientin jedoch nicht bejahte. Daher musste man im Austrittsbericht von einem Missbrauch ausserhalb der Familie sprechen.

Trotzdem habe es auf der Traumastation geheissen und dies habe man der Klientin auch immer wieder gesagt, dass eine DIS nie entstehen könne, wenn man **eine** gute Bezugsperson in der Familie habe. Will heissen: wenn entweder ihre Mutter oder ihr Vater gut zu ihr geschaut, sich also fürsorglich um sie gekümmert hätte, so hätte sie heute auch keine DIS. Im Umkehrschluss kam Littenheid zum Schluss: weil beide Eltern sich nicht um sie gekümmert hatten, sei sie dissoziiert worden.

Das Theoriegebäude frass die Realität. In einem derartigen traumatherapeutischen Verständnis kann nicht sein, was nicht sein darf!

Die Patientin habe bald daraufhin den Kontakt zu ihren Eltern radikal abgebrochen. Sie habe wegen dem fälschlicherweise Geglaubten rund 10 Jahre keine Kontakte zu ihrer Familie gepflegt. Sie sei dadurch isoliert worden. Sie habe niemanden mehr gehabt, als ihren Partner.

Immer wurde geschildert, es sei für die Opfer von Missbrauch so schwierig, den Täterkontakt abzubrechen.

Die Frage des Reporters war dann, ob man sie zu dieser Isolierung, zu diesem Wegwenden von ihren Eltern aufgefordert hätte. Antwort: ‚*Es hat immer geheissen, es sei sehr schwierig, Täterkontakte abzubrechen und ich sei so toll, dass ich das geschafft hätte. Und ich habe mich gut gefühlt, weil ich gedacht hatte, ich mache das Richtige!'*

Belohnungsmechanismen sind manchmal effizienter als Zwang. Dies kennt man aus dem **Behaviorismus** und dies wussten auch die Traumatherapeuten dieser Therapiestationen. Daher unterstützte man ihr Tun damit, dass man sie lobte, den Täterkontakt abgebrochen zu haben.

Behaviorismus: psychologische Forschungsrichtung, die sich nur mit dem objektiv beobachtbaren und messbaren Verhalten beschäftigt.

Die Patientin fragte sich im Film und hatte eine Menge Angst davor, was denn sei, wenn sie sich dies alles nur einbilde oder was geschehe, wenn sie sich irgendwann an sehr schlimme Vorkommnisse erinnern würde? Dies waren ihre beiden grössten Ängste während ihres Aufenthaltes auf den Traumastationen. Und sie fragte sich, ob sie das dann überleben würde. *,Was ist, wenn ich mir dies alles nur einbilde?'* Auf diese Frage sollten die Traumatherapeuten antworten.

Der Reporter stellte fest, dass es der Patientin Mühe bereitet habe, sich an Rituale zu erinnern. Er fragte sie, weshalb ihr dies nicht gelungen sei? Sie antwortete trocken: *,Zuwenig Fantasie! Nein, ich meine, ich habe mich schon an gewisse Sachen erinnert.'* So habe sie sich an **angebliche** Stromfolterungen erinnert. Oder habe sich an irgendwelche Situationen in Höhlen erinnert, wo angeblich ein Kind um das andere mit kaltem Wasser abgespritzt worden sei. Und nachher sei jemand gekommen, um sie auszusuchen.

Aber heute wisse sie, in Beantwortung einer Frage des Reporters, das sei Humbug gewesen, das sei nicht geschehen. Fantasiegebilde. *,Ja! Es ist Humbug, es ist nicht passiert! Ich glaube, mir haben Beweise gefehlt, um dies zu glauben'*, so die Betroffene.

Das einzige, was man als Antwort bekommen habe war, **dass die Diagnose selbst der Beweis** (für einen schrecklichen Missbrauch) **sei.** Sie müsse anscheinend schreckliche Dinge erlebt haben, ansonsten wäre sie nicht dissoziiert, hiess es in Gesprächen. **Und irgendwann müsse sie sich daran erinnern, andernfalls würde sie nie gesund.** Und ihre körperlichen Schmerzen, die mit der DIS-Diagnose diagnostiziert worden seien, würden auch weggehen, sobald sie ihre Traumata verarbeitet habe. Weil: *,... es ist ja alles trauma-assoziiert'...*, so die Patientin abschliessend. (assoziieren = eine gedankliche Vorstellung mit etwas verknüpfen)

Jahre nach der Therapie in Littenheid habe bei ihr ein anderer Therapeut einen Autismus diagnostiziert. Dank dieser Diagnose gehe es der Patientin heute besser, sagte ,Patrizia' im Film.

Eine andere Interviewte, Mareike, (Name geändert) erfuhr durch eine Freundin, dass sie auch Opfer einer rituellen Gewalt sei, wie die Freundin selbst. Sie fragte sie allen Ernstes, ob sie nicht auch einmal im Wald bei Kinderverbrennungen dabei gewesen sei? Ihre Freundin meinte, sie würde irgendwann bei ihr einen Trigger erschaffen (auslösen), damit die Freundin sich endlich auch an irgendetwas Schlimmes erinnern könne.

Hiess dies, dass man sich untereinander absichtlich ‚triggert', nur um dadurch Erinnerungen hervorzuholen, die dissoziiert wurden? Arbeitet man auf Traumastationen absichtlich mit der Auslösung von Trigger? (Trigger: auslösende Reize, die zu einem Anfall etc. führen oder zu verdrängten oder verschütteten Erinnerungen.)

Offenbar, so zeigte die Szene im Film, setzen Mitpatienten sich gegenseitig unter Druck, um sich an Schlimmes erinnern zu können, so wie man es in den Traumaabteilungen von DIS-Patienten erwarte. Gab es da Suggestionen unter den Patientinnen der Traumastationen? Gegenseitige Beeinflussungen unter den Traumapatientinnen?

Eine Patientin sei von den Satanisten auch darin programmiert worden, wie sie mit Reportern resp. mit Medien umzugehen, resp. zu reden habe. Es wurden Persönlichkeitsanteile in ihr programmiert, die z. B. mit Reportern wie ihn, geschickt so reden würden, als sei sie ein Opfer satanistischen Missbrauchs. Satanisten lösen in ihr einen Anteil aus, der quasi so redet, als gebe es das nicht (das satanistische Ritual). Der Reporter: ‚Du bist programmiert mit den Medien zu reden und solche Geschichten zu erzählen?' ‚Ja', antwortete die Traumapatientin.

Dies gehörte auch zum Verschwörungsnarrativ und nennt sich **Täterintrojekt.** Das ist die Verinnerlichung des Täters und Peinigers in das Innerste des Opfers und ist eine Art Coping- und Überlebensmechanismus.

An dieser Stelle der Reportage könnte man sich als Zuschauer fragen, ob denn Mind Control wirklich nur durch die Satanisten induziert wird, oder ob solches nicht auch durch die Therapie innerhalb der Traumastation erfolgt. Wird Mind Control auch durch Traumatherapeuten programmiert? Machen Traumatherapien, deren Therapeuten an einen satanisch-rituellen Hintergrund glauben, Patienten krank?

Mareike erklärte, es sei für sie schmerzhaft zu wissen, dass ihre Freundin noch immer an solche Verschwörungsmärchen glaube. Zudem habe sie das ungute Gefühl, dass ihre Freundin krank und kränker werde, als sie es ursprünglich je gewesen sei. Daraufhin fragte sie der Reporter, ob sie das Gefühl habe, dass die Therapie der Klinik Littenheid daran mitschuldig sei. Sie bejahte. ‚Ja, sie hatte vorher schon Probleme gehabt, aber definitiv nicht die, die sie jetzt hat!'

Mareike zeigte auch auf, wie abhängig ihre Freundin von ihrem Littenheider Therapeut sei. Das machte das Reporterteam tief betroffen.

Täterintrojekt: Die internalisierte Darstellung des Täters in der Psyche des Opfers meint die Verinnerlichung des Täters resp. Peinigers in das Innerste des Opfers. Täter lassen Haltungen, Verhaltensweisen, Werte oder Gefühle in den Opfern zurück, resp. Opfer übernehmen diese, als seien es ihre eigenen, was sie jedoch nicht sind. Z. B.: Opfer gibt sich selbst Schuld, hat aber keine. (Coping- und Überlebensmechanismen)

Stockholm-Syndrom: Opfer von Geiselnahmen oder sonstigen unfreiwilligen Gefangenschaftssituationen entwickeln eine positive Bindung zu ihren Entführern. Sie entwickeln Sympathie, Mitgefühl und auch Zuneigung für die Täter, kaum jedoch umgekehrt. Es ist eine Art psychologische Überlebensstrategie, oft unter Todesangst entwickelt, um die Überlebenschancen (vermeintlich) zu erhöhen.

Im Gegensatz zum Täterintrojekt, welches ein psychologische Phänomen darstellt, bei dem die Opfer die Perspektiven des Täters internalisieren, ist das Stockholm-Syndrom eine spezifische Form der emotionalen Bindung zu ihrem Täter oder ihren Tätern. Im Täterintrojekt werden keine positiven Sympathien, Mitgefühle oder Zuneigungen für den oder die Täter entwickelt. Im Stockholm-Syndrom werden keine Tätereigenschaften oder Täterverhaltensweisen internalisiert. Beiden Symptomen sind Überlebensmechanismen.

In der Reportage zitierte man jetzt eine anonymisierte Mitarbeiterin der Clienia, die Angst hatte, ihre Arbeit zu verlieren, wenn ihr an den Reporter adressiertes Schreiben ihrer Person zugeordnet werden könnte. Sie schrieb SRF:

Satanic Panic und die Folgen

Als Fachpflegerin bin ich sehr beunruhigt!

In bestimmten Kreisen der Psychiatrie ist es für mich aus fachlicher Sicht nicht mehr vertretbar, mich dem unterzuordnen, was dort als professioneller Umgang mit dem Patienten gilt. Eine kritische oder andere fachliche Einschätzung einzubringen, ist dort nicht mehr möglich, ohne dass man persönlich angegriffen und zur Aussenseiterin wird.

Das Ausmass der ganzen ‚Satanic Panic‘ in der Schweiz hat ein Gesicht bekommen. Ursache sind einschlägig bekannte psychiatrische Institutionen, psychotraumatologische Netzwerke und christlich evangelikale Gruppierungen, die seit Jahren durch Weiterbildungen, Schulungen und Büchern diese pseudowissenschaftlichen Gedankenkonstrukte verbreiten und versuchen in die Fachwelt zu implementieren.

Die These, dass okkulte Gruppen durch äusserst gewalttätige Techniken Menschen programmieren und kontrollieren können, ist katastrophal und widerspricht den wissenschaftlichen Erkenntnissen.

Dennoch und ohne jeden Beleg werden spekulative Konstrukte als unhinterfragbare Realität präsentiert und in der Praxis angewendet‘ (15:54 - 15:31)

Diese mutige Fachpflegerin und weitere vier, äusserten sich über die unhaltbare Situation auf den Traumastationen in Littenheid. Mit einigem Recht kann man annehmen, dass ihre mutigen Auflehnungen gegen die dort vorherrschenden Verschwörungsnarrative ungehört in den Mauern der Klinik verhallten. Weit mehr noch, sie durften sich nicht äussern, wurden unterdrückt, mussten die kruden Thesen widerwillig mittragen, obschon sie sich dagegen, vermutlich nicht nur innerlich, wehrten. Ihnen wäre nur die Kündigung geblieben, um sich aus ihrer verqueren Situation zu befreien. Es wäre interessant zu erfahren, wie viele Fachpersonen aus der Pflege dieser Traumastationen die Arbeit in Littenheid deswegen gekündigt hatten. Gab es Kündigungen deswegen?

Dass diese Fachkräfte geblieben sind, muss man heute als vorbildlich bezeichnen. Dass eine renommierte Klinik die Meinungen ihrer Angestellten unterdrückt, andersartige Ideen und Vorstellungen nicht zulässt, intolerant ist und keine Auseinandersetzungen zwischen unterschiedlichen Ansichten erträgt und allenfalls mit Entlassungen droht, wenn die dort herrschende **Corporate Identity** resp. die **Corporate Philosophie** nicht unterstützt wird, ist unakzeptabel. (Man kann auch von **Raison d'être** reden). Eine Klinik ist kein Militärbetrieb, in dem Zucht und Ordnung herrscht.

Wenn dies auf der Ebene des Pflegepersonals spielt, dann wird es auch auf der ärztlichen Ebene gleichsam so laufen. Kein Arzt, keine Ärztin darf sich dann noch eine Meinung bilden, diese äussern, wenn er/sie nicht die Spur des Verschwörungsnarratives geht. Wissenschaftlichkeit ist dann tot.
Damit war jener Widerstand innerhalb der Traumastationen gegenüber diesen okkulten Thesen ihrer ärztlichen Stationsgründer sichtbar geworden. Es gab also doch Mitarbeiter, auch innerhalb der offiziellen traumatherapeutischen Verschwörungstheorie, die sich Sorgen machten um die Patientinnen und Patienten und deren Therapien, die mit diesem schrägen verschwörungstheoretischen Narrativ geimpft wurden.

Auch Prof. Urbanjok erwähnte dann im weiteren Verlauf der Reportage, dass in der Clienia Littenheid zwar gutes therapeutisches Personal arbeite, dass aber auf den Traumastationen mittlerweile offensichtlich ein verschwörungstheoretisches Narrativ Einzug in die Therapie gehalten habe. Dies sei unprofessionell und könne auch zu psychischen Schäden bei Patienten führen. Weil entweder solche irrationalen Inhalte entweder erst erzeugt oder verstärkt und chronifiziert werden. Im Besonderen ist jede Chronifizierung von Krankheitsbildern und jeder Hospitalismus unbedingt zu vermeiden.

Die Frage des Reporters an Dr. Urbanjok, ob er der Meinung sei, dass Angehörige und Betroffene Schadenersatz erhalten sollten, meinte Urbanjok: ‚... *Ich kann grundsätzlich festhalten, dass Behandlungsfehler und wenn es zu Behandlungs-*

*fehlern gekommen ist, **grundsätzlich auch haftungsrechtliche Fragen nach sich ziehen können...'* (14:23)

Damit umging er einen direkten Angriff auf die Traumastationen Littenheid, sondern wich der verfänglichen Frage geschickt aus und verwies nur auf Grundätze,
die bei Behandlungsfehlern bestehen. Behandlungsfehler ziehen selbstverständlich auch in der Psychiatrie haftungsrechtliche Fragen nach sich.

Die Clienia Littenheid wurde vom Redaktionsteam der REC.-Reportage SRF um
Stellungsnahmen gebeten. Die Klinik antwortete:

„...Die Thematik nehmen wir auch bei uns sehr ernst und haben aufgrund des Vorwurfs
gegen einen Oberarzt umgehend eine **Visitation** eingeleitet. Dafür haben wir zwei renommierte und international anerkannte Experten beauftragt. Im uns vorliegenden Visitationsbericht schneidet die Clienia Littenheid in sämtlichen Punkten sehr gut ab. Es wird unter
anderem festgehalten, dass wir unsere Behandlungskonzepte fachkundig umsetzen und
über ein erfahrenes Team für komplex traumatisierte Patienten verfügen. Zudem werden
unsere internen Abläufe dauernd überprüft und unsere Mitarbeitenden arbeiten unter
kontinuierlicher externer und interner Supervision. Als lernende Organisation optimieren
wir laufend unsere Prozesse...'

Das Desaster war erreicht, die lernende Organisation wurde gefordert, die laufenden Prozesse konnten optimiert werden, obwohl bisher keine konkreten Anschuldigungen in der Clienia Littenheid eingegangen waren. Man wies noch Mitte Mai
2022 alle Vorwürfe zur Traumatherapie zurück, obwohl man einen harten Schritt
vollzogen hatte und es Psychiater gab, die die Clienia Littenheid als einen Brennpunkt satanistischer Verschwörungstheorie in der Schweiz sah.

Ende März 2022 des nächsten Jahres endlich wurde der Oberarzt der Traumastation, der in der ersten Reportage von einer Parallelwelt mit unvorstellbaren
Gewalttaten gesprochen hatte, freigestellt und in der weiteren Folge entlassen. In
einer Tageszeitung war dann zu lesen, dass nach der Entlassung des Oberarztes
die Clienia Littenheid betonte: **‚Es ist kein Einfluss von Verschwörungstheorie
erkennbar'**. (St. Galler Tagblatt vom 5. April 2022: ‚Die Clienia verteidigt ihre Traumatherapie und
betont, es gebe im Team keinerlei Ansätze von Verschwörungstheorie.')

Dies allerdings war etwas seltsam und es stellte sich die Frage, wie gut die laufenden Prozesse wirklich optimiert worden waren. Kein Einfluss von einer Verschwörungstheorie? Wie werden laufende Prozesse optimiert, wenn keine Probleme
sichtbar sind?

Auf die Frage, weshalb die Klinik den verschwörungstheoretischen Erzählungen
innerhalb einer **Impulstagung «Rituelle Gewalt»** (Interdisziplinäres Netzwerk Psychotraumatologie Schweiz, INPS) am 29. November 2018 eine Plattform gegeben
hatte, antwortete die Klinik nicht. Die Clienia Littenheid stellte dabei ihre Räum-

lichkeiten für diese Impulstagung zur Verfügung, die bis zu 120 Sitzplätze umfasste:

Impulstagung "Rituelle Gewalt" 29.11.2018

Impulstagung

Das Phänomen der rituellen Gewalt ist vielen Menschen fremd, auch Fachleuten aus Psychiatrie und Psychotherapie, somatischer Medizin, Pädagogik, Justiz, Polizei und Opferhilfe. Noch weniger bekannt ist, dass es sich bei ritueller Gewalt um gezielte extreme Gewaltanwendung, sexuelle Gewalt und Folter handelt – meist ab jüngster Kindheit der Opfer und über Jahre andauernd – und dass dies mitten in unseren modernen Gesellschaften geschieht.

Betroffene Menschen sind für ihr Leben verändert. Sie begegnen einer Mauer aus Unglauben und Skepsis und erfahren deshalb oft nicht die adäquate körperliche und psychotherapeutische Versor-gung, welche erforderlich wäre.

Die Täter dieser organisierten Gewalt agieren sehr wachsam im Verborgenen und sind eng vernetzt, oft über Landesgrenzen hinweg. Auch deshalb existiert noch wenig Literatur zum Thema.

In dieser Impulstagung möchten wir Sie mit dem Phänomen der rituellen Gewalt bekannt machen. Die Referate geben Einblicke zu Vorkommen, Formen und Folgen von ritueller Gewalt sowie zu thera-peutischen Möglichkeiten für Erwachsene und Kinder. Ebenso wird aufgezeigt, welche polizeilichen und juristischen Möglichkeiten bestehen, um Betroffene zu schützen und den Tätern zu begegnen. Zudem kommen direkt betroffene Menschen, Überlebende zu Wort. Abschliessend bietet ein ‚Runder Tisch' Gelegenheit zu Diskussion und Austausch mit den Referentinnen und Referenten.

Wir freuen uns, wenn diese Veranstaltung Ihnen einen Impuls geben kann, noch genauer hinzuschauen, auch das Unvorstellbare wahrzunehmen und auf Menschen zu achten, die von extremer Gewalt betroffen sind.

Veranstaltungsort

Clienia Littenheid AG
Privatklinik für Psychiatrie und Psychotherapie
Hauptstrasse 130, 9573 Littenheid
www.clienia.ch
Die Veranstaltung findet im Unterhaltungssaal statt.

Das Wort ‚satanisch' jedenfalls kam im Programm nicht vor. Auch auf der Homepage des Vereins INPS wird dieser Termin nicht publiziert. Trotzdem hält die INPS fest, was sie unter ritueller Gewalt versteht:

‚...Rituelle Gewalt ist eine Form der organisierten Gewalt. Die Traumatisierung der Opfer kann dissoziative Identitätsstörungen zur Folge haben. Charakteristisch für rituelle Handlungen sind widerkehrende Symboliken und gleichförmige Handlungen wie sie etwa während **kultisch ritueller, satanistisch-magischer Rituale** vollzogen werden...' (gemäss REC.-Dokumentation, Teil 2 der SRF-Ausstrahlung, 12:41 – 12:30)

Unter ritueller Gewalt verstand diese Netzwerkgruppe INPS: ‚**Charakteristisch für rituelle Handlungen sind wiederkehrende Symboliken und gleichförmige Hand-lungen wie sie etwa während kultisch ritueller, satanistisch-magischer Rituale vollzogen werden'.** (INPS)

Also doch! Da kam das Unwort daher. Man glaubte also doch an Satan und seine Machenschaften und vermutlich auch an Mind Control.

Die Unterscheidung zwischen ritueller oder ritualisierter sexueller Gewalt und satanischer oder satanistischer Gewalt bleibt verschwommen. Diese schillernde Nebelhaftigkeit ist ursächlich auch zurückzuführen auf gewisse psychiatrische Institutionen, psychotraumatologische Netzwerke und christlich evangelikale Gruppierungen, innerhalb deren dringend eine eigentliche Aufarbeitung zu diesem Thema stattfinden müsste. Eine solche muss in der Zukunft stattfinden.

Gegenstand der Debatte der REC.-Reportage war jedoch auch die Begrifflichkeit ‚Mind Control' sowie ihre Bindung zur ‚satanistisch-rituellen Gewalt' in Zusammen-hang mit einer, vermutlich praktizierten, aber unzulässigen suggestiven Therapie-form einiger Traumatherapeuten.

Im Besonderen ging es auch um die fragwürdige **Technik des Mind Control**. Es wird in Zukunft noch viel Forschungsarbeit verlangen, um eine solche Technik zu bestätigen oder darzustellen. Hier die Antwort von ChatGPT auf die Frage:

ChatGPT:

Existiert Mind Control wirklich oder ist sie nicht bewiesen?

ChatGPT

*Bis zu meinem letzten Wissensstand im Januar 2022 gibt es **keine wissenschaftlichen Beweise für die Existenz von effektiven und zuverlässigen Technologien für "Mind Control"**, wie sie oft in Verschwö-rungsnarrativen oder Science-Fiction dargestellt werden. In der wissenschaftlichen Gemeinschaft gibt es keine anerkannten Methoden oder Geräte, die es ermöglichen, die Gedanken oder das Verhalten einer Person ohne deren Zustimmung zu kontrollieren.*

Es gibt jedoch verschiedene Forschungsbereiche, die sich mit dem Verständnis des menschlichen Gehirns und seiner Funktionsweise befassen, wie Neurowissenschaften und Neuropsychologie. Diese Disziplinen untersuchen die Beziehung zwischen dem Gehirn und dem Verhalten, können jedoch nicht als "Mind Control" im Sinne von Manipulation der Gedanken oder des Willens interpretiert werden.

Es ist wichtig zu beachten, dass es viele Verschwörungsnarrative und pseudowissenschaftliche Behaup-tungen zu diesem Thema gibt. Solche Behauptungen sollten mit Vorsicht betrachtet werden, da sie oft auf falschen oder nicht überprüfbaren Informationen beruhen.

*In der wissenschaftlichen Forschung werden strenge Methoden und evidenzbasierte Ansätze verwendet, um Hypothesen zu prüfen und Theorien zu entwickeln, und bislang gibt es **keine wissenschaftliche Grund-lage für die Existenz von effektiven "Mind Control"-Technologien**.*

(ChatGPT 31.01.24 10:53)

Insbesondere muss auch endgültig geklärt werden, ob die Aussage Michaela Hubers wirklich zutreffend ist, namentlich die Behauptung, dass ein Opfer durch bestimmte Programme (z.b. durch Nazi-Foltermethoden, wie der Littenheider Arzt berichtete) dazu veranlasst werde, mit Tätern aufgrund von Signalen in Kontakt zu treten, an bestimmte Orte sich hinzubewegen und dass mittels Codeworten oder Codezahlen ein Zugang zu einem Programmnetz möglich sei, damit das Traumaopfer ein ganzes Leben lang unter der Bewusstseinskontrolle eines oder mehrerer Täter bleibe. Die Behauptungen sind bisher noch unbewiesen.

Die Frage lautet, ob man Menschen wie Roboter oder Marionetten mittels Kurzsignalen oder Codes und dergleichen willenlos steuern kann und sie lautet auch, warum es gewisse Traumatherapeuten gibt, die an so etwas glauben, auch wenn es etwas abstrus und sonderlich klingt. Und eine weitere Frage lautet, ob es wirklich rituelle-satanische Exzesse gibt, wo Menschenblut getrunken und Menschenfleisch gegessen wird, z.B. an den Tagen um ‚Allerheiligen‘, also um Halloween, um sich das ‚Doping- und Verjüngungsmittel‘ **Adrenochrom** einzuverleiben.

Dann ist auch die Sinnhaftigkeit einer ‚**Fussfesselortung**‘ per Navigation zu prüfen, um potenzielle Opfer, sprich ‚programmierte‘ Traumapatientinnen, vor einem Übergriff von Tätern resp. Tätergruppen mit sadistisch-sexuellem, rituell-satanischem Hintergrund zu schützen mit der Absicht, die Täter endlich überführen und in Haft und unter Anklage setzen zu können.

Denn damit gibt man im Voraus zu oder schafft die Möglichkeit resp. Eventualität, dass es solche rituellen (satanisch-sexualisierten) Tätergruppen auf höchster gesellschaftlicher Ebene wirklich gibt und macht die Bevölkerung eines Staates glauben und närrisch, dass solche ‚Sekten‘ oder ‚Zirkel‘ wirklich existierten. Man kann eine Fussfesselortung nur dann verlangen, wenn man an Mind Control glaubt und an Täterprogramme, die mittels Codeworten Patientinnen in sexy Kleider drängt, um irgendwelchen Tätern als Lustobjekt zur Verfügung zu stehen. Ansonsten ist logischerweise jede Fussfesselortung unsinnig und unnötig. Ohne Hintergedanken eines Mind Control macht eine Fussfesselortung keinen Sinn.

Genauso hinterfragen muss man sich, ob man potentielle Traumaopfer an Tagen um Halloween etc. prophylaktisch in überwachte Zimmer von Traumastationen in Psychiatrischen Kliniken einschliessen soll, um die meist weiblichen Opfer dadurch vor weiteren sexuellen Übergriffen durch diese imaginierten Tätergruppen zu schützen, die noch nie verifiziert wurden. Auch dann glaubt man an Mind Control und an diese Übergriffe, die mittels Codes an speziellen Tagen ausgelöst werden.

Die wirklich bereits verurteilten Täter betreffen Tätergruppen beispielsweise aus der Mafia, aus Kinderporno-Ringen, oder Einzeltätern aus Pädophilen-Kreisen, Bandenführer, die sich mit Mädchen- resp. Frauenhandel, Drogen usw. ihr grosses

Geld (Milliarden) verdienen. Eliten wurden nie gefasst. Mag sein, dass die auch Blut von Kindern trinken oder Babyfleisch verzehren. Es ist zu bezweifeln, dass sie weltumspannende Täterringe sein sollen, die miteinander vernetzt sind. Wobei andererseits erwiesen ist, dass Mafiakreise sich beispielsweise mit Politikern oder Funktionären östlicher Staaten verbinden.

Zu den suggestiven Therapieformen, die gewisse Traumatherapeuten in ihren Praxen anwenden, ist zu sagen, dass das Gros der Fachleute der Psychotraumatologie suggestive Therapieformen ablehnt und sich der Gefahr dieser Praktiken durchaus bewusst ist. In einer fachkundigen Traumatherapie nach internationalen Richtlinien wird auf jegliche Suggestion verzichtet. Traumtherapeuten müssen der Versuchung unbedingt widerstehen, suggestive Fragen zu stellen oder überhaupt einen suggestiven Therapierahmen zu erschaffen, der die Antwort bereits offen in sich trägt und die Frage auch die Antwort ist. Ansonsten ist man wieder der Willkür eines Jean-Martin Charcot ausgesetzt.

Dies ist aus menschlichem Ermessen gesehen jedoch nicht immer leicht. Jeder Polizeibeamte, der an Verhören teilnimmt, weiss davon ein Lied zu singen. (Thema: Polizeiliche Ermittlung und Untersuchung, Strafprozessordnung, Beschuldigtenrechte, Vernehmungs- und Aussagepsychologie für Polizeistudium und -praxis)

Suggestive Fragetechniken
führen zur Verfälschung von Erinnerung und Aussagen; Verfälschung wird im Zusammenhang mit der Beurteilung der Glaubhaftigkeit von Zeugenaussagen hauptsächlich als Folge von Suggestivfragen angesehen. Sie spielen eine verhängnisvolle Rolle bei den Aufdeckungsgesprächen (Aufdeckungsarbeit) mit Kindern über mutmassliche sexuelle Missbrauchserfahrungen (sexueller Missbrauch) und führen durch die Anwendung suggestiver Frage- und Untersuchungstechniken in der Regel zu der **Bestätigung für bereits vorgefasste Meinungen.**
Zu den Fragen mit hohem Suggestivpotential gehören die sogenannten **Vorhaltfragen**, bei denen dem Zeugen eine Information gegeben wird, über die er bisher nicht gesprochen hat, um eine bestimmte Antwortrichtung zu erreichen. (Beispiel: "Haben Sie gesehen, mit welchem Auto der Täter sich vom Tatort entfernt hat?", bevor der Zeuge ein Auto in seiner Aussage erwähnt hat) und ein solches bisher nicht vorkam.
aus: https://www.spektrum.de/lexikon/psychologie/suggestive-fragetechniken/15093

Das Suggerieren vom Bestehen satanistischer Rituale, die während der Ausübung von Macht und sexualisierter Gewaltanwendung, ganz generell während des Traumageschehens geschehen sein soll, gilt als ärztlich-therapeutischer Kunstfehler.

Hier ist die Ausführung von Frank Urbanjok sicherlich richtig und massgebend: Der **Traumatherapeut hat ergebnisoffen zu explorieren und die Realitäten zur Kennt-**

nis zu nehmen. Nur schon eine Vermutung, ein Verdacht oder eine Vorahnung ist eine Interpretation oder ein Hineinprojizieren. Vorhaltfragen sind verboten.

Es gibt jedoch Protagonisten in dieser Szene, die in ihren Werken davon reden und überzeugt sind, dass solche Persönlichkeitsanteile, gemeint sind Dissoziationen resp. Identitäten von Tätern (via Mind Control-Techniken), **bewusst hergestellt** werden. (20:19) Dies muss Elemente der Erzählung ‚Satanic Panic/rituelle Gewalt/Mind Control' enthalten.

Namhafte Psychiater wie Dr. Jan G. sind davon überzeugt und behaupten, dass diese Darstellung sich decke mit Einschätzungen von Interpol, Europol sowie versch. Kinderschutz-, UNO und Europarat-Organisationen.

Er schrieb, dass aus vielen Berichten von Betroffenen davon auszugehen sei, dass folgende Faktoren zusammenkommen:

- *Erzeugung eines extremen Bewusstseinszustands mit Todesangst (…) oder durch einen Vernichtungsschmerz (z. B. rasches Einführen von Penis oder Gegenständen in den Anus)*
- *Bei bewusstem Herstellen von Anteilen durch die Täterschaft: präzise Anleitungen mit hypnotischen Induktionen*
- *Eventuell zusätzliche Unterstützung durch Medikamente (z. B. Ketamin) oder Drogen*
- *Alter: Kinder und Jugendliche bis ca. 15 Jahre bei der ersten Aufspaltung. Bei bestehender DIS lassen sich auch später neue Anteile herstellen.* (00:11:41) Aus: Jan G. ‚Organisierte sexualisierte Ausbeutung, Punkt 6.2 Seite 60

Auch im Terminologischen Leitfaden des ECPAT steht:

Organisierte und rituelle Gewaltstrukturen können eine umfassende Kontrolle und Ausbeutung von Menschen durch Mind Control-Methoden beinhalten. Die planmässige wiederholte Anwendung schwerer Gewalt erzwingt spezifische Dissoziation bzw. eine gezielte Aufspaltung der kindlichen Persönlichkeit. Die entstehenden Persönlichkeitsanteile werden für bestimmte Zwecke trainiert und benutzt. Ziel dieser systematischen Abrichtung ist eine innere Struktur, die durch die Täterinnen jederzeit steuerbar ist und für die das Kind und später der Erwachsene im Alltag keine bewusste Erinnerung hat. (Ecpat, S. 15)

Terminologischer Leitfaden zum Schutz von Kindern vor sexueller Ausbeutung und sexualisierter Gewalt (Stand August 2018)

(‚Luxemburg-Protokoll' 28. Januar 2016, verabschiedet von der interinstitutionellen Arbeitsgruppe in Luxemburg) Gefördert vom Bundesministerium für Familie, Senioren, Frauen und Jugend

Der Reporter fragte im Film konsterniert, ob dies wirklich Wissenschaft sei. Dies wollte er unbedingt geklärt haben und fuhr nach Bern in deren UPD, dem Universitären Psychiatrischen Dienst zu dessen Direktor Dr. med. Werner Strik.

Obwohl es exakt so formuliert wurde in besagtem ‚Luxemburg-Protokoll 2016‘, kann man sich fragen, wie wissenschaftlich hintergründet dieser oben gelb markierte Auszug wirklich ist. War das noch Wissenschaft? Papier nimmt bekanntlich vieles an.

Es scheint, dass sich in dieser Frage Traumatherapeuten uneinig sind. Es ist, als gebe es für diese (und andere) Thesen Befürworter und Gegner. So äusserte sich der Chefarzt der UPD in Bern, Dr. Strik, ein renommierten Psychiater, zum Thema ‚Mind Control‘: ‚...Mind Control ist ein Pseudofachbegriff‘... ‚Das heisst ja nur, dass man andere Menschen irgendwie beeinflussen und manipulieren kann. Das geht natürlich...‘. (00:10:07)

Der Experte: ‚...Aber das können natürlich auch Therapeuten tun. Dass heisst, wenn eine Personengruppe besonders empfindlich ist für so etwas, ...es sind... es sind natürlich auch ausgesetzt der...äh... der Kontrolle, der Manipulation oder der Suggestion, vielleicht auch gutgemeinten Suggestion von Therapeuten...‘. (00:10:05)

Der Reporter fragte bezüglich seiner Frage, ob denn das noch Wissenschaft sei, nochmals nach. Der Reporter: ‚...Bei allem was wir hier hören, von Mind Control, von rituellem Missbrauch,... hat das eine wissenschaftliche Grundlage?...‘

Der UPD-Direktor: ‚...Wissenschaftliche Theorien müssen widerlegbar sein, sie müssen überprüfbar sein. Wenn das nicht der Fall ist, wenn sie immer stimmen, wenn sie nie richtig widerlegt werden können, dann handelt es sich um eine Pseudowissenschaft...‘.

Eine wissenschaftliche Theorie ist, wenn sie immer stimmt und nie widerlegt werden kann, eine Pseudowissenschaft. Was ist, wenn eine Theorie immer stimmt und nicht widerlegbar, nicht falsifizierbar ist? Irritierend ist, dass eine Theorie, die nicht widerlegt werden kann, richtig sein müsste, aber falsch ist. Dieses vermeintliche Paradox verleitete zu einer Frage des Autors dieses Werkes an ChatGPT.

Frage an ChatGPT:

Muss eine wissenschaftliche Theorie widerlegbar sein, damit sie stimmt? Oder stimmt sie genau dann, wenn sie nicht widerlegbar ist?

ChatGPT

Gemäss dem wissenschaftlichen Ansatz nach Karl Popper sollte eine wissenschaftliche Theorie prinzipiell falsifizierbar sein, um als wissenschaftlich anerkannt zu gelten. Popper argumentierte, dass die Wissenschaft durch das Aufstellen von Hypothesen und Theorien Fortschritte macht, indem sie versucht, diese zu widerlegen. Wenn eine Theorie nicht widerlegbar ist, wäre sie nach Poppers Ansicht nicht wissenschaftlich, da sie keine Möglichkeit bietet, durch empirische Beobachtungen oder Experi-mente überprüft zu werden.

Popper prägte den Begriff der "Falsifizierbarkeit", um zu betonen, dass eine wissenschaftliche Theorie zumindest theoretisch durch bestimmte Beobachtungen oder Experimente widerlegt werden können sollte. Wenn eine Theorie allen möglichen Beobachtungen standhält, wäre sie nach Popper zwar "nicht falsifizierbar", aber das allein macht sie nicht wissenschaftlich. Eine Theorie muss sich dem Risiko der Falsifizierung stellen, um in der wissenschaftlichen Gemeinschaft ernst genommen zu werden.

Es ist wichtig zu beachten, dass diese Ansicht nicht unumstritten ist und verschiedene Philosophen der Wissenschaft unterschiedliche Meinungen zu diesem Thema vertreten. Einige argumentieren beispielsweise, dass Falsifizierbarkeit zu restriktiv sein könnte und dass andere Kriterien, wie empirische Bestä-tigung oder Prädiktionskraft, ebenfalls wichtig sind. Dennoch bleibt Poppers Ansatz ein bedeutender Beitrag zur Philosophie der Wissenschaft. (ChatGPT, 31.01.24, 14:50)

‚Mind Control ist also ein pseudowissenschaftliches Konzept‘, so der Reporter. Aber genau auf dem ist diese Verschwörungserzählung aufgebaut. Verfechter des Konzeptes von ritueller Gewalt und von Mind Control sagen, so der Reporter, dass einer von Hundert an einer DIS leide.

Wenn man aber die Epidemiologie anschaut, so der Chefpsychologe der Uniklinik für Psychiatrie und Psychotherapie Bern, dann sind das einer (1) bis 50 auf 100'000, also 0,01 bis 0.5 **Promille**, die eine dissoziative Identitätsstörung haben. Dies sind sehr wenig. (Franz Moggi, Chefpsychologe UPD, Bern)

Der Kliniker (Traumatherapeut) muss das Trauma suchen und finden, ansonsten er die Diagnose der DIS nicht stellen könne und sie nicht erhalte, so eine weitere Fachexpertin und Stv. Direktoren für Psychiatrie und Psychotherapie Bern beim Interview in der UPD Bern mit dem SRF-Reporter. (Dr. Katharina Stegmayer, UPD, Bern)

Um die Symptome erklären zu können, müsse der Arzt das Trauma suchen und fin-den, denn nur so kann er die Diagnose DIS stellen. Dies ist schwierig, weil dies eine falsche Kausalkette ist, eine Art logischer Fehler.

Angemerkt sei, dass die Krankenkassen eine Diagnose verlangen, ansonsten sie die Behandlung auch von Psychischkranken nicht bezahlt. Es ist daher so, dass in gewissen Kliniken ein grosser Druck auf den Traumatherapeuten und Psychologen lastet, endlich eine Diagnose auf den Tisch zu legen. Diese jedoch verlangt nach einem erwiesenen Trauma und das ist jetzt das Dilemma, denn das eine ruft nach dem anderen. Fehlt quasi ein nachgewiesenes wirkliches Trauma, bezahlt die Krankenkasse keine Behandlung. Der Diagnose fehlt ganz einfach das Trauma. Bei diesem Dilemma könnte die Diagnose eines satanisch-rituellen Missbrauches et-was nachhelfen.

Der Chefarzt der UPD Bern: ‚...*Man möchte eine dissoziative Identitätsstörung dia-gnostizieren, kann das aber nur, wenn es ein Trauma gibt... **dann wird einfach das Trauma erfunden...**‘* (Rec.-Reportage 08:20 – 08:16)

Der Reporter schloss an dieser Stelle ein Fazit. Einzelne Elemente der Verschwörungserzählung gibt es, seiner Meinung nach, durchaus. Die DIS selbst gibt es und auch die Tatsache, dass man Menschen beeinflussen kann. Aber diese Erzählung, die daraus gestrickt wird, dass Täter Menschen mit schlimmster Gewalt gezielt (mental, psychisch) spalten und dann dadurch erst noch programmieren können, dies hat man bisher noch nie polizeilich (und gerichtlich) nachweisen können.

Es gibt eine amerikanische Studie, die einen Zusammenhang zwischen der Aufdeckung der ‚Satanic Panic-Verschwörungserzählung' und einem starken Rückgang der DIS-Diagnosen aufzeigt. Diese Studie heisst ‚**The Rise and Fall of Dissociative Identity Disorder**', von Joel Paris aus dem Jahre 2012. (The Journal of Nervous and Mental Desease, Vol. 200, Number 12)

Darin wird beispielsweise auch E. Shorter zitiert: ‚*However, as Shorter (1994) notes, psychopathology can take many forms, depending on cues from the social environment. Thus, the epidemic of DID affected patients who would probably have received different diagnoses in other places and other times.*'

[‚*Wie Shorter (1994) feststellt, kann die Psychopathologie jedoch viele Formen annehmen, je nach den Hinweisen aus dem sozialen Umfeld. Die Epidemie der DID betraf also Patienten, die an anderen Orten und zu anderen Zeiten wahrscheinlich andere Diagnosen erhalten hätten.*']

Das Zitat von Shorter kann ein Hinweis sein darauf, dass Traumaopfer, je nachdem in welcher Klinik resp. in welcher Traumastation sowie je nach welchem Standort und welchem sozialen gesellschaftlichen Hintergrund sie ihre Diagnose und ihre Therapie zufälligerweise erhalten, eine andere Psychopathologie resp. auch eine andere Diagnose und damit auch andere Traumatherapie erhalten. Dies kann sehr entscheidend sein und macht die Traumatherapie zu einem Spiel des Zufalls.

Es scheint daher so, dass, im Umkehrschluss, die Diagnose einer DIS in jener schweizerischen Kliniken vermehrt gestellt wurde, in der bei der Exploration durch einen Traumaarzt vermehrt ein satanisch-ritueller Hintergrund, resp. eine satanisch-rituelle Beteiligung innerhalb des Missbrauchsgeschehens vermutet wurde, resp. man einen solchen verschwörungstheoretischen Hintergrund mit

Das Problem Charcots mit der Hysterie
Charcot prägte den Begriff "Hysterie" und beschrieb sie als eine **neurologische Erkrankung mit körperlichen Symptomen**, die durch psychische Prozesse verursacht werden. Charcot war der Meinung, dass diese Erkrankung nicht ausschliesslich auf psychologische Faktoren zurückzuführen sei, sondern auch **organische Ursachen** haben könne. Er verfälschte seine Theorie mit suggestiven Hypnosetechniken.

Charcot war jedoch auch der Ansicht, dass sich Hysterie bei "Männlichkeitsmodellen wie Eisenbahn-Ingenieuren oder Soldaten" manifestieren könne. Mit dieser Aussage meinte er, dass Hysterie nicht ausschliesslich eine Erkrankung von Frauen sei, wie es zu seiner Zeit noch oft angenommen wurde. Er beobachtete und untersuchte auch männliche Patienten mit Hysterie und war der Meinung, dass die Erkrankung unabhängig vom Geschlecht auftreten könne.

Druck hatte aufdecken und diagnostizieren wollen.

Alles mag auch die Tatsache einer verstärkten Suggestion seitens des Therapeuten auf den Patienten zur Basis haben, wie die Hypnoseaffäre um Jean-Martin Charcot es bereits verdeutlicht hatte. Was war geschehen auf den beiden Littenheider Traumastationen? Diagnostizierte man zu oft eine DIS, anstatt z. B. eine Angststörung oder eine Borderlinestörung als Differentialdiagnose*? Und verringert sich nun die Diagnosehäufigkeit? *Krankheitsbestimmung durch unterscheidende, abgrenzende Gegenüberstellung mehrerer Krankheitsbilder mit ähnlichen Symptomen.

Ausgeschlossen ist das nicht, jedoch auch nicht behauptet!

In Amerika ist ‚Satanic Panic' längst aufgearbeitet worden. Es wurden viele Anklagen gegen Therapeuten und Therapeutinnen eingereicht. Man warf ihnen diese suggestive Methode vor (wie sie auch Charcot damals vorgeworfen wurde).

Im deutschen Sprachraum fehlt bis heute eine solche Aufarbeitung, dabei werden mit solchen üblen Theorien ganz Familien zerstört. Das ganze Narrativ dieser unglaublichen Verschwörungstheorie lenkt ab vom tatsächlichen Missbrauch und von jenen Opfern, denen eh niemand glaubt, aber endlich geholfen werden sollte.

Im weiteren Verlauf des REC.-Films des SRF wird von einer Léa berichtet (Name geändert, Opfer einer Fehltherapie), die in einer Psychotherapie die Diagnose ‚DIS' bereits in der zweiten resp. dritten Sitzung erhalten hatte.

Léa: ‚...Ich habe das lange nicht hinterfragt... ich bin davon ausgegangen, dass sie ja Therapeutin sei und dies wohl wisse... Ich habe mich auch regelmässig nicht an diese Therapiesitzungen erinnern können... Sie (die Therapeutin) habe mir gesagt, was ich ihr bereits erzählt habe... es hätten sich bei ihr Anteile von mir gemeldet bei diesen Therapiesitzungen, wo ich ihr von Missbrauch erzählt habe... am Anfang war es nur Missbrauch... irgendwann wurde es satanistischer Missbrauch... und irgendwann habe es geheissen... ja... dieser bestehe immer noch... Ich bin tatsächlich fast sieben Jahre lang bei ihr in Behandlung gewesen... Ich finde es das Perfide am Ganzen, dass die Therapeutin wirklich so dosiert aufgebaut hat, dass ich langsam immer mehr da reingekomen bin... und das ich es automatisch immer mehr geglaubt und nicht mehr hinterfragt habe...*

> ...Sie hat mich dann nur noch in Kliniken eingewiesen, die an diese Geschichte geglaubt haben... zuletzt bin ich halt dann in einer Klinik gewesen, die das sehr ernst genommen hat, und mich auch entsprechend vor dieser Gewalt auch hat wollen schützen... was ja verständlich ist...'

Der Reporter: ‚...Also man hat dich von einer Tätergruppe schützen wollen, die Zugriff auf dich hat und dich weiterhin missbrauchen könnte...?'

‚...Genau! Von einer satanistischen Tätergruppe...'

Der Reporter: ‚...und das ist dort so weit gegangen, dass man dich ans Bett fixiert hat, damit du nicht zu diesen Tätern kannst...'

‚...Ja, in diesen Kreisen gibt es ganz bestimmten Daten, z.B. der 31. Oktober... Halloween... ist so ein Datum, wo man weiss... dass dann anscheinend so Sachen sich ereignen... die Klinik hat... und meine Therapeutin... so ein Kalender erhalten mit Daten, die eben gefährlich sind... entsprechend bin ich an diesen Daten zur Sicherheit... zu **meiner** Sicherheit... einfach fixiert worden... damit ich nicht auf die Idee hätte kommen können... auszubrechen... oder abzuhauen...'

Der Reporter: ‚...und auf Grund dieser Diagnose werden Kontakte zur Familie abgebrochen? Wie ist das genau...?'

‚...also, ich durfte einfach keinen Kontakt mehr haben... zu meiner Mutter... zu meiner Schwester... zu gar niemandem mehr, eigentlich... obwohl ich ganz klar immer wieder geäussert habe, ich wolle jetzt meiner Mutter telefonieren... bezüglich Telefonieren hat man das sogar so weit kontrolliert, dass wenn meine Schwester, die ja noch anrufen durfte über die Station... ist immer jemand aus der Pflege dabei gesessen... und hat zugehört, was ich telefoniere...'

Der Reporter: ‚... das ist ja schlimmer als im Gefängnis...?'

‚... Definitiv!...Also ich muss sagen... Ich habe mehr als einmal gedacht, eigentlich wäre es für mich leichter, wenn ich irgend eine Straftat beginge und ins Gefängnis käme... ich hätte bessere Bedingungen... Wenn ich niemanden gehabt hätte, wie jetzt in dieser Situation, wo meine Schwester mir die Augen geöffnet hat... dann wäre ich vermutlich jetzt im Ausland mit einer neuen Identität... was man mir eigentlich geraten hat... ich hätte den Kontakt zu allen Menschen abgebrochen... nur wegen etwas, was gar nicht existiert!... Im ersten Moment, wo ich verstanden habe, dass es das gar nicht gibt, bin ich erst mal in ein Loch gefallen... ich habe sieben Jahre, oder beinahe sieben Jahre an etwas geglaubt, dass nicht existiert... Ich habe eigentlich sieben Jahre meines Lebens auf eine Art verloren...!'

Wenn das keine Fehltherapie war?

Der Reporter meinte an einer anderen Stelle des Films: ‚...da sind Menschen, die sagen, sie seien falsch therapiert worden ...Die schreckliche Erinnerungen seien ihnen in der Psychotherapie suggeriert worden... Es sind falsche Erinnerungen...!'

Die Reporterin las aus Léa's Akten vor: ‚...Sämtliche Polizeieinsätze sind bisher im Sand verlaufen, da die Täter verhindern konnten, dass XY zuviel erzählt. **Jeder Versuch, sich nicht an die Vorgaben zu halten, wird mit Strafen in Form von neuen Übergriffen verfolgt. XY wurde vermutlich bereits als Säugling programmiert und für die Zwecke organisierter Gewalt geschult...** Die Patientin hat sehr viele Erinnerungslücken, Kindheitserinnerungen sind kaum vorhanden...' (Rec.-Reportage 04:00 - 03:31)

Die Akte Léa's zeigte, dass die kruden Verschwörungsideen nicht nur in Littenheid, sondern auch in anderen Schweizer Kliniken und von etlichen Schweizer Psychotherapeutinnen geglaubt und danach therapiert wurden, so der Reporter. Nach vielen Klinikaufenthalten ist Lea, so der Reporter, heute arbeitsunfähig und bezieht IV (Invalidenrente).

Beim Interview mit der Organisation Pro Mente Sana erklärte deren Präsident Thomas Ihde, dass sich das Leben dieser Frau verändert habe, Schritt für Schritt. Und nicht besser geworden sei durch die psychiatrische Unterstützung, sondern schlimmer geworden ist. ‚... *Hier versagen psychiatrische Versorgungssysteme, wo es keine Kontrollmechanismen gibt, die sicherstellen, dass so etwas nicht passieren kann...!'*

‚... *Psychotherapie kann gravierende Nebenwirkungen haben. Dort sind die Fachgesellschaften enorm gefordert, dass sie dieses Thema proaktiv angehen und Untersuchungen durchführen, Forschungen finanzieren, und auch überprüfen, wo eine Therapie schädlich ist. So eine Therapie muss sofort gestoppt werden...*

...Da geht es nicht mehr um Wissenschaftlichkeit, sondern geht darum, dass sich Wissenschaftler radikalisiert haben. Und in der Radikalisierung verliert man die Bodenhaftung. Da nimmt man nicht mehr wahr, was andere sagen...!'

Auf verschiedenen Traumastationen in Schweizer Psychiatrien hatten Thera-peutinnen und Therapeuten sich radikalisiert, wurden unwissenschaftlich und hatten seit Jahren jede Bodenhaftung verloren!

In den USA erfolgte seinerzeit ein richtiger Tsunami von Anklagen gegen Therapeutinnen. Satanic Panic wurde aufgearbeitet. Man warf diesen Therapeuten diese suggestive Methoden vor. Im deutschen Sprachraum fehlt bis heute eine solche Aufarbeitung.

Eine interviewte Psychologin und Gutachterin, Louise Vilén Zürcher: ‚... *In einem System, welches zum Irrsinn tendiert,* will ich einfach in den Spiegel schauen können... ich will aufrecht sein... ich will mit dieser Seuche nichts zu tun haben! Ich werde mich immer gegen das (diese Verschwörungstheorie) aussprechen... es ist wirklich absurd, es ist voll jenseits...! Die Menschen müssen immer in Therapie sein, sie könnten nicht mehr arbeiten... man müsse die Patientinnen immer schützen vor diesen schrecklichen Tätern, Gruppen und Kreisen... die immer diffus sind, wo niemand genau weiss, wer sie eigentlich sind...'*

‚... *Dieses ganze Narrativ lenkt davon ab, dass es tatsächlich Opfer gibt von sexuellem Missbrauch! Sie haben schon eh das grosse Problem, dass ihnen niemand glaubt... In einem System, wo zum Irrsinn tendiert, will ich einfach in meinen Spiegel schauen können und ich will aufrecht sein... Ich will mit dieser Seuche nichts zu tun haben...!'*

Hier enden die Aufzeichnungen des zweiten SRF-REC.-Dokumentarfilms.

Die in der Gesellschaft vorkommende Kontroverse um rituelle Gewalt oder gar um satanistische Gewalt spaltet sich in Lager. Das eine Lager bilden die **Verleugner**, die jegliches Vorhandensein einer ritualisierten Gewalt vollständig ablehnen und gar verachten. Sie behaupten, ritualisierte Gewalt werde vielen Therapeuten und

Institutionen eingeredet oder in sie hinein suggeriert. Menschen sind für Suggestionen empfänglich, wie es Jean-Martin Charcot um 1880 bewiesen hatte.

Das andere Lager bilden die in der heutigen Zeit wie Pilze aus dem Boden (von sozialen Medien) schiessenden **Verschwörungsbesessenen.** Da sie wie besessen erscheinen, überzeugt von Vorstellungen und Meinungen, die in ihnen zu einer absoluten Wahrheit heranreifen, scheint die Bezeichnung der ‚Obsession' gar nicht so abwegig. Vermutlich waren die Littenheider Traumatherapeuten und ein Teil ihres Umfeldes von Satanic Panic und Mind Control ebenso besessen.

Diese ideologisch Besessenen haben oft und seltsamerweise eine Verbindung zu rechtsextremen, antisemitischen oder esoterischen Gruppierungen und leben oft nach dem Vorbild enger und extremer politischer Meinungen. Ihre Ideologien haben die Kraft, **Endzeitstimmungen** zu erzeugen. Sie verbreiten Angst und Hass. Da wird gefaselt von onlinebasierten und **weltumspannenden Netzwerken** (auch psychotraumatologischen Netzwerken, Netzwerkgruppen) und Parallelgesellschaften, die die absolute Macht über die Wirtschaft oder die Politik eines Staates hätten. Q-Anon wurde bereits als Beispiel erwähnt. Wie steht es diesbezüglich mit gewissen Traumatherapeutinnen in der Schweiz?

Kolportiert wird, dass gewisse **Netzwerke** von politischen Lagern aus aller Welt hinterlistig ausgenutzt würden, indem diese darin Meldungen oder ideologisch gefärbte Meinungen verbreiten. Es gibt vielerlei Netzwerke, aber man wird im Dunkeln gelassen, von welchen Netzwerken die Rede sei. Immerhin: es gäbe Netzwerke von angeblichen Satanisten, die tausende Menschen umbringen würden. Selbst versierte Psychiater seien der Meinung, es handle sich hierbei um einen versteckten Holocaust.

Obschon es seltsam ist, dass noch nie Opfer von satanistischen Ritualen gefunden wurden (polizeilich und gerichtlich erwiesen), behaupten diese Verschwörungserzähler, dass die Satanisten sich geschickt in die Medien oder beispielsweise in **Strafverfolgungsbehörden** infiltriert hätten und selbst **Leichenbeschauer** und **Krematoriumsbetreiber** bestechen oder mit eigenen Leuten besetzen würden, nur um sicherzustellen, dass man niemals eine Leiche finden kann, die Opfer eines satanistischen Rituals geworden sei.

Geschildert wird auch, dass diese satanistischen Zirkel, diese Netzwerke, etliche junge Frauen an der Hand hätten, die für die ‚Zucht' von Babys von eigenen Leuten geschwängert würden, nur um dann diese frisch geborenen Kinder den Ritualen der Satanisten als menschliche Opfer zur Verfügung zu stellen. Auch dies konnte bisher noch nie bewiesen werden.

Menschen glauben vieles. So glauben viele, dass auch Staatsanwälte in solche satanistischen Teufelskreise ‚eingebettet' worden seien, um bei einer allfälligen

Anklage z.B. wichtige Notizen zu zerstören oder um sonstige Beweise der Anklage zu vernichten (**Beweismittel vernichten**). Oder sie würden sich weigern, öffentliche oder direkte Interviews mit betroffenen Kindern per Video aufnehmen zu lassen, die von Satanisten missbraucht worden waren, nur um diese Videos resp. Beweismittel zu verhindern, die die Anklage untermauern könnten (**Beweismittel unterdrücken**).

Ein weiteres Lager bilden jene, die täglich und professionell sich z.B. mit der Situation und den Auswüchsen der weltweiten Zwangsprostitution, des Kinderhandels, der kinderpornographischen Industrie im Dark-Net, mit Menschen- und Frauenhandel und Loverboy-Missbrauch etc. befassen. Alles ist leider wirklich existent, kann nicht einfach weggeleugnet werden, erzeugt sexualisierte Gewalt und unendliches Leid und erschafft Tausende von meist weiblichen Opfern und Kindern.

Dass eine moderne und in die Zukunft strebende psychiatrische Klinik auf eine solche Verschwörungsobsession blindlings hereinfiel, dieser Theorie eine Bühne gab, fragwürdige Therapeuten einstellte und in ihren Mauern arbeiten liess, Therapeuten, die an dieses schizophrene Narrativ glaubten und somit verinnerlicht hatten, war an sich eigenartig.

Diese Traumatherapeuten waren damit in der Lage Missbrauchsopfer, die durch schwersten Missbrauch bereits traumatisiert worden waren, mit ihrem eigenartigen **Narrativ-Nonsens** nochmals und zusätzlich zu traumatisieren. Diese Kliniken und Therapeuten müssten der zitierten SRF-Sendung zutiefst dankbar sein für die Aufdeckung dieser traurigen Machenschaften. Aber sind sie es wirklich, dankbar, oder beharren sie weiterhin stur auf ihrem Standpunkt?

Therapieren sie noch immer in den Traumastationen oder in psychologischen Praxen? Was tun diese ehemaligen Oberärzte heute? Spinnen sie ihren Irrsinn, ihren Traum noch immer weiter und rechnen ihre Leistungen bei den Krankenkassen ab?

Erhielten sie ein Verbot zur weiteren Ausübung ihren Berufes?

Alles Fragen, die offen und unbeantwortet bleiben.

Satanic Panic 3: Der Fall Leonie

Jetzt reden die Opfer!

Doku-Reportage von Robin Rehmann und Ilona Stämpfli (SRF.ch/Dok.) Schweizer TV SRF/Rec.

Der Fall Leonie

Tragisch ist der Fall Leonies (Name geändert), die während **Doomsdays**, also an Tagen, wo nach der Überzeugung gewisser Traumatherapeuten satanistische Rituale an Opfern durchgeführt würden, auf den Abteilungen von Psychiatrischen Kliniken nächtelang ans Bett gefesselt wurde. **Präventiv!** Alles in der edlen Absicht, sie vor Übergriffen satanistischer Täterkreisen fernzuhalten oder vor deren Zugriff zu schützen. Präventiv versteht sich! Und weil Traumatherapeuten Leonie auf der Grundlage gewisser Verschwörungserzählungen behandelten.

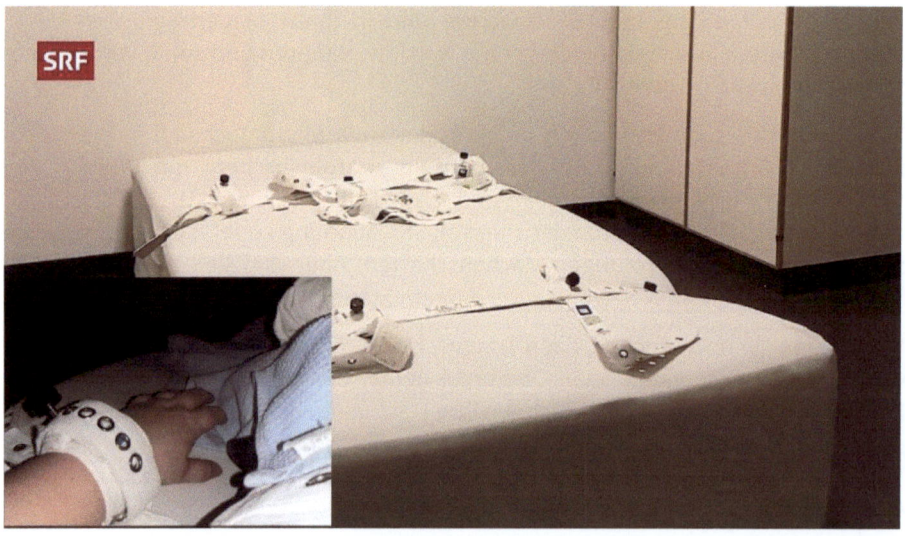

Foto SRF (aus Satanic Panic in der Schweiz: Der Fall Leonie. Fotozusammenstellung durch den Autor.)

‚Ich habe 7 Jahre an etwas geglaubt, das nie existiert hat. Ich habe mich an angebliche Stromfolterungen erinnert.'

Der Reporter: *‚Da sind Menschen, die sagen, sie seien falsch therapiert worden. Diese schrecklichen Erinnerungen seien ihnen innerhalb der Traumatherapie hineinsuggeriert worden. Es sind falsche Erinnerungen!'*

Eine nachgesprochene Frauenstimme: *‚Diese Menschen leiden jetzt und glauben daran, dass sie fremdgesteuert seien, dass sie bewacht würden und beobachtet.'*

Dabei hatte Dr. Frank Urbanjok eindeutig erklärt, dass es zum jetzigen Zeitpunkt für diese ausgestaltete Theorie von einer grossangelegten Verschwörung mit satanistischem Hintergrund keinerlei Belege gebe.

Leonie (Name geändert): *'Für mich war es so etwas wie eine ausweglose Situation gewesen, ich hatte immer das Gefühl, ich sei ständig in Gefahr, ich könne eigentlich gar nicht mehr in der Schweiz leben, ich müsse jetzt irgendwohin, in Sicherheit!'*

Gemäss Reporter habe Leonie gedacht, sie würde bereits jahrelang von unbekannten Tätern rituell missbraucht! Entstanden seien diese falschen Erinnerungen in der Psychotherapie. Es sei derart weit gegangen, dass man Leonie in einer namhaften psychiatrischen Klinik nächtelang an ihr Bett gefesselt habe. Vorsorglich!

Leonie: *'Wo man an den Armen angebunden wird, links und rechts, und an den Beinen, links und rechts.'*

Und dies alles rein präventiv, weil ihr von ihren Therapeutinnen von einer Verschwörungstheorie erzählt worden war. Der Reporter: *'Unsere Recherchen zeigen, dass sich nicht nur die **Therapeuten** und **Ärzte** in der Verschwörungserzählung verloren haben, sondern auch die **Staatsanwaltschaft**, die **Polizei** und die **Kinder- und Erwachsenen Schutz Behörden.'***

Der Reporter: *'Jetzt wo Leonie weiss, dass sie nicht Opfer einer rituellen Gewalt, sondern von einer Verschwörungserzählung geworden ist, rollen wir ihren Fall auf!'*

Leonie erkläre, sie fände es extrem schlimm, wenn sich jemand das Leben nehmen würde wegen so einer Verschwörungstheorie, die gar nicht existierte. Leonie hatte sich einst mit einem Hilferuf aus dem Psychiatriezentrum an das Rec.Dok.-Team gewandt, indem sie aussagte, das alles mache sie krank. *'Jetzt dreht es sich alles wieder nur um die ganze Gewalt – die nicht stattfindet und um den ganzen Kult, den es nicht gibt.'*

Mit ihrem Telefonat hatte Leonie ihre Meinung zum Ganzen geäussert, war verzweifelt. Sie war in der Psychiatrie und diese ganze Komödie um rituelle Gewalt, um Täterkontakte, um Doomsdays, um Bettfixierungen, um Traumatherapie machten sie noch kränker. Sie wehrte sich mit ihrem Anruf an das Reporterteam und flüstert verzweifelt ins Telefon: *'Es macht mich krank! Es macht wirklich kaputt!'*

Der Reporter erkannt: Dies war ein Hilferuf einer Patientin aus dem Psychiatriezentrum Münsingen. Seit dem Beginn ihrer Recherchen zu Satanic Panic stand das Reporterteam mit Leonie in Kontakt. Leonie würde, so die Reportage, seit Wochen jede Nacht ans Bett fixiert.

Leonie: *'Ich schrie in der letzten Nacht mehrfach. Ich weinte. Ich sagte: Ihr müsst mich defixieren, ich halte es nicht mehr aus.'*

Der Reporter: *'Kann das sein, dass Leonie fixiert werde, weil Ärztinnen davon ausgegangen sind, dass Leonie von unbekannten Täter bedroht werde?'*

Zu einem späteren Zeitpunkt kommt Leonie in SRF-Räumlichkeiten zu Besuch und trifft sich dort mit dem Reporterteam. Es geht ihr, Wochen nach ihrem Telefon, deutlich besser. Sie bringt einen Teil ihrer Akten mit: Austrittsberichte, Gutachten verschiedener Kliniken, Therapievereinbarungen, Gefährdungsmeldungen an die KESB und weitere Dokumente von Therapeutinnen.

In diesen Akten schrieb eine leitende Ärztin an die KESP:

*,(Leonie) wurde für die Sekte gezeugt und **für die Sekte von klein auf programmiert**. (...) Mehrmals fanden auch **sodomistische Rituale** statt. Die Täter verlustieren sich selber an Kälbern. Später wird (Leonie) gefilmt, wenn sie von einem Hund, der vorher aufgegeilt wurde, penetriert wird. Für die Penetration durch ein Pferd wird sie auf einem Tisch platziert.*

*In **Voll- und Leermondnächten** treffen sich die Männer in schwarzen Kutten und roten Augen auf dem **Friedhof**. Sie bringen im Kofferraum **nackte Mädchen** mit (...). Eines der Mädchen muss einen **Fetus schlachten**. Das **Blut** wird zur Reinigung getrunken, das **kleine Herz gegessen**.'*

Auszug aus psychiatrischem Gutachten zu (Leonie), 2017

Der Reporter fragte Leonie: *,Bist du in einer Sekte gewesen?'*

Leonie: *,Nein!, also nicht dass ich wüsste, nein! Ich bin aufgewachsen, ganz normal, ohne einen religiösen ... ohne einen satanistischen ... ohne eine Sekte, was auch immer, gar nichts. Meine Mami war ganz normal, mein Vater auch, meine Schwester auch. Niemand hatte irgend etwas mit einer Sekte zu tun gehabt!'*

Der Reporter erzählt, dass Leonie in ihrer Jugend psychisch krank geworden sei und später habe man ihr zu einer Traumatherapie geraten. Auf diese Weise sei sie dann zu jener Traumatherapeutin gekommen, bei der alles angefangen habe.

Der Reporter: *,Bis zum Zeitpunkt, wo du zu dieser Traumatherapeutin gekommen bist, hast du nie etwas von satanisch-rituellem Missbrauch gehört?'*

Leonie: *,Nein!' Gar nicht, nein! Also ich würde sagen, nicht einmal irgendwie im Fernsehen oder irgendwo. Es war damals noch gar kein Thema gewesen.'*

Thema wurde dies erst in der Traumatherapie. Während 7 Jahren rutschte Leonie immer tiefer in diesen Verschwörungsglauben hinein. Am Ende habe sie geglaubt, sie sei rituell missbraucht worden und werde von unbekannten Tätern verfolgt. **Ihre Traumatherapeutin war so tief in diesem Verschwörungswahn** drinn gewesen, dass sie immer habe wissen wollen, wo Leonie sich befinde, aus Angst, sie könnte von der unbekannten Täterschaft gequält werden.

Leonie erzählte, es sei derart weit gegangen, dass sie von ihrer Traumatherapeutin ,getrackt' worden sei, via einer Tracking-App. (Tracking: Verfolgung physischer Objekte oder Menschen. Spurverfolgung und Überwachung des Aufenthaltsortes mittels Mobiltelefon.)

Die Therapeutin habe immer gesehen, wo Leonie sich zurzeit aufhalte. Sie übergab ihr Mobil dem Reporter und der ersah daraus, dass zwischen ihr und der Therapeutin auf WhatsApp über **5'000 Nachrichten** hin und her versandt worden waren. Mehr als 5'000 Nachrichten?!

Der Reporter: ‚*Erstes einmal ist es von der Traumatherapeutin übergriffig, dich zu tracken, aber auch, dass da keine Nähe und Distanz mehr zwischen euch war. Ihr seid auch untereinander per Du.*‘

Leonie: ‚*Am Anfang hat mir das gut getan. So bin ich in diese Abhängigkeit geraten. Ich habe dadurch alles mit mir machen lassen. Irgendwann habe ich das Gefühl gehabt, ohne diese Therapeutin könne ich nicht mehr leben. Ohne sie habe ich niemanden mehr!*‘

Der Reporter: ‚*Die Therapeutin aber wollte dies, auch dass du mit der Mutter und der Schwester den Kontakt abbrichst?*‘

Leonie: ‚*Ja, weil die ja auch irgendwie involviert gewesen seien. Sie las mir dann irgendwann aus dem Buch von Alison Miller vor, wo Kalender aufgeführt sind, je nach Datum werden halt ... äh ... Säugling geopfert, oder dann ist nur, dass quasi die Frauen den Männern dienen ... sagen wir das mal so.*‘

Der Reporter: ‚*Hat man dir auch gesagt, du hättest Säuglinge geopfert?*‘

Leonie: ‚*Ja! Also nicht nur geopfert, sondern quasi mit einem rituellen Schnitt auch das Herz entnommen und Blut getrunken.*‘

Der Reporter: ‚*Und du hast gesagt, du hättest das gemacht?*‘

Leonie: ‚*Ich kann nicht sagen, ob ich das wirklich geglaubt habe. Ich kann dies so gar nicht sagen. Aber irgendwo habe ich jedenfalls ein schlechtes Gefühl gehabt, weil ich nicht ganz genau weiss, ob ich das vielleicht doch gemacht habe. Ja.*‘

Auszug aus Alison Millers Buch: **Jenseits des Vorstellbaren, Therapie bei ritueller Gewalt und Mind Control. Asanger Verlag, 450 Seiten**

Satanischer Kalender

Januar. 1ter	**Neujahr**	
	Feiern, Spass, „die Hölle ist los".	
Januar. 7ter	**Winebaldstag**	
	Der auf das christliche Fest der Heiligen Drei Könige fällt. Satan werden Geschenke überreicht. Ein Säugling, vorzugsweise acht Tage alt und männlich, oder ein erwachsener Mann im Alter von 15-33 Jahren (das Alter muss durch drei teilbar sein) wird zerstückelt und konsumiert.	
Januar. 20. – 27.ter	**Zeit der Opfervorbereitung**	
	Zeit, Menschen zu kidnappen, sie einzusperren und sie zeremoniell auf das Opfer vorzubereiten.	
Januar. 25.ter	**Grosser Gipfel – Höhepunkt**	

	Fünf Wochen und einen Tag nach Winterbeginn: Sex-Orgien, Opfer von Frauen und Kindern. Grosser Gipfel - Höhepunkt. Oraler und vaginaler Sex. Sexorgien, Opfer von Frauen und Kindern. Bekehrung des heiligen Apostel Paulus.
Fastnacht	Die drei Tage vor dem **Aschermittwoch** des christlichen Kalenders. Vorbereitung auf die vollständige Schwarze Messe. Sammeln von Blut (menstrual), Wasser (heilig, geheiligtes) und Feuerholz (Eiche). Verbrennen von menschlichem Fleisch, das am Aschermittwoch bei der Schwarzen Messe als Asche verwendet wird. Die Schwarze Messe wird vorzugweise in einer Kirche unter Verwendung von menschlichen Fleisch und Blut abgehalten.

Anbei nur ein Auszug aus dem Satanskalender dieses Buches (Alison Miller, Jenseits des Vorstellbaren, S. 417ff.). Die Eintragungen über das gesamte Jahr hindurch enden erst am 24. Und 25. Dezember. Vermutlich hatte Leonies Traumatherapeutin aus der Psychiatrie Münsingen an diesen Kalender geglaubt und hatte Leonie entsprechend der Daten behandelt, z. B. darin, dass sie nächtelang mit einer 5-Punkt-Fixation an ihr Bett gefesselt worden war, nur um zu verhindern, dass böse Täter an diesen Satanstagen Leonie gefangen und missbrauchen könnten.

Dasselbe Verschwörungsbuch von Alison Miller wurde in der Einladung resp. Programmbeschreibung der Littenheider Impulstagung über ‚rituelle Gewalt' (29. November 2018) durch die durchführende Organisation INPS, Netzwerkgruppe Gegen rituelle Gewalt im Literaturhinweis aufgeführt. Übrigens war der Littenheider Traumatherapeut Matthias K. für die Organisation dieser Tagung zuständig. Dass er sich an diesem Buch nicht gestört hat?

Alison Millers Buch jedenfalls wurde damals von gewissen Traumatherapeuten und Netzwerkgruppen propagiert, was ein sehr deutlicher Hinweis ist, wie diese Traumaleute wirklich ticken. Selbst das Reporterteam kannte ihr Buch und auch Leonie wird es gekannt haben. Immerhin las ihr ihre Münsinger Traumatherapeutin daraus die Liste der satanischen Termine vor. Die Tage waren wichtig.

Leonies Therapeutin antwortete auf die schriftlichen Fragen des Reporterteams: ‚Wir haben die Traumatherapeutin von Leonie mit dem Vorwurf konfrontiert, sie habe Leonie fehltherapiert und so die Situation von Leonie dramatisch verschlechtert, weil sie offensichtlich an diese Verschwörungserzählung geglaubt habe.'

Das ist ihre schriftliche Stellungsnahme:

‚... Ich weise die erhobenen Vorwürfe entschieden zurück. Die Vorwürfe verkennen insbesondere, dass die Auseinandersetzung mit Standpunkten einer Patientin ein zentraler Teil jeder psychotherapeutischer Behandlung ist und nicht mit der Anerkennung dieser Standpunkte durch die behandelnde Person zu verwechseln ist... '

Der Reporter meinte darauf zu Leonie, die Therapeutin habe sich einfach in die Geschichte von Leonie hineinversetzt, aber habe an das Ganze selbst nicht geglaubt. Es käme somit alles von Leonie und nicht von ihr. Damit versuchte die Traumatherapeutin ihren Kopf aus der Schlinge zu ziehen.

Leonie: ‚Wenn sie das alles nicht geglaubt hat, warum hat sie dann eine Anzeige gegen diese unbekannte Täterschaft eingereicht? Sie hatte mich auch nach Südafrika geschickt, in einen Schutzaufenthalt, damit ich Distanz hätte zu diesen Tätern. Warum hatte sie mir alle diese Bücher gegeben? Wenn man angeblich an solches nicht glaubt, macht dies auch keinen Sinn.'

Eines dieser Bücher sei hier ebenfalls kurz erwähnt. (Ulrike Willmeroth, Ursula Roderus: Berufen zum Königskind – Gefangen im Trauma, Durchbruch zur Freiheit, Verlag Asaph, 2012, 288 Seiten)

Und warum hatte sie Leonie über diesen Satanskalender informiert? Was wollte sie damit bezwecken! Erinnert seien an die beiden Lehrer. Er, der Sekundarlehrer D. V. und sie, die Primarlehrerin M. L., die von satanistischen Ritualen um die Zeit des Halloween berichteten: …‚Am 1. November (Halloween) laufe dann da etwas ab…er (der Sekundarlehrer D. V.) kenne den Satanistenkalender einigermassen…am 2., 3., und 4. November, dass sei dann eine ‚Schlachterei'…

Oktober 30.ter	**Vorabend von Halloween** Fest des Feuers, alle heiligen Säfte, alles Existierende wird vom flammenden Schwert der Wahrheit verbrannt.

Oktober 31.ter	**Halloween- Samhain** Blut- und Sexualrituale, Vereinigung von „Satan", „Dämonen" und Mitgliedern. Tierische und menschliche Opfer. Anfang des neuen Jahres. BESCHWÖRUNGEN der Toten. Orgien mit Dämonen. Opferung von Feinden oder Verrätern. Opferungen erfolgen durch Verbrennungen. Eingeleitete Wehen der Brutmaschinen und Opferung des Säuglings durch Zerstückelung. Verzehr des Fleisches und Bluts des Säuglings und der Plazenta. Praktizierung dunkler magischer Rituale.

November 1.ter	Samhain-Zeit beginnt. ALLERHEILIGEN (Beginn der Zeit der Finsternis). Die Trennung zwischen Mensch und Anderwelt ist aufgehoben, die Gestalten der „Anderwelt" drängen hervor, Helden sterben an Samhain, Elfen ziehen sich in die andere Welt zurück. Opferung von Menschen, Feier des Todes. Sex mit Dämonen.

Aus: Alison Miller, Jenseits des Vorstellbaren, S. 423

Was für einen Sinn macht es, wenn eine Traumatherapeutin ihren DIS-Patientinnen solche Bücher propagiert, wenn sie Anzeige gegen eine unbekannte Täterschaft einreicht, wenn sie Leonie nach Südafrika in einen Schutzaufenthalt schickt, wenn sie Leonie an die Satanskalendertagen erinnert, wenn sie diese aus dem Buche Millers zitiert und welchen Sinn sieht die Traumatherapeutin darin, Leonie an an solchen Tagen und Nächten in einem verschlossenen Isolationsraum mittels 5-

Punkt-Gurten zu fixieren, wenn sie, also diese schräge Therapeutin, selber gar nicht an diesen Humbug glaubt? Wer ist da wirklich krank geworden?

Das machte einfach keinen Sinn! Es ist unsinnig. Es ist krank!

Zudem war für diese Traumatherapeutin die angebliche Bedrohung, die durch diese unbekannten Täter ausgingen, vermutlich so real gewesen, dass sie gleich mehrere Gefährdungsmeldungen, nicht nur eine, bei der KESB gemacht hat:

‚Es besteht eine latente Gefährdung. Aus Hinweisen aus der Therapie ist nicht auszuschliessen, dass die Patientin **im Rahmen von Kultritualen auch anderen Menschen Gewalt antut.** (...) Aus therapeutischer Sicht ist es wichtig, die Patientin länger (mehrere Wochen bis Monate) vor Übergriffen von Tätern zu schützen (Schutz vor Gewalt, sowie vor den ständigen ‚Programmierungen‘) bis sie besser stabilisiert ist.‘

Gefährdungsmeldung der Traumatherapeutin für Leonie an KESB, 2017

Im Rahmen von Kultritualen: Deutet auf satanistisch kulturellen Missbrauch hin.

Programmierungen: Deutet darauf hin, dass auch die Traumatherapeutin an Mind Control glaubte.

Schutzmassnahmen: Die Traumatherapeutin erörtert ihre Absicht gegenüber der Kinderschutzbehörde KESB, die Patientin bis zu deren Stabilisierung über Wochen bis Monate vor Übergriffen satanistischer Täter schützen zu wollen. Was indirekt eine Einwilligung zur 5-Punkt-Fixierungen durch die KES-Behörde bewirken soll.

Daraufhin leitete die Staatsanwaltschaft Solothurn, gemäss Reporter, ein Strafverfahren gegen Unbekannt ein. Vermutlich aufgrund eines Antrages.

Der Reporter: ‚Was hatte dies für dich für Konsequenzen?‘

Leonie: ‚Erst einmal aus dem Nichts heraus, überraschend eine Hausdurchsuchung! Sie haben alles auseinander genommen. Meine Telefone mitgenommen, mein Laptop mitgenommen, alles Mögliche, was von Interesse war, mitgenommen. Und nach etwa einem Monat durfte ich auf der Polizeistation eine Videoeinvernahme machen, die ich dann aber recht schnell abgebrochen habe, weil man als Opfer das Recht habe, nichts dazu zu sagen!‘

Gemäss Reporter mussten auch Leonies Mutter und die jüngere Schwester bei dieser Videoeinvernahme antraben, also ebenfalls dabei sein.

Daraufhin ging der Reporter zu Leonies Mutter. Sie wollte ihr Gesicht von Kamera nicht zeigen, was verständlich ist. Ihr Gesicht zeige sie nicht, weil sie Angst habe, dass die Anhängerinnen von dieser Verschwörungserzählung sie als offizielle Täterin betrachten.

Die Mutter reiste mit Leonie auf deren Wunsch nach Neapel und als sie wieder zu Hause war, habe sie eine Vorladung auf dem Tisch gehabt. Die Polizei wollte jedes

Detail wissen, wie diese Reise verlaufen sei. Also stellte man Fragen wie: Wann seid ihr gegangen? Wie habt ihr die Reise gebucht? Was habt ihr dort getan? Wo habt ihr geschlafen? Was habt ihr an jenem Abend gemacht?

Der Reporter: *,Weil der Verdacht, die Idee gehegt worden war, dass ihr mit dem internationalen Täterkreis irgendwie im Austausch gewesen seid?'*

Bei der Mutter war diese Befragung schräg herübergekommen. Sie fragte sich, warum sie über jede Minute ihrer Reise hatte Rechenschaft abgeben müssen. Fragte sie jedoch einen Polizisten, worum es bei dieser Videobefragung gehe, hiess es nur, man könne nichts darüber sagen.

Jetzt wollte der Reporter es genau wissen. Wenn nämlich tatsächlich solche staatsanwaltschaftlichen Einvernahmen stattgefunden hatten, musste es auch Unterlagen dazu gegeben haben. Irgendwelche schriftlichen Dokumente.

Leonie hatte ihre Akten von der Staatsanwaltschaft Solothurn angefordert. Sie überbrachte dem Reporterteam zwei prallvolle Aktenordner. Leonie war von der Staatsanwaltschaft Solothurn auch observiert worden. Leonie wurde es psychisch zu viel. Zusammen mit Ilona, der zweiten Reporterin, ging sie auf einen Spaziergang um sich dabei zu sammeln, während der Reporter sich Zeit genommen hatte, diese Akten etwas genauer anzuschauen. Der Reporter konnte es nicht fassen, was er darin ersah.

Man hatte es geschafft, dass ein Gericht die Bewilligung zur Observierung von Leonie verfügt hatte und Leonie daraufhin über Monate überwacht worden war. Mit Fotos von ihr. Über ihr Telefon. Der Reporter konnte es nicht glauben. Der Staatsanwalt hatte sich dafür eingesetzt, Leonie total zu überwachen. Dies entsprach nicht einer SchutzMassnahme mit 5-Punkt-Gurt, sondern einer Schutzüberwachung. Man glaubte an Satanisten.

Die Staatsanwaltschaft und das Gericht machten mit, was die Traumatherapeutin wollte und verfügten eine Observierung Leonies. Gemäss dem Reporter sass die Staatsanwaltschaft und das Gericht mit im Boot dieser Satanisteneuphorie und Satanic Panic Enthusiasmus gewisser Traumatherapeutinnen und machte aufgrund schweizerischer Gesetze alles mit, anstatt eindeutig einmal zu sagen: ,STOPP'! ,Das machen wir nicht mit!

Die Traumaspezialistin hatte die Kantonspolizei regelmässig über die Therapiesitzungen informiert. Auch diese sass mit im Satanic Panic/Mind Control Boot. Sie hatte über 100 WhatsApp-Nachrichten und E-Mails an Polizeibehörden geschrieben oder weitergeleitet. Die Therapeutin schrieb dem ermittelnden Polizeibeamten folgenden Text:

‚Gem Plan müsste heute ja ritual sein (abschlussfest u mond). Meistens sind die mondrituale laut pat bei friedhof/burg u finden zur dunklen stunde statt (also nach mitternacht)

Traumatherapeutin an die Kantonspolizei Solothurn, November 2017

Weitere Nachricht der Traumatherapeutin Leonis vom Nov. 2017 an KaPoSolot.:

‚Kurze Info: heute abend in einem ‚puff' treffen geplant (runder tisch genannt: das mädchen tanzt auf dem tisch), **männer bieten geld**, der meistbietende kommt dann zuerst dran u darf machen mit dem mädchen, was er will, dann der nächste mann… Ausserdem: in **ukraine** sei ein mann der gruppierung verhaftet worden. Einer der drei grossen dort **vom ring**).'

Der Reporter: ‚*Selbstverständlich nun das Verrückte: Die Kantonspolizei ist den schrägen Hinweisen dieser Therapeutin nachgegangen und nach dem Abschluss dieser Ermittlungen wird dann eines glasklar'*:

‚(…), dass die von Leonie (…) gemeldeten Ereignisse und Übergriffe (…) zu einem hohen Prozentsatz komplett ausgeschlossen werden können. (…) Die Untersuchungsbehörden konnten kein einziges Treffen oder Ereignis zu Nachteil von Leonie (…) feststellen.

Ermittlungsbericht i. S. Leonie, Februar 2018 (Kantonspolizei Solothurn)

Traumaverschwörungstheoretiker werden hier wieder auf ihr eingefleischtes Schema zurück greifen können. Haben sie gewusst, dass diese Elite sich wieder einmal extrem gut zu schützen wusste. Es war sonnenklar, dass die Kantonspolizei sich ebenfalls zu dieser Elite zählte, wie auch die Staatsanwaltschaft des Kantons Solothurn. Diese mussten irgendwie an diesem Satanismus beteiligt sein, so gemäss ihrer Verschwörungserzählung. Es passte einfach zu gut in ihre Theorie von einer Elite, die zu diesen satanistischen Gruppierungen gehörte, die Kinder unter unvorstellbaren Quälereien zu Zombies programmierten und ihren Mind Control Terrorismus weiter verbreiten konnten, der man aber niemals habhaft werden kann. Dass war er wieder, dieser ewige Zirkelschluss.

Wieder einmal ist es diesen Eliten gelungen, ihren Kopf aus der Schlinge zu ziehen. Jene, die unabhängig die Leidensgeschichte Leonie hätten untersuchen sollen, waren selber beteiligt an diesen dunklen satanistischen Machenschaften. So hatte es auch die Co-Leiterin der CASTAGNA Regula S. erklärt, dass diese Leute für ihre satanistischen Übergriffe recht viel bezahlen müssten, quasi, dass die aus einer Oberschicht sich rekrutierten. Die gleiche Regula S. propagierte seinerzeit noch für das Anlegen elektronischer Fussfesseln, die man solchen potenziellen Opfern anziehen sollte, um den Tätern endlich habhaft zu werden.

Und wie der Littenheider Oberarzt ebenfalls meinte, dass da eine Parallelwelt sei, die mit allen nur vorstellbaren Instrumenten operiere, die man von den Foltermethoden des Dritten Reiches her kenne, eine Parallelwelt, die sich extrem gut zu schützen wisse. Diese Parallelwelt, bestehend aus dem Oberstaatsanwalt und dem

Chef der Kantonspolizei des Kantons Solothurn, verhinderte wieder einmal mehr, dass man ihnen selbst habhaft werden konnte. So diese dumme Verschwörungstheorie.

mit körperlicher Gewalt... mit körperlichen Verletzungen... mit allen nur vorstellbaren Instrumenten... das was wir auch so oft aus dem **Dritten Reich als Foltermethoden**... äh... in den **Konzentrationslagern** kannten... wird alles dort angewendet... wie eine **Parallelwelt**... die extrem gut... **die sich extrem gut zu schützen weiss**... so dass es sehr schwierig ist... dieser Menschen habhaft zu werden...!'

Oberarzt Clienia Littenheid.

Wieder einmal also war es dieser einflussreichen Elite gelungen, die gemeldeten Ereignisse und Übergriffe auszuschliessen, die Leonie betrafen. Die Solothurnischen Untersuchungsbehörden konnten kein einziges Ereignis, welches Leonie betraf, zu ihrem Nachteil feststellen. Man konnte einfach nichts nachweisen. Es war z. B. nicht klar, was die Mutter, die Schwester von Leonie und diese selbst seinerzeit in Genua getan hatten. War sie dort nachprogrammiert worden mittels Strom und Drogen?

Auch der Verein CARA sprach von dieser Parallelwelt, die professionell und organisiert geschützt sei, die aus der Mittelschicht komme, teils bis Elitär ... Satanisten oder wie man ihnen sagen will... Freimaurer.

Trotz diesen Erkenntnissen, so der Reporter, blieb der Fall bis heute noch offen. Daraufhin fragte das Reporterteam die Staatsanwaltschaft Solothurn, ob sie Leonie aufgrund einer Verschwörungstheorie observiert und ihre Telefonate abgehört hatten. Ihre Antwort:

,Die Staatsanwaltschaft führt in genanntem Zusammenhang eine Strafuntersuchung, welche zwar bereits weit fortgeschritten, aber noch nicht abgeschlossen ist. Die Strafuntersuchung hat sich zu Beginn weg gegen eine unbekannte Täterschaft gerichtet und richtet sich nach wie vor gegen eine unbekannte Täter-schaft.

Im Rahmen des Strafverfahrens wurden verschiedenste Ermittlungshandlungen vorgenommen, um die geäusserten Tatvorwürfe zu überprüfen. Praxisgemäss können jedoch zu einzelnen Ermittlungshandlungen eines laufenden Verfahrens keine Auskünfte erteilt werden.'

Stellungnahme Staatsanwaltschaft Solothurn, September 2022

Hier muss einmal festgestellt werden, dass schweizerische Strafuntersuchungsbehörden wie auch Staatsanwaltschaften von Gesetzes wegen aktiv werden müssen, wenn ein Strafverfahren angeregt wird, resp. wenn eine Strafanzeige auf ihrem Tisch landet. Der jeweilige persönliche Glaube einer Polizeibehörde oder einer staatsanwaltschaftlichen Behörde ist dabei belanglos. Bestimmend sind die gesetzlichen Bestimmungen für das weitere Vorgehen.

Solche Ermittlungshandlungen können z. B. die telefonische Überwachung betreffen, die persönliche Observierung vor Ort, Verhöre und vieles mehr.

Es zeigt aber auf, dass schräge traumatherapeutische Verschwörungserzählungen gewisser einschlägig gläubiger Traumatherapeutinnen über eine grosse Macht über bestehende Gesetze verfügen und Polizeibehörden wie Staatsanwaltschaften ganz schön auf Trab halten können. Ihre diesbezügliche Macht scheint unbegrenzt. Allerdings ist da einiges sehr fraglich.

Nehmen wir einmal das sog. **Stockholm-Syndrom** zur Erinnerung. Darin geht es um Opfer, die Tätern gegenüber zwar abhängig, aber loyal werden. Sie entwickeln eine positive Bindung gegenüber ihren Tätern, resp. Entführern. Fühlen Sympathie, Mitgefühl und Zuneigung zu ihren Peinigern und Tätern. Es geht um Überlebensmechanismen.

Nehmen wir einmal an, dass auch gewisse Traumatherapeuten Opfer dieses Stockholm-Syndroms sind. Therapeutinnen sind auch Opfer von Patientinnen und Patienten, die etwa an einer schweren Borderlinestörung leiden und ihnen etwas von einer diffusen Satanic Panic Verschwörung erzählen. Von Mind Control. Von ritueller Gewalt. Von in Kutten gekleideten Männern mit roten Augen, die Sex mit jungen Mädchen treiben und Babyblut trinken. Nehmen wir auch an, dass dieselben Traumatherapeuten auch Opfer gewisser Buchwerke sind. Buchwerken mit einer hohen Erklärungs- und Suggestivkraft. Etwa den überzeugenden Buchwerken einer Michaela Huber oder einer Alison Miller und vielen weiterer mehr.

Und stellen wir uns einmal vor, gewisse Traumatherapeutinnen verkehrten in gleichgesinnten Therapiekreisen quasi wie in einer hermetisch abgeriegelten Blase. Alles dreht sich immer nur um das Eine, kaum eine leise Kritik gelangt noch in ihre Ohren, z. B. Kritik zu ihrer geliebten Verschwörungstheorie Satanic Panic.

Sind solche Traumatherapeuten dann nicht auch Opfer ihres eigenen Denkens geworden? Therapiebedürftige Opfer gemäss den Gesetzen des Stockholm-Syndroms? Nehmen wir einmal an, sie seien wirklich auch Opfer, in einer gewissen Art und Weise jedenfalls. Nehmen wir an, sie seien Opfer von Suggestionen aus Buchwerken und kollegialer Blasen gleichgesinnter Traumaspezialisten?

Einige Traumatherapeuten mussten ihre Arbeitsstellen verlassen, sie wurden teils fristlos entlassen. Grund: Sie liessen sich zu stark auf verquere Satan panic und Mind Control Gedanken und Verschwörungsdummheiten ein, verinnerlichten diese kruden Ideen mit der Zeit, bis sie sich unlöschbar und unwidersprochen in ihren Köpfen verfestigt hatten. Sie therapierten DIS und andere Patienten auf dieser Grundlage, obwohl sie in anderen Fachkreisen (F. Urbanjok) wegen diesen verschwörungstheoretischen Inhalten vermutlich heftig kritisiert wurden.

Nun sind sie möglicherweise arbeitslos geworden oder nisten sich mitsamt ihren Verschwörungsnarrativen in Psychotherapiepraxen ein und therapieren in diesen privat und ungehindert weiter und rechnen weiterhin allmonatlich mit den zahlenden Krankenversicherern ab. Ihre Klientel ist hilflos und glaubt diesen Therapeutinnen.

Müssten man jene Traumaspezialisten nicht selber mit einer sog. **Konversionstherapie** von ihrer fehlgeleiteten Ideologie abbringen? Wie sonst könnte man sie von ihren irrgläubigen Verschwörungsideen entkontaminieren? Wie, sie von diesen kruden Ideen wieder entlasten? Bräuchten sie nicht selber eine Form von Psychotherapie? Eine Art von traumatherapeutischer Konversionstherapie?

Sind für jene schrägen Traumaexperten nicht Konversionstherapien **zwingend** erforderlich, damit sie ihr Unwesen nicht weiter verbreiten können? Wer garantiert, dass sie dies zurzeit nicht weiter tun? Wie gehen diese Experten heute, nachdem alles aufgeflogen ist und ihre kruden Verschwörungsnarrative überführt sind, mit ihrem einstig falschen oder fehlgeleiteten Denken, mit ihren damaligen kruden Überzeugungen um? Konnten sie sich selbst aus den Fängen dieser Verschwörungserzählung befreien? Auch sie sind Opfer eines falschen Denkens. Opfer falscher Ideen. Opfer falscher Überzeugungen. Sie benötigen Hilfe.

Brauchen solche Traumaspezialistinnen nicht dringend unsere Hilfe? Man kann nur hoffen, dass in einigen Jahren nicht weitere ‚Leonies‘ auftauchen, die fehltherapiert wurden. Müssen Leonies nicht geschützt werden vor Verschwörungstheorien? Von Staates wegen? Müsste da nicht Staat und Wissenschaft eingreifend verhindern, was einfach nicht sein darf? Niemals wieder sein darf? Gibt es in dieser Angelegenheit keine griffigen Gesetze oder Vorschriften, die solche Fehltherapien zukünftig verhindern können?

Man darf psychisch kranke Menschen nicht mit Füssen treten, man darf auch fehlgeleitete Traumaexperten nicht mit Füssen treten. Auch sie haben Rechte. Es geht um nichts Geringeres als um den ärztlich-hippokratischen Eid! Um nichts weniger. Denn wie kann es sein, dass Psychotherapeuten auf Grund einer Verschwörungserzählung therapieren können?

30-40 Prozent der in einer Gesellschaft lebenden Menschen hat eine Ansprechbarkeit auf Verschwörungserzählungen. Laut empirischer Studien (Dr. Jerome Endrass, Forensischer Psychologe und Experte für Extremismus). Daher ist es auch nicht verwunderlich, dass man diese Ansprechbarkeit auch bei Psychotherapeutinnen und Psychotherapeuten antrifft. Auch sie werden zwischen 30 und 40 Prozent auf dumme Theorien ansprechen. Man kann zwar zeigen, dass je intelligenter Menschen sind, desto weniger sie auf solche Theorien ansprechen. Doch es gibt noch weitere Faktoren, die hier eine Rolle spielen. Sie gilt auch für Therapeuten.

Ansprechbarkeit auf krude Theorien:

- eine Neigung zu esoterischem Glauben
- die Stärke resp. Ausprägung des Selbstbewusstseins
- verschiedene Faktoren aus dem Kreis von Intelligenz und Persönlichkeit

Verschwörungserzählungen haben nichts in der Psychiatrie und in der Psychotherapie verloren. Sie sind nur destruktiv. (Jerome Endras. 00.15:10)

Der Reporter: ‚Wieso hatte man diese Verschwörungserzählung immer weiter übernommen, von Institution zu Institution?'

Dr. J. Endrass: ‚Vieles davon ist nicht bewusst passiert. Viele davon sind Leute, die gedacht haben, sie würden einen wichtigen Job machen, indem sie dasjenige übernommen haben, was Menschen schon zuvor geschrieben hatten. Es ist das effektiv Toxische an solchen Verschwörungserzählungen, dass, wenn diese Saat einmal gesät ist, viele Nachbehandelnde gar nicht mehr merken, dass sie auf der Grundlage einer Verschwörungserzählung etwas auslösen oder entsprechende Schritte einleiten.' (00:14:30)

Ilona Stämpfli: ‚Das ist bei Leonie genau so passiert. Man hat diese Verschwörungserzählungen immer weiter erzählt, übernommen in den Akten.'

Leonies Therapeutin schickte sie zu einer Berufskollegin (Privatklinik Meiringen), die ebenfalls an diese kruden Verschwörungserzählungen glaubte. Ein sogenannter Tatsachenbericht, den die damalige leitende Ärztin (Heidi G.?) der Privatklinik Meiringen geschrieben hatte, ist **in ein psychiatrisches Gutachten über Leonie** eingeflossen, das wiederum eine Entscheidungsgrundlage für die KESB gewesen war. Vermutlich hinterfragte dieses Schriftstück niemand, sondern übernahm es unkritisch. Auch die KESB. Was für Leute werden in KESB's angestellt?

Die Psychiaterin Heidi G., (die nicht sicher jene verschwörungstheoretische Verschwörungspsychiaterin ist), jedenfalls arbeitete damals in der Privatklinik Meiringen. In dieser Klinik wurden 9 Patientinnen behandelt, weil sie angeblich Opfer von Tätern wurden, die sie in Ritualen missbraucht und ihre Gedanken programmiert haben sollen. Dies jedenfalls zeigen Recherchen von SRF Investigativ. Insgesamt sprach man bisher von 21 Fällen.

Alle wurden von diesen kruden Traumatherapeutinnen hinters Licht geführt, die Polizei, die Staatsanwaltschaft, die KESB. Das ist tragisch, dass solchen leichtgläubigen und ev. esoterisch veranlagten Psychotherapeuten oder Psychiater eine solche Wirkmacht überantwortet wird, obwohl sie nur einer dummen Verschwörungstheorie zudienen.

Der Kanton Bern jedenfalls reagierte. Genauso wie der Kanton Thurgau. Sie verlangten von den Kliniken neue Überwachungsprozesse. Wechselte Traumatherapeuten aus, stellte sie frei. Es ging darum sicherzustellen, dass sich diese Verschwörungserzählungen nicht mehr in ihren Kliniken verbreiten konnten.

Denn immerhin von 9 betroffenen Patientinnen kam es bei vier zu freiwilligen Schutzaufenthalten in der Klinik Meiringen. Gleich wie bei Leonie. Aufgrund grosser Furcht vor angeblichen Tätern, hielten sich vier Patientinnen freiwillig in den schützenden Wänden der Privatklinik Meiringen auf. Es genügte eine einzelne Ärztin, die alle Patientinnen mit diesen Theorien behandelt hatte. Weiter sei auch ein beratender und kommunikativ erfahrener Supervisor der Klinik Meiringen (Jan G.?, ein spin-doctor) nicht mehr in den Diensten der Klinik, weil auch er in Behandlungen resp. Beratungen involviert gewesen sei.

Heute lehnen alle Ärzte eine Beteiligung an dieser Verschwörungstheorie ab. Sie drohen mit Anwälten. Alle behaupten, an diese Theorie nicht wirklich geglaubt zu haben. Und doch ordnete man bei vier Patientinnen von Psychiatrien einen ‚freiwilligen‘ Schutzaufenthalt inklusiv 5-Punkt-Gurt-Fixierung ans Bett an. Seltsam!

Bei Supervisor Jan G. ist die Situation nicht ganz klar. Es mag sein, dass er da ungewollt in eine dumme Sache hineingerutscht ist. Seine Qualitäten als Arzt sind, wie bei Heidi G. unbestritten. Dasselbe gilt für Bernd F. oder Matthias K. Es handelt sich allesamt um angenehme Traumatherapeuten mit guten beruflichen Qualifikationen. Möglicherweise trifft sie aber eine eigene Verantwortlichkeit, falls sie, bei der Aufdeckung dieser Verschwörungstheorie, etwas **unbedarft ins Visier von Investigativ-Journalisten und Behörden getappt** sind. Vertrauen ist nicht immer besser als Kontrolle!

Zudem klebte diese psychiatrische Verschwörungsmasse zäh ineinander. Alles rief nach jedem. Ihre Verbindungen, auch beruflicher Natur, flossen irgendwie zähschleimig ineinander. Verschwörungstheorien weisen auch gewisse Verflechtungen, Verknotungen oder Vernetzungen auf. Manchmal ist dies nicht mehr zu leugnen. Und sie vernetzen sich fein und leise. Wenn man nämlich an Impulstagungen Programme entwirft, in denen einschlägige Literatur zum Thema aufgelistet wird, lässt sich der eigene Hals nicht mehr aus dieser Vernetzung resp. Verstrickung ziehen. Der Literaturhinweis des Impulstagungs-Programms auf das Buchwerk Alison Millers war überdeutlich.

Die Klinik Meiringen arbeitete alles vorbildlich auf, indem sie innerhalb der Klinik Weiterbildungen veranstalten liess, die die Unwissenschaftlichkeit der Verschwörungserzählung aufzeigte. Zudem habe man das Diagnosesystem verbessert und die Traumatherapien neu ausgerichtet. Dasselbe tat auch die Klinik Littenheid.

Die bernische Gesundheitsdirektion führte auch Durchsuchungen in der UPD, der Universitären Psychiatrischen Dienste Bern durch, dabei wurden Patientendossiers der vergangenen zehn Jahre untersucht. Laut der Bernischen Gesundheitsdirektion wurden dabei jedoch keine Fälle entdeckt, die in die Richtung einer Verschörungserzählen Satanic Panic und Mind Control deuten.

Die ehemalige leitende Ärztin der Privatklinik Meiringen schrieb im Jahre 2017 folgende Zeilen über Leonie:

,Nach diesem Klinikaufenthalt erfolgte durch die Täter eine intensive **Nachprogrammierung mittels Strom und Drogen.** (…) L. möchte aus der Sekte aussteigen. (…) Sie wurde mehrmals von ihrer Mutter und ihrer Schwester zu **internationalen satanistischen Treffen** begleitet, an denen sie sexuelle Wünsche erfüllen musste, während Mutter und Schwester einen Stadtbummel erlebten.'

Man kann es nicht wirklich glauben, dass eine leitende Ärztin in dieser Art etwas schrieb, schon gar nicht, weil sie selber nicht daran glaubte. Diese leitende Ärztin jedenfalls hatte den Mut verlassen, wollte nicht Stellung nehmen auf Fragen des Reporterteams. Sich hier nicht zu zeigen, keine Aussagen zu tun, hat nicht in jedem Fall etwas zu tun mit dem ewig vorgeschobenen Argument von Arztgeheimnis oder laufendem Verfahren. Manchmal ermutigen sich Ärzte nicht einmal zu schriftlichen Stellungsnahmen, in denen keine Verletzungen des Persönlichkeitsschutzes begangen werden. Es ist manchmal auch ein Versteckspiel.

Leonie äusserte sich im weiteren Interview, sie habe zu Beginn diesen Wahn in sich gar nicht gehabt, etwa, dass böse Tätergruppen sie verfolgen und ihr drohen würden. Dies hätten gewisse Traumatherapeutinnen an sie herangetragen, ihr quasi deren eigenen Wahn erst übertragen. Diese Ängste, diesen ,Wahn' hätte Leonie erst bekommen, nachdem man ihr davon immer wieder erzählt habe. Wurde da ein ,Wahn' in die Patientin hineingetragen, ihn in ihr generiert? Wie entsteht ein Wahn?

Auf die Frage des Reporters, ob denn nie eine leitende Ärztin oder ein Chefarzt intervenierend eingegriffen habe, etwa mit der klaren Aussage, es sei genug mit diesem Verschwörungsmärchen, antwortete Leonie: ,Nein, leider nicht!'

Auch hier zeigte sich dasselbe Problem wie in der Klinik Littenheid. Die Chefärzte liessen ihren Traumaspezialisten unwidersprochen und ohne Korrekturen die freie Hand. Wie kann so etwas sein?

Rehmann, der Reporter, zwickte es bei dieser Frage gehörig. Wie konnte es unter der Leitung des Ärztlichen Direktors geschehen, dass so etwas geschehen konnte?

Die Antwort des Ärztlichen Direktors, Thomas Jörg Müller, Privatklinik Meiringen, September 2022 (gemäss SRF):

,**Mein Führungsverständnis basiert auf Vertrauen, nicht Kontrolle.** Ich setze des-halb voraus, dass diese Führungsperson in leitender Position entsprechend dem **wissenschaftlichen** Fachstandard arbeitet sowie handelt und ich dieser Führungs-person vertrauen kann.'

Unmittelbar nach dieser Filmsequenz deckte der Reporter auf, dass ein ärztlicher Direktor der Klinik Münsingen, in der Leonie stationär behandelt wurde, davon ausgegangen sei, dass Leonie ein Opfer eines satanistischen Täterkreises sei. Zudem meinte er damals zu Leonies Schwester, dass er auch sie als sehr gefährdet ansehe. Dieser ehemalige Ärztliche Direktor, Thomas R., erklärte der Schwester Leonies, dass sie vermutlich auch ein Opfer oder zumindest eine Überbringerin von Botschaften sei.

Leonies Schwester: ‚Ich habe darüber selber nachgedacht, was in meinem Leben passierte, wie ich aufgewachsen bin, was ich erlebt habe und musste mir einfach sagen, dass ich das, was mir in der Klinik gesagt wurde, einfach nicht in einen Einklang mit meinem Leben bringe. Es passte für mich einfach nicht. Ich bin eine gesunde Person und sehe diese Probleme, die die Klinik sieht, diese sehe ich in meinem Umfeld nicht. (...).‘

Es war vermutlich ein Versuch, die Schwester Leonies auch in die Fänge der Psychiatrie zu verbringen. In der Verschwörungstheorie des Satanic Panic werden Verwandte und Bekannte von Traumaopfern in ihre Geschichte gegen ihren Willen hineingezogen.

Der ärztliche Direktor Thomas R., Psychiatriezentrum Münsingen, verwies in einer weiteren Antwort gegen SRF auf die Tatsache, dass er noch immer PZ Münsingen angestellt sei. Bald jedoch, im Sommer 2022, teilte die Klinikleitung Münsingen mit, dass dieser Arzt unter anderem wegen ‚Führungsschwäche‘ als Ärztlicher Direktor der Abteilung für Angst und Depressionen entlassen worden war. Es gab da aber noch eine weitere Affäre, die Münsingen tangierte. Davon später.

Das Reporterteam erwähnte dann, im Internet würden viele Frauen von satanistischem Missbrauch (YouTube) berichten. Es sind etwas eigenartige Auftritte dort und viele dieser Frauen haben über ihre Lebensgeschichte auch reisserische Bücher verfasst. Diese wollten sie via YouTube vermarkten.

Darin wird geschildert, es gäbe Reporter, die sich gegen die Existenz gewisser Verschwörungstheorien aussprächen. Insbesondere gegen jene des Satanic Panic und Mind Control. Diese Frauen behaupten darin, gewisse Reporter würden im untersten Schubladen-Journalismus Zeugen und Opfer des Satanismus als unglaubwürdig darstellen.

Zum Schutz vor Tätern wurde Leonie in der Psychiatrischen Klinik Münsingen ans Bett fixiert, nachdem sie auf Grund einer Einweisung durch die KESB Biel dort eingeliefert worden war. Man glaubte in der Klinik sehr daran, dass nach wie vor Kontakte zu Tätern bestehen würden und dass die Patientin daher mit gutem Grund ans Bett fixiert worden war.

‚Die Patientin darf auch auf die Nacht fixiert werden, wenn sie dies zum Schutz braucht. Die Fixierung bleibt jeweils bis am Morgen auch wenn **gewisse Anteile** in der Nacht gelöst werden wollen. (…) Die Patientin wir **nicht rechtlich** gegen die PZM AG vorgehen, wenn sie im Verlauf mit den oben genannten Punkten nicht mehr einverstanden ist.'

In der Therapievereinbarung/Stationsregeln PZM, Dez. 2021:

Gemäss Leonie sei sie damals grundlos, nur präventiv fixiert worden, weil man Angst gehabt habe, dass sie den Tätergruppen in die Hände laufe.

Der Reporter: *‚Man hat dich fixiert, dass du dir nichts antust, weil du suizidal gewesen bist und in einem psychischen Wahn?'*

Leonie: *‚Es gab schon Tage, wo ich suizidal war, aber nicht immer, sondern wo es präventiv war. Dies ist ja auch die Basis dieser Therapievereinbarung, wo darin steht, dass ich zu meinem Schutz vor den Tätern fixiert werde und nicht wegen Suizidalität.'*

Und wirklich stand in der Therapievereinbarung nichts von einer akuten Suizidalität, sondern nur von einem Schutz. Von welchen **gewissen Anteilen** genau die Rede war, bleibt ebenfalls eher verworren. Waren damit gewisse Persönlichkeitsanteile Leonies gemeint, also aufgespaltene Personenanteile, die gelöst werden wollten von der Fixierung oder meinte man damit gewisse Anteile der Fixierung, z. B. die Fixierung eines Armes oder eines Beines?

‚Es war ja auch Thema, dass ich ins Ausland gehen sollte für längere Zeit. Auch gegen meinen Willen hätte ins Ausland gehen sollen. Und zwar ausserhalb von Europa. Für ein bis zwei Jahre mindestens. Es wurde damals von der Klinik her geprüft, zusammen mit der KESB, ob das rechtlich umsetzbar wäre, dass man mich zwingt, ins Ausland zu gehen. So quasi zu meinem Schutz.' (00:06:06)

Der Reporter las aus einem Bericht vor, in dem dazu Massnahmen vorgeschlagen wurden. *‚**Empfohlene Massnahmen:** Schutzaufenthalt in einem sicheren Bezirk ausserhalb der realen oder erlebten gefürchteten Reichweite der Täterschaft ausserhalb Europas. Wie zum Beispiel in eine Gastfamilie in Südafrika. Die Dauer ist schwer vorauszusagen, kann gut ein bis zwei Jahre oder länger notwendig sein.'*

Auch hier erhält man den Eindruck, es gehe nicht nur um eine gewisse Distanz zu der organisierten Täterschaft, um dadurch etwa weitere Übergriffe auf Leonie oder weitere Programmierungen zu verhindern. Sondern es schleicht sich der Verdacht ein, man wolle Leonie vor dem schlechten elterlichen und geschwisterlichen Einfluss schützen.

Vermutlich gab es Tonaufnahmen, die gemacht worden waren, während Leonie fixiert worden war. Darin wird ersichtlich, dass sie nicht weiter leben wollte. Der Reporter erwähnte dies, vermutlich weil er damit aufzeigen wollte, dass die damaligen Fixierungen ev. doch wegen Suizidalität erfolgten.

Leonie: *‚Ja. Für mich war es halt wie so eine ausweglose Situation gewesen. Ich hatte das Gefühl, ich sei ständig in Gefahr, ich könne nicht mehr in der Schweiz leben, ich müsse irgend-*

wo hin, in Sicherheit. Aber ich wollte gar nicht weg von meiner Familie, ich wollte gar nicht weg von der Schweiz. Für mich hatte es damals wie keinen Ausweg mehr gegeben. Somit ist es mehr als einmal auch wirklich zu Handlungen gekommen, die nicht gut gewesen waren. Ich fände es extrem schlimm, wenn sich irgendjemand das Leben nähme, wegen so etwas, das gar nicht existiert!'

Der Kanton hatte in der Zwischenzeit einen Bericht zum Psychiatriezentrum Münsingen in Auftrag gegeben (November 2022). Darin stand:

,Therapeutinnen der DIS-Intensivpatientinnen glauben, dass die Patientinnen von Tätern und Tätergruppen über lange Zeit ihres Lebens intensiv verfolgt, bedroht, überwacht und misshandelt werden. (...) **Objektive Beweise** dafür, dass real feststellbare Verletzungen wirklich von Dritten zugefügt wurden, **können nicht erbracht werden.**

Das liege gemäss den Therapeutinnen daran, dass diese Täter äusserst raffiniert vorgehen und ausserdem Verbindungen zu **höchsten Polizei- und Justizkreisen** hätten (...). Bei dieser Überzeugung handelt es sich um **Vorstellungen**, die nach meinem Eindruck (Dr. med. Thomas Maier) **wesentlich stärker bei den Therapeutinnen** ausgeprägt sind als bei den Patientinnen selbst.'

Der Reporter meinte dann im Film, in den letzten drei Jahren hätten sich drei Patientinnen, denen man dasselbe erzählt hatte, Suizid begangen. Inwiefern dies jedoch auf die Verschwörungserzählung zurück zu führen ist, kann man nicht genau sagen. Der Reporter: ,*Es spielen bei einem Suizid immer mehrere Faktoren eine Rolle.*'

Ivo Spicher, Direktor PZM AG, stand in einer Pressekonferenz persönlich dafür ein und gab sein Wort, dass das Psychiatriezentrum Münsingen keine Form von Verschwörungstheorien dulde und auch keine entsprechenden Therapien: ,*Auch eine interne Analyse bei uns zeigt, das Thema hat bei einigen Intensivpatientinnen und Patienten mit Traumafolgen und Borderlinestörungen bei der Behandlung eine Rolle gespielt.*' (00:02:34)

Die Massnahmen des PZM:
Im PZ Münsingen darf eine solche Diagnose der dissoziativen Identitätsstörung nur noch vom Chefarzt gestellt werden. Es gibt auch ein neues Stationskonzept. Das ganze hatte auch personelle Konsequenzen. Eine neue Leitung übernahm die Station, neue Mitarbeiter wurden eingestellt, andere Mitarbeiter entlassen.

Allerdings ging auch der Reporter, wie dieses Buch davon aus, dass dieselben Leute einfach an anderen Orten weiter therapieren, auf dieselbe Art und Weise. Der ehemalige Oberarzt Bernd F. jedenfalls, tauchte auf einer Mitarbeiterliste einer privaten Kreuzlinger Psychotherapiepraxis auf. Allerdings verschwand er aus dieser Liste später wieder.

Entschuldigt hatte sich kein Therapeut öffentlich. Alle verpassten diese Chance, neu beginnen zu können. Eventuell therapieren einige im Ausland weiter und verbreiten dort ihre kruden Verschwörungsideen. Beispielsweise in Deutschland.

These:

30 – 40 Prozent der in einer Gesellschaft lebenden Menschen hat eine Ansprechbarkeit auf Verschwörungserzählungen. Eine möglicherweise gleichhohe Anzahl an Psychotherapeutinnen und Psychotherapeuten hat eine Ansprechbarkeit auf esoterisches Gedankengut.

(Es ist nur eine These, also ein aufgestellter Lehrsatz, der als Ausgangspunkt für weiteres Nachdenken dahingestellt bleibt.)

Mit ihrer Verschwörungserzählung Satanic Panic, rituelle Gewalt und Mind Control haben gewissen Traumatherapeutinnen und Psychologen den Opfern von Gewalt einen Bärendienst erwiesen. Alles spricht nur von jener verschwindend kleinen Anzahl von Satanic Panic Traumapatienten mit einer DIS und das lenkt ab von den vielen anderen Menschen, die Missbrauch und Gewalt in ihrem Leben erfahren haben, sei es durch Kriege, Unfälle, Naturkatastrophen oder Missbrauch durch die Familie oder mafiösen Gruppierungen.

Dabei machen die DIS Patientinnen nur einige wenige Fälle pro Jahr aus, wobei die Diagnose in der Fachwelt noch immer umstritten ist.

Abgrenzung zu tatsächlichen Gewaltopfern
Nicht umstritten ist, dass Menschen in der Schweiz Opfer von schwerstem sexuellen Missbrauch werden und organisierte Tätergruppen Menschenhandel und Zwangsprostitution betreiben. Die Opfer leiden ein Leben lang unter den Folgen, sind schwer traumatisiert, benötigen Hilfe, sagt der foren-sische Psychiater Frank Urbanjok.

Davon müsse man die Verschwörungserzählung klar abgrenzen. Frank Urbanjok beschäftigt sich seit längerer Zeit mit der Verbreitung der Verschwörungserzählung rund um satanistisch-rituelle Gewalt und Gedankenprogrammierung.

Die tatsächlichen Gewaltopfer würden nicht aus einer Ideologie heraus missbraucht, so Urbaniok.
Bei der Verschwörungserzählung sei jedoch genau dies eines der Kernelemente – dass angeblich satanistische Täter Frauen in Ritualen missbrauchten, um ihre Gedanken zu programmieren. Weiter gebe es auch keine Beweise dafür, dass Täter über Spezialwissen verfügten und die Gedanken von Frauen programmieren könnten, um sie fernzusteuern.

Aus:
https://www.srf.ch/news/schweiz/satanic-panic-verschwoerungserzaehlung-betrifft-deutlich-mehr-patientinnen

Behandlungsfehler in der Psychotherapie

ChatGPT vom 21. 05. 2024, 14:00 Uhr

Es geht um Behandlungsfehler innerhalb der Traumatherapie bei Patienten mit einer DIS, wobei die Verschwörungstheorie des Satanic Panic, Mind Control und Rituelle Gewalt im Vordergrund steht. Wie kann eine Aufarbeitung resp. Korrektur einer Fehlbehandlung aussehen? Was ist wichtig? Wie könnte man vorgehen?

ChatGPT

Die Aufarbeitung und Korrektur einer Fehlbehandlung in der Traumatherapie bei Patienten mit dissoziativer Identitätsstörung (DIS), insbesondere wenn die Verschwörungstheorien wie Satanic Panic, Mind Control und rituelle Gewalt im Vordergrund stehen, ist ein komplexer und sensibler Prozess. Hier sind einige wichtige Schritte und Überlegungen, die in einem solchen Fall berücksichtigt werden sollten:

1. Anerkennung und Einsicht

Erkennen und Eingestehen der Fehlbehandlung:
* *Der erste Schritt zur Korrektur ist das Eingestehen der Fehlbehandlung durch den Therapeuten oder die Institution. Dies beinhaltet das Erkennen, dass die verwendeten Theorien oder Methoden unzureichend oder schädlich waren.*

Reflexion und Weiterbildung:
* *Therapeuten sollten sich intensiv mit der kritischen Literatur zu Satanic Panic und ritueller Gewalt auseinandersetzen und aktuelle, wissenschaftlich fundierte Therapieansätze für DIS studieren.*

2. Kommunikation mit dem Patienten

Offene und transparente Kommunikation:
* *Ein offenes Gespräch mit dem Patienten über die Erkenntnisse der Fehlbehandlung ist entscheidend. Hierbei sollte der Therapeut Verantwortung übernehmen und sich für die Fehler entschuldigen.*

Aufbau von Vertrauen:
* *Es ist wichtig, das Vertrauen des Patienten wiederzugewinnen, indem man transparent und ehrlich über die weiteren Schritte informiert.*

3. Neue therapeutische Ansätze

Wissenschaftlich fundierte Methoden:
- Der Therapeut sollte sich auf evidenzbasierte Therapieansätze konzentrieren, wie z.B. die Phasenorientierte Traumatherapie oder EMDR (Eye Movement Desensitization and Reprocessing).

Individuelle Anpassung der Therapie:
- Die Therapie sollte individuell auf den Patienten zugeschnitten sein und sich an seinen spezifischen Bedürfnissen und Fortschritten orientieren.

4. Psychologische Unterstützung und Supervision

Supervision und Intervision:
- Therapeuten sollten regelmässig Supervision und Intervision in Anspruch nehmen, um die Qualität der Behandlung sicherzustellen und eigene blinde Flecken zu erkennen.

Selbstpflege und Unterstützung:
- Auch Therapeuten sollten psychologische Unterstützung und Weiterbildungsmöglichkeiten nutzen, um sich selbst zu reflektieren und weiterzuentwickeln.

5. Systemische Massnahmen

Institutionelle Aufarbeitung:
- Wenn die Fehlbehandlung in einem institutionellen Kontext stattfand, sollte die gesamte Institution die Vorfälle aufarbeiten und Massnahmen zur Qualitätsverbesserung implementieren.

Weiterbildung und Sensibilisierung:
- Regelmässige Fortbildungen für das gesamte therapeutische Team zu aktuellen wissenschaftlichen Erkenntnissen und ethischen Fragen sind notwendig.

6. Unterstützung des Patienten bei der Neuausrichtung

Förderung der Autonomie:
- Es ist wichtig, den Patienten in seiner Autonomie und Entscheidungsfähigkeit zu stärken und ihn aktiv in die Planung der weiteren Behandlung einzubeziehen.

Traumafokussierte Therapie:

- Die Therapie sollte sich auf die tatsächlichen traumatischen Erlebnisse des Patienten konzentrieren und darauf abzielen, seine Bewältigungsstrategien und Resilienz zu stärken.

7. Externe Unterstützung

Zusammenarbeit mit Fachgesellschaften:

- Es kann hilfreich sein, mit Fachgesellschaften für Psychotraumatologie und DIS zusammenzuarbeiten, um aktuelle Standards und Leitlinien zu integrieren.

Vernetzung mit anderen Fachleuten:

- Der Austausch mit anderen Fachleuten und spezialisierten Einrichtungen kann zusätzliche Unterstützung und Perspektiven bieten.

Fazit

Die Korrektur einer Fehlbehandlung in der Traumatherapie bei DIS-Patienten, insbesondere bei Einbeziehung von Verschwörungstheorien wie Satanic Panic, erfordert eine umfassende und sensible Herangehensweise. Ein offener Dialog, wissenschaftlich fundierte Therapieansätze, kontinuierliche Weiterbildung und Supervision sowie eine starke Patientenorientierung sind dabei entscheidend. Durch eine reflektierte und verantwortungsbewusste Herangehensweise kann eine bessere therapeutische Praxis entwickelt und das Vertrauen der Patienten wiederhergestellt werden.

Gibt es konkrete Erfahrungen diesbezüglich? Kennst du Literatur darüber?

ChatGPT

Ja, es gibt konkrete Erfahrungen und Literatur zur Behandlung von Patienten mit dissoziativer Identitätsstörung (DIS) und zu den Herausforderungen, die sich aus Fehlbehandlungen, insbesondere im Kontext von Verschwörungstheorien wie der Satanic Panic, ergeben. Hier sind einige wichtige Quellen und Literaturhinweise, die diese Themen beleuchten:

Erfahrungen und Literatur zur Fehlbehandlung und deren Korrektur

1. **"The Myth of Repressed Memory: False Memories and Allegations of Sexual Abuse" von Elizabeth Loftus und Katherine Ketcham**
   - Dieses Buch untersucht Fälle von falschen Erinnerungen und deren Auswirkungen auf Patienten und Therapeuten. Es beleuchtet auch die Rolle der Satanic Panic in der Entstehung und Aufrechterhaltung falscher Erinnerungen.

2. **"Cognitive Behavioral Therapy for Adult Survivors of Childhood Trauma: A Case Study Series" von Mervin R. Smucker und Constance V. Dancu**
   - *Dieses Buch bietet Einblicke in die kognitive Verhaltenstherapie bei erwachsenen Überlebenden von Kindheitstraumata und beinhaltet Fallstudien, die auch das Thema ritueller Missbrauch und falscher Erinnerungen berühren.*
3. **"The Trauma Myth: The Truth About the Sexual Abuse of Children and Its Aftermath" von Susan A. Clancy**
   - *Clancy beleuchtet, wie falsche Vorstellungen über Kindheitstrauma, einschliesslich ritueller Gewalt, sowohl die Therapie als auch das Verständnis von Traumata beeinträchtigen können.*
4. **Artikel und Studien zu Falschbeschuldigungen und Erinnerungsarbeit**
   - *Fachartikel in Zeitschriften wie "Psychological Bulletin" und "Journal of Trauma & Dissociation" bieten empirische Untersuchungen und Fallstudien zu Falschbeschuldigungen und deren Auswirkungen auf die Therapie.*

Erfahrungen von Therapeuten

1. **Fallstudien und Erfahrungsberichte in Fachzeitschriften**
   - *In Fachzeitschriften wie "Journal of Trauma & Dissociation" und "International Society for the Study of Trauma and Dissociation" finden sich Fallstudien, die sich mit der Aufarbeitung von Fehlbehandlungen und dem Umgang mit falschen Erinnerungen befassen.*
2. **Supervisionsberichte und Berichte aus der Praxis**
   - *Therapeuten berichten in Fachzeitschriften und auf Konferenzen über ihre Erfahrungen mit der Korrektur von Fehlbehandlungen und bieten Einblicke in erfolgreiche Strategien zur Wiederherstellung des Vertrauens und zur Anwendung evidenzbasierter Methoden.*

Konkrete Ansätze zur Korrektur von Fehlbehandlungen

1. **Phasenorientierte Therapieansätze**
   - *Therapeuten wie Onno van der Hart, Ellert R.S. Nijenhuis und Kathy Steele haben phasenorientierte Modelle entwickelt, die eine strukturierte Herangehensweise zur Behandlung von DIS bieten. Diese Modelle betonen die Stabilisierung, Traumabearbeitung und Integration.*
2. **Richtlinien der International Society for the Study of Trauma and Dissociation (ISSTD)**
   - *Die ISSTD bietet Richtlinien und Best Practices für die Behandlung von DIS, die auch Empfehlungen zur Vermeidung und Korrektur von Fehlbehandlungen enthalten.*

3. **Weiterbildung und Supervision**
   - Regelmässige Supervision und Fortbildung sind entscheidend für Therapeuten, die mit komplexen Traumata und DIS arbeiten. Hierbei wird auch auf den Umgang mit potenziellen Fehlbehandlungen und der Korrektur dieser eingegangen.

Schlussfolgerung

Die Literatur zeigt, dass Fehlbehandlungen in der Traumatherapie, insbesondere im Kontext von Verschwörungstheorien wie der Satanic Panic, ein ernstes Problem darstellen können. Eine Korrektur erfordert fundiertes Wissen, reflektierte Praxis und kontinuierliche Weiterbildung. Die genannten Bücher und Artikel bieten wertvolle Einblicke und praxisorientierte Ansätze, um Therapeuten bei der Aufarbeitung und Korrektur von Fehlbehandlungen zu unterstützen.

Wie müsste ein Opfer einer solchen Fehlpsychotherapie in der Schweiz vorgehen, wenn es gerichtlich gegen ihre einstigen Therapeuten, resp. gegen die betreffende Institution vorgehen will? Wie sieht das haftungsrechtlich aus in der Schweiz?

ChatGPT

In der Schweiz gibt es verschiedene rechtliche Schritte und Überlegungen, die ein Opfer einer Fehlpsychotherapie beachten muss, wenn es gerichtlich gegen seine ehemaligen Therapeuten oder die betreffende Institution vorgehen möchte. Hier sind die wichtigen Aspekte und Schritte im Überblick:

1. Rechtsgrundlage und Haftungsrecht

Haftungsrechtliche Grundlagen:
- In der Schweiz basiert die Haftung von Therapeuten und medizinischen Institutionen auf den Grundlagen des Obligationenrechts (OR). Wichtige Artikel sind insbesondere Art. 41 OR (unerlaubte Handlung) und Art. 97 OR (Vertragshaftung).

Berufliche Sorgfaltspflicht:
- Therapeuten haben eine berufliche Sorgfaltspflicht. Wenn diese verletzt wird und dem Patienten daraus ein Schaden entsteht, kann der Therapeut haftbar gemacht werden. Dies umfasst Fehlbehandlungen, die auf fahrlässige oder absichtliche Verletzung professioneller Standards zurückzuführen sind.

2. Dokumentation und Beweissicherung

Sammeln von Beweismaterial:
- Es ist entscheidend, alle relevanten Beweismaterialien zu sammeln, einschliesslich Therapieaufzeichnungen, Gutachten, Korrespondenz und persönliche Notizen.

Ärztliche und psychologische Gutachten:
- Ein unabhängiges Gutachten kann helfen, den Schaden und die Fehlbehandlung zu belegen. Hierbei kann es hilfreich sein, sich an einen Facharzt für Psychiatrie oder einen spezialisierten Psychotherapeuten zu wenden.

3. Einreichung einer Beschwerde

Medizinische Ombudsstelle:
- Als erster Schritt kann eine Beschwerde bei der zuständigen Ombudsstelle für medizinische Angelegenheiten in Betracht gezogen werden. Diese Stelle vermittelt zwischen Patienten und Therapeuten/Institutionen und versucht, eine einvernehmliche Lösung zu finden.

Berufsverband:
- Eine Beschwerde kann auch beim Berufsverband des Therapeuten eingereicht werden, wie beispielsweise der Föderation der Schweizer Psychologinnen und Psychologen (FSP) oder der Schweizerischen Gesellschaft für Psychiatrie und Psychotherapie (SGPP). Z. B. eine Beschwerde wegen einer Verletzung der Berufsordnung.

4. Zivilrechtliches Verfahren

Rechtsanwalt konsultieren:
- Es ist ratsam, einen auf Medizinrecht spezialisierten Rechtsanwalt zu konsultieren, der die Chancen und Risiken einer Klage abwägen und den Betroffenen rechtlich vertreten kann.

Einreichen einer Zivilklage:
- Eine Zivilklage auf Schadensersatz kann beim zuständigen Zivilgericht eingereicht werden. Der Kläger muss darlegen, dass eine Verletzung der Sorgfaltspflicht vorliegt und dass diese Verletzung kausal für den erlittenen Schaden ist.

5. Strafrechtliches Verfahren

Strafanzeige erstatten:
- In schweren Fällen, die auf grobe Fahrlässigkeit oder vorsätzliche Fehlbehandlung hinweisen, kann auch eine Strafanzeige bei der Staatsanwaltschaft erstattet werden.

Mögliche Anklagepunkte sind Körperverletzung oder Verstoss gegen medizinische Pflichten.

6. Unterstützung und Beratung

Opferhilfestellen:
- In der Schweiz gibt es Opferhilfestellen, die Beratung und Unterstützung bieten. Diese Stellen können auch bei der Suche nach rechtlicher Unterstützung und bei der emotionalen Bewältigung helfen.

Selbsthilfegruppen und Fachberatungsstellen:
- Selbsthilfegruppen für Betroffene von Fehlbehandlungen oder spezialisierte Beratungsstellen können zusätzliche Unterstützung und Austauschmöglichkeiten bieten.

Fazit

Das Vorgehen gegen Therapeuten oder Institutionen wegen Fehlpsychotherapie in der Schweiz erfordert eine sorgfältige Vorbereitung und Unterstützung. Dokumentation, rechtliche Beratung und das Nutzen von Ombuds- und Beschwerdestellen sind wichtige Schritte. Mit einem durchdachten und systematischen Vorgehen können Betroffene ihre Ansprüche geltend machen und Gerechtigkeit suchen.

Gibt es Verjährungsfristen bei der Geltendmachung von Ansprüchen wegen Fehlbehandlungen in der Psychotherapie zu beachten?

ChatGPT

Ja, in der Schweiz gibt es Verjährungsfristen, die bei der Geltendmachung von Ansprüchen wegen Fehlbehandlung in der Psychotherapie beachtet werden müssen. Diese Fristen sind abhängig von der Art des Anspruchs (vertraglich oder deliktisch) und müssen sorgfältig berücksichtigt werden.

Verjährungsfristen im Schweizer Recht

1. **Vertragliche Ansprüche (Art. 97 OR)**
   - **Reguläre Verjährungsfrist:** Vertragliche Ansprüche aus Behandlungsverträgen verjähren in der Regel nach **10 Jahren** (Art. 127 OR).
   - **Besondere Verjährungsfrist für ärztliche Leistungen:** Es gibt eine spezielle Verjährungsfrist von **5 Jahren** für Ansprüche aus ärztlichen Behandlungsleistungen, die ab dem Zeitpunkt des schädigenden Ereignisses beginnt (Art. 128 Ziff. 3 OR).

2. **Deliktische Ansprüche (Art. 41 OR)**

- **Relative Verjährungsfrist:** Für deliktische Ansprüche gilt eine relative Verjährungsfrist von **3 Jahren**, die ab dem Zeitpunkt beginnt, an dem der Geschädigte Kenntnis vom Schaden und der Person des Ersatzpflichtigen erlangt hat oder hätte erlangen müssen (Art. 60 Abs. 1 OR).

- **Absolute Verjährungsfrist:** Unabhängig von der Kenntnis des Schadens verjähren deliktische Ansprüche spätestens nach **10 Jahren** ab dem Zeitpunkt der schädigenden Handlung (Art. 60 Abs. 1 OR).

Besondere Überlegungen

1. **Beginn der Verjährungsfrist:**

- Bei Psychotherapien kann es schwierig sein, den genauen Zeitpunkt des schädigenden Ereignisses festzustellen, insbesondere wenn sich die Schäden erst nach längerer Zeit manifestieren. Dies kann Einfluss auf den Beginn der Verjährungsfrist haben.

2. **Unterbrechung und Stillstand der Verjährung:**

- Die Verjährung kann unterbrochen werden, z. B. durch Verhandlungen zwischen den Parteien oder durch eine gerichtliche Klage. Nach einer Unterbrechung beginnt die Verjährungsfrist erneut zu laufen (Art. 135 OR).
- In bestimmten Fällen kann die Verjährungsfrist auch stillstehen, z. B. wenn der Schuldner im Ausland ist oder andere rechtliche Hindernisse bestehen.

Praktische Schritte

1. **Rechtsanwalt konsultieren:**

- Ein auf Medizinrecht spezialisierter Anwalt kann helfen, die spezifischen Umstände des Falls zu prüfen und zu bewerten, wann die Verjährungsfristen beginnen und wie lange sie dauern.

2. **Dokumentation und Beweissicherung:**

- Es ist wichtig, alle relevanten Dokumente und Beweise frühzeitig zu sammeln und aufzubewahren, um den Beginn des Schadens und die Kenntnis davon nachweisen zu können.

Frühzeitige Rechtsberatung:

- Eine frühzeitige Rechtsberatung kann helfen, die Verjährungsfristen einzuhalten und rechtzeitig rechtliche Schritte einzuleiten.

Fazit

Die Verjährungsfristen in der Schweiz für Ansprüche aus Fehlbehandlung in der Psychotherapie sind klar geregelt, aber ihre Anwendung kann komplex sein. Betroffene sollten daher früh-zeitig rechtliche Beratung in Anspruch nehmen, um sicherzustellen, dass ihre Ansprüche nicht aufgrund von Verjährung verloren gehen. Durch die sorgfältige Dokumentation und Beweissi-cherung sowie die rechtzeitige Einleitung rechtlicher Schritte können Betroffene ihre Rechte wirksam geltend machen.

Was würdest du einem Traumatherapeuten raten, wenn dieser offensichtlich Fehl-therapien begangen hat, allenfalls auch in der Überzeugung, das Richtige getan zu haben? Wie sollte er vorgehen, um sich z.B. bei seinen ehemaligen Patientinnen zu entschuldigen und die weiteren Betroffenen in dieser Entschuldigung einzubezie-hen?

ChatGPT

Wenn ein Traumatherapeut feststellt, dass er Fehltherapien begangen hat, auch wenn dies in der Überzeugung geschah, das Richtige zu tun, ist es wichtig, dass er auf eine reflektierte und verantwortungsvolle Weise handelt. Hier sind die Schritte, die er unternehmen sollte, um sich bei seinen ehemaligen Patienten zu entschuldigen und eine angemessene Aufarbeitung sicher-zustellen:

1. Selbstreflexion und Anerkennung des Fehlers

Selbstreflexion:
- *Der Therapeut sollte sich intensiv mit den Gründen und Auswirkungen seiner Fehlbe-handlung auseinandersetzen. Dies kann durch Supervision, Intervision oder auch persönliche Reflexion geschehen.*

Weiterbildung:
- *Es ist wichtig, dass der Therapeut sich fortbildet und aktuelle, wissenschaftlich fun-dierte Ansätze zur Traumatherapie und DIS erlernt. Dies hilft, zukünftige Fehler zu vermeiden.*

2. Professionelle Unterstützung suchen

Supervision und Intervision:
- *Regelmässige Supervision kann helfen, die eigenen blinden Flecken zu erkennen und zu bearbeiten. Auch der Austausch mit Kollegen in Intervisionsgruppen ist wertvoll.*

Rechtliche und ethische Beratung:

- Der Therapeut sollte rechtliche und ethische Beratung in Anspruch nehmen, um die besten Schritte zur Wiedergutmachung und Vermeidung rechtlicher Probleme zu klären.

3. Kommunikation mit den betroffenen Patienten

Offene und ehrliche Kommunikation:
- Der Therapeut sollte aufrichtig und transparent mit den betroffenen Patienten kommunizieren. Ein persönliches Gespräch ist ideal, um die Fehler einzugestehen und sich zu entschuldigen.

Schriftliche Entschuldigung:
- Eine schriftliche Entschuldigung kann eine Ergänzung zum persönlichen Gespräch sein. Sie sollte die Anerkennung des Fehlers, das Bedauern über die entstandenen Schäden und das Versprechen zur Verbesserung enthalten.

Empathie und Verständnis:
- Es ist wichtig, empathisch auf die Reaktionen der Patienten zu reagieren und ihnen Raum zu geben, ihre Gefühle und Bedenken zu äussern.

4. Wiedergutmachung und Unterstützung anbieten

Angebot von UnterstützungsMassnahmen:
- Der Therapeut kann den Patienten Unterstützung bei der Suche nach alternativen Therapeuten anbieten oder selbst an der Überweisung an geeignete Kollegen mitwirken.

Kostenübernahme:
- Wenn möglich, könnte der Therapeut die Kosten für eine weitere Behandlung oder eine zweite Meinung übernehmen.

5. Systematische Massnahmen zur Qualitätssicherung

Überarbeitung der eigenen Praxis:
- Der Therapeut sollte seine Praxis und Methoden kritisch überprüfen und gegebenenfalls überarbeiten, um sicherzustellen, dass zukünftige Behandlungen den aktuellen wissenschaftlichen Standards entsprechen.

Regelmässige Fortbildungen:
- *Regelmässige Fortbildungen und Workshops zu den neuesten Entwicklungen in der Traumatherapie sollten verpflichtend sein.*

6. Umgang mit weiteren Betroffenen

Betroffene aktiv einbeziehen:
- *Wenn es weitere betroffene Patienten gibt, sollte der Therapeut diese ebenfalls kontaktieren und ähnliche Massnahmen der Entschuldigung und Unterstützung anbieten.*

Transparenz in der Praxis:
- *Es kann sinnvoll sein, generell mehr Transparenz in die Praxis einzubringen, um das Vertrauen der Patienten wiederherzustellen. Dies kann durch Informationen über die eigene Weiterbildung und Qualitätssicherungsmassnahmen geschehen.*

Fazit

Für einen Traumatherapeuten, der Fehltherapien begangen hat, ist es entscheidend, Verantwortung zu übernehmen und aktiv Schritte zur Wiedergutmachung zu unternehmen. Dies beinhaltet Selbstreflexion, professionelle Unterstützung, offene Kommunikation mit den betroffenen Patienten, das Angebot von UnterstützungsMassnahmen und systematische Massnahmen zur Verbesserung der eigenen Praxis. Durch diesen verantwortungsvollen Umgang kann der Therapeut dazu beitragen, das Vertrauen der Patienten wiederherzustellen und zukünftige Fehler zu vermeiden.

ChatGPT, OpenAI, 21. Mai 2024, 14:00 Uhr

Die Untersuchungsberichte

Intro

Die Untersuchungsberichte wurden im Auftrag der jeweilig tangierten Kantone resp. im Namen deren Gesundheitsdirektionen erstellt. Sie betrafen die Kliniken Littenheid (Thurgau), Münsingen (Bern) und Meiringen (Bern). Diese Kliniken mussten sich durchleuchten lassen oder ergriffen von sich aus die Initiative für eigene Untersuchungen.

Doch es gab Beschönigungen z.B. durch die Darstellung eigener Berichte oder durch unvollständige Zusammenfassungen von in Auftrag gegebenen Berichten durch den Kanton oder Behörden. Im PZ Münsingen sprach man von Versuchsmedikamenten, die eingesetzt worden waren oder für die Traumatherapie eingesetzt werden sollten (Ketamin und andere psychedelische Substanzen). Der damalige ärztliche Direktor Thomas R. wollte dort offenbar ‚Drogen' in die Therapie einführen, ohne Absprache mit der Klinikleitung. Es ging also um experimentelle Therapien, die sehr an diejenigen erinnerten, die in der sektenähnlichen Gruppierung der Kirschblütengemeinschaft des ehemaligen Arztes und Sippengründers Samuel Widmer entwickelt worden waren. Und wirklich waren in dieser bernischen Klinik auch weibliche Mitglieder dieser Sippe eingestellt worden und füllten darin leitende Funktionen aus.

Die Berichte zeigten, dass die Sicherheit der Patientinnen und Patienten in dieser Zeit gefährdet war.

Obwohl man offiziell von gravierenden Missständen wusste, wurden diese Informationen durch die Behörden von offizieller Seite her über ein Jahr lang unter dem Deckel gehalten. Es wurden nur unvollständige Zusammenfassungen veröffentlicht.

Unter anderem waren in der Klinik ärztliche Anweisungen von der Pflege nicht oder bewusst falsch umgesetzt worden. Die Zusammenarbeit zwischen Ärzten und der Pflege funktionierte teils nicht mehr, die Pflegekräfte hatten das Vertrauen in ärztliche Anordnungen oder Therapien vollkommen verloren. Behandlungsqualität und Pflegesicherheit waren zu dieser Zeit kritisch.

Ein Professor für Verwaltungsrecht der Universität Bern monierte, es sei schwer nachvollziehbar, dass der Kanton, der die Aufsichtspflicht über die PZM habe, solche Missstände nicht publik mache. Es gehe hier um Menschen, die krank seien und unter diesen Missständen direkt leiden würden.

SRF Tagesschau berichtete darüber.

Vortrag PD Dr. med. Thomas Maier

Unter Psychiatrie St. Gallen sprach PD Dr. med. Thomas Maier in einem Referat am 27. März 2023 im Hörsaal der Psychiatrie Wil über das Thema ‚Satanic Panic – rituelle Gewalt' – Traumatherapie auf Abwegen.

Auch auf: https://www.youtube.com/watch?v=AVr7XRH4Zho

Darin kamen einige Präsentationen vor, die hier in zusammenfassender Form wiedergegeben werden. Die Verdeutlichungen resp. Ergänzungen, die Dr. Thomas Maier im Referat dazu gab, sind hier nicht lückenlos eingefügt. Das Referat kann auf YouTube vollständig angesehen werden.

Da Dr. Thomas Maier im Referat einen bildlichen Überblick zeigte über die Problemfelder der behandelnden Themen, die durch die freiwilligen wie auch aufsichtsbehördlich erzwungenen Untersuchungen auf die betroffenen Kliniken zukamen, seien sie hier in knapper Form zusammenfassend dargelegt.

In einem ersten Teil ging es zusammenfassend um:

Rituelle Gewalt, Satanismus, organisierter Missbrauch: „ältere Glaubensinhalte"

- *Es gebe Menschen, die Satan dienen und dafür u. a. Menschen opfern.*
- *Es würden dafür Säuglinge rituell missbraucht und geopfert: Blut trinken etc.*
- *Säuglinge würden gezielt zu diesem Zweck geboren, die Mütter seien missbrauchte Frauen.*
- *Die Satanisten seien eine grosse Geheimorganisation mit einer vollkommen und unauffälligen Fassade; bedeutende Persönlichkeiten aus Politik, Staat, Kirche, Medizin, Justiz seien Mitglieder; deshalb würden sie nicht enttarnt.*
- *Missbrauchte Opfer würden „programmiert", sodass sie auf Triggerwörter automatisch gehorchen (Mind Control).*
- *Missbrauchte Opfer hätten meist eine multiple Persönlichkeit (dissoziative Identitätsstörungen DIS); je nach dem sehe man nur bestimmte Anteile der Persönlichkeit.*
- *Es gebe bestimmte Tage und Daten, an denen rituelle Missbräuche stattfänden.*
- *Therapeutinnen sehen ihre Aufgabe darin, die Missbrauchsopfer aus den Fängen der Satanisten zu befreien.*
- *Da sehr oft die Familien der Missbrauchsopfer als hauptsächliche Täter angesehen werden, erscheint ein Bruch mit der Familie als therapeutischer Erfolg.*
- *Um die Missbrauchsopfer von den Satanisten zu schützen, wollen Therapeutinnen Patienten u. a. in Kliniken oder ins Ausland bringen. Sie vertrauen der Polizei und der Justiz nicht.*

Inzwischen entwickelten die verschiedenen Vertreter der Verschwörungstheorie, also nicht nur Traumatherapeutinnen, sondern auch Mitarbeiter von Selbsthilfeorganisationen, Fachorganisationen und Weiterbildungsinstitute, neuere und differenziertere Versionen solcher Glaubensinhalte. Diese neuen Versionen, meist nur Verharmlosungen oder weniger drastische Umschreibungen von alten Glaubensinhalten, entstanden und entstehen, weil die Verschwörungstheorie Satanic Panic inzwischen in aller Munde und in allen Medien präsent ist und man tendenziell in eine Versecktheit, eine Verborgenheit oder Latenzheit flüchten will.

Viele Traumaspezialisten oder Anhänger des Satanic Panic hatten erkannt, dass sie sich ein wenig zu weit aus den Fenstern gelehnt hatten und ruderten unter dem Druck der Öffentlichkeit jetzt gerne etwas zurück, drohten mit ihrem Anwalt oder wollte ehemals Gesagtes anders verstanden wissen.

Differenziertere, neuere Versionen: „neuere Glaubensinhalte"

- *Es gebe Täter, die über hochentwickeltes Spezialwissen zu Trauma und Dissoziation verfügten.*
- *Solche Täter würden Missbrauchsopfer von Anfang an so manipulieren und beeinflussen, dass eine dissoziative Identitätsstörung entstehe. Dies ermögliche auch die spätere Beeinflussung durch Triggerwörter ('Mind Control').*
- *Es wird von „Typ-III-Trauma" gesprochen (Jan G., 2020), ein Begriff, der sonst in der Psychiatrie nicht geläufig ist.*
- *'Satanismus' und 'rituelle Gewalt' werden als Begriffe nicht verwendet. Stattdessen wird von 'organisierter Gewalt' gesprochen.*
- *Die Täter seien sehr gut vernetzt, anonym und kennen sich sehr gut aus mit digitalen Medien und verschlüsselten Kommunikationstechniken.*
- *Die Täter haben auch Spezialwissen über Polizeiarbeit, forensische Wissenschaften, Spurensicherung, Ermittlungsmethoden der Staatsanwaltschaft und verfügen über sehr grosse finanzielle Ressourcen.*

Selbsthilfeorganisationen, Fachorganisationen, Weiterbildungsinstitute

- *Verein Cara bringt Betroffene und Fachpersonen zusammen.*
- *An Fortbildungsveranstaltungen von Fachpersonen treten Betroffene auf und berichten von ihren Erfahrungen.*
- *In Weiterbildungsinstituten, die sich schon länger mit Trauma und Dissoziation befassen, bekommt das Thema 'dissoziative Identitätsstörung' eine zunehmende Bedeutung. Einzelne Therapeutinnen dieser Institute spezialisieren sich sehr dezidiert auf diese Themen.*
- *Auch das Thema Opferhilfe, Opferschutz bekommt eine sehr grosse Bedeutung.*
- *Es entstehen Kreise mit starkem Zusammenschluss, in sich geschlossenen Supervisionsketten, Weiterbildungsveranstaltungen und eigenen Begrifflichkeiten.*
- *Diese Kreise kommunizieren gegen aussen immer vorsichtiger, Webseiteninhalte werden angepasst oder gelöscht, Verbindungen verheimlicht.*

- Die Anhänger dieser Überzeugungen sind damit mittlerweile selbst eine Art von „Geheimbund".

Die Fakten

- Sexueller Missbrauch von Kindern, Frauen, vulnerablen Menschen ist recht häufig und stellt ein Problem für die Gesellschaft dar. Oft sind schwerwiegende psychische Probleme die Folgen, die u. U. von Psychotherapeutinnen behandelt werden.
- Auch Menschenhandel, Zwangsprostitution, illegale Pornographie sind Realität.
- Diese Dinge geschehen im Versteckten, werden tabuisiert und aus Scham verschwiegen. Früher hat man den Opfern oftmals nicht geglaubt, was sie als ihre Erlebnisse schilderten.
- Dennoch geschehen solche Verbrechen im Rahmen der normalen menschlichen Beziehungsnetze und unterliegen den üblichen sozialen Gesetzmässigkeiten: Sie werden erinnert, es kann darüber gesprochen werden, es gibt u. U. Zeugen, Mitwisser, Spuren, objektive Beweise.
- Es gibt weltweit keine Beweise dafür, dass Täter gezielt Dissoziationen erzeugen, Opfer programmieren, Mind Control ausüben, Behandlungen überwachen, etc.
- Es sind bisher keine Fälle dokumentiert, dass Säuglinge geopfert, Kinder zu Mordtaten angestiftet, satanistische Rituale durchgeführt wurden etc.

Die Fakten: Satanic Panic USA 1980

- In den 1980er Jahren gab es in den USA eine Welle von Anschuldigungen von Kindern und Erwachsenen, die sich angeblich erinnerten, als Kinder im Rahmen von rituellen satanistischen Praktiken missbraucht worden zu sein.
- Auslöser war das Buch „Michelle remembers" des kanadischen Psychiaters Lawrence Pazder. Er hatte im Rahmen eine „recovered-memory therapie" mit Michelle Smith bei ihr Erinnerungen an solche Missbräuche hervorgeholt. Später heiratete er Michelle Smith.
- In den folgenden Jahren gab es in den USA über 12'000 Fälle, in denen Patientinnen im Rahmen von Therapien angeblich solche Missbräuche erinnerten. Es kam zu zahlreichen polizeilichen und forensischen Untersuchungen, doch kein einziger Fall konnte belegt werden.
- In den 1990er Jahren ist das Thema in den USA wieder verschwunden, lebt aber in Kreisen von Verschwörungstheoretikern bis heute weiter.
- So glauben die Anhänger von Q-Anon, dass Barack Obama, Hillary Clinton und George Soros in einer Pizzeria in Washington einen Kinderpornographiehandel betrieben hätten.

Die Fakten: Geschichte der moralischen Panik

- Bereits im Mittelalter gab es immer wieder Wellen von grosser moralischer Empörung über angebliche Verbrechen: Kindstötungen, Kannibalismus, sexuelle Ausschweifungen.
- Ausgehend von zunächst wenigen Berichten, breitete sich jeweils schneeballartig eine Panik aus, dass schreckliche Verbrechen begangen würden (Massenhysterie).
- Oft dienten diese Massenpaniken dazu, für unerklärliche Phänomene (z. B. Klimaveränderungen, Missernten, Hungersnöte, Seuchenzüge, Kriege) Erklärungen zu finden.
- Das versteckte Wirken von Bösen (Teufel, Satan, Luzifer, Antichrist) ist als Erklärung immer passend.
- Juden, Hexen, Täufer, Ketzer, Homosexuelle etc. wurden verdächtigt, mit dem Teufel zu paktieren und deshalb verfolgt.
- Vor allem bei den Hexenverfolgungen kann man das sexuelle Motiv erkennen: Beim Hexensabbat würde sexuelle Orgien gefeiert und überhaupt hätten die Hexen mit dem Teufel Geschlechtsverkehr.

Warum „Satanic Panic" heute?

- Wiederaufleben einer uralten Verschwörungstheorie.
- Erklärung für etwas Ungeheuerliches (Missbrauch von Kindern, Trauma, Dissoziation)
- Weist Elemente einer Massenpanik auf, „Hysterie"
- Therapeutinnen können Gefühle der Ohnmacht abwehren, fühlen sich stark. Sie verfügen über ein besonderes Wissen, können anhand bestimmter Zeichen etwas erkennen, was andere nicht sehen.
- Fachlich überforderte Therapeutinnen, ungenügende Ausbildung
- Beinhaltet die klassischen Elemente des „Thrills" (Nervenkitzel): Geheimnis, Sex, Gewalt
- Anhänger sind vor allem Leute mit konservativem Weltbild, religiösem Eifer, hohem moralischen Anspruch

Auf die Frage, warum ,Satanic Panic' in Europa und spez. in der Schweiz wieder aufflammen konnte, lautet eine mögliche Antwort, dass in der heutigen Zeit eine beispiellose **Esoterisierung der Psychologie und Psychotherapie** im Gange ist, die sich bis in die Psychiatrie vorgewagt hat. Viele Psychologiebücher transportieren Esoterisches mit. Es sind auffallend viele esoterikaffine, weibliche und männliche Protagonistinnen, die diesen Trend puschen. Auflagenstarke Buchwerke über die Themen ,Dissoziation' sowie ,Satanic Panic' sind esoteriklastig.

Probleme, negative Folgen der „Irrlehre", Gefahren

- Zu starke Fokussierung auf spektakuläre Formen des organisierten Missbrauchs, eifrige Auflistung von „Räubergeschichten", akribische Beschäftigung mit extremen GewaltFantasien.

- Das Denken dieser Behandler dreht sich obsessiv um spektakulären Missbrauch, sexuelle Ausbeutung, Abartigkeiten und versteckte Organisationen.
- Täter werden überhöht und dämonisiert.
- Anhänger dieser Ideen, versuchen, sich in Kreisen anerkannter Traumatherapeuten zu etablieren, Anschluss an Regelversorgung und normale Institutionen zu bekommen.
- Psychopathologisch und therapeutisch wird zu stark auf die Dissoziation fokussiert. Die Arbeit mit Persönlichkeitsanteilen ist z.T. manipulativ, betont zu stark die dysfunktionalen Aspekte, lässt die Patientinnen allein in der wirren Welt.

Dissoziative Identitätsstörung

- Umstrittene Diagnose; ist charakteristisch durch das Vorliegen von zwei oder mehr Identitäten oder Persönlichkeitszuständen, die abrupt auftreten und wechseln.
- Sie sind verbunden mit unterschiedlichen Wahrnehmungs- und Verhaltensweisen. Die unterschiedlichen Persönlichkeitsanteile wissen nichts voneinander, funktionieren getrennt.
- Eher eine Persönlichkeitsfragmentierung als eine Auftrennung der Person in mehrere volle Persönlichkeiten.
- Schwer behindernder Krankheitszustand.
- Folge schwerer Traumata, in der Regel im Verlauf der Kindheit.
- Abhängig von den aktuellen sozialen, kulturellen und psychologischen Lebensumständen.
- Schweregrad fluktuiert; schwer ausgeprägte DIS-Symptome entsprechen einer Regression, einem dysfunktionalem Coping.
- Behandlung sollte antiregressiv sein, nicht dysfunktionales Coping fördern.

Was ist mit den Patientinnen?

- Mehrere Patientinnen sind verstorben.
- Mehrere Patientinnen beklagen heute, dass sie falsch behandelt wurden und dass ihnen die Therapien mehr geschadet als genützt hätten.
- Durch falsche Anschuldigungen, Strafuntersuchungen und andere Fehlleistungen ist viel Leid über betroffene und ihre Familien gekommen.
- Es bestehen ungute Abhängigkeitsverhältnisse von Patientinnen und Therapeutinnen und Institutionen, die schwer aufzulösen sind.
- In Institutionen, Fachorganisationen, Beratungsstellen herrscht Verunsicherung, bisher keine klare Positionierung aus Fachkreisen, Bewusstwerdung ist im Gang.
- Behörden (Aufsicht, Gesundheitsdepartemente, Strafverfolgung, KESB) bisher noch wenig sensibilisiert.

Fazit, Konsequenzen

- *Aufklärung der Öffentlichkeit ist notwendig.*
- *Institutionen müssen Transparenz herstellen.*
- *Aufsichtsbehörden müssen Institutionen, Beratungsstellen, private Praxen über-wachen.*
- *PatientInnen, Selbsthilfe- und Angehörigenorganisationen müssen sensibilisiert wer-den.*
- *Fachorganisationen, Aus- und Weiterbildungsinstitutionen müssen ihre Programme überprüfen und fachliche Standards erlassen.*
- *Behandlungen müssen professionell supervidiert und dokumentiert werden.*
- *Beratungs- und Anlaufstellen für Ratsuchende müssen geschaffen werden.*

Psychiatrie St. Gallen
Aus: Vortrag von PD Dr. Thomas Maier vom 27. März 2023 (YouTube)

Dr. Thomas Maier war seinerzeit auch Verfasser des Untersuchungsberichtes über das Psychiatriezentrum Münsingen Bern, welcher ab Seite 239 nachzulesen ist.

Clienia Littenheid, Thurgau

Die Untersuchungsberichte über die Vorfälle in den drei Psychiatrien sind öffentlich zugänglich: Littenheid, Münsingen und Meiringen. Sie betrafen die Problematik um Satanic Panic und im Falle des Psychiatriezentrums Münsingen (PZM), welche von Dr. Thomas Maier untersucht wurde, zusätzlich die Probleme um die sog. Sippe der Kirschblütengemeinschaft, eine von etlichen Leuten als Sekte oder als sektenähnlich bezeichnete Gemeinschaft gleichgesinnter Menschen. Sie hatten sich in psychiatrische Institutionen infiltriert und generierten darin Probleme.

Die Klinik Littenheid hatte eine eigene Untersuchung der Ereignisse, quasi eine ‚neutrale' eigene ‚**Visitation**' ins Leben gerufen. **Prof. Dr. med. Erich Seifritz** als Experte wurde mit der Untersuchung beauftragt und lieferte bald Ergebnisse ab. Seifritz war Präsident der Dachvereinigung der Schweizer Psychiatriekliniken Swiss Mental Healthcare und somit ein bedeutender Sachverständiger.

Der eigene Bericht hiess: **Externe Untersuchung (fachlich-medizinisch) gemäss Entscheid des Departementes für Finanzen und Soziales des Kantons Thurgau und ist datiert vom 2. Dezember 2022.**

Die SRF Reihe des Reportagemagazins Rec. war rund vor einem Jahr, am 14. Dezember 2021 über die Bildschirme geflimmert und hatte die Klinik in Littenheid aus dem Schlaf gerüttelt. Die interne Klinikdirektion hatte eine eigene sofortige Untersuchung eingefordert.

Zum Thema der Diagnostik 1.2.3.5 Seite 13 (von 394) hielt der Clienia-Bericht fest:

‚Die Diagnostik auf den Traumatherapie Stationen der CLL (Clienia Littenheid) wurde nicht transparent und genügend gut nachvollziehbar durchgeführt und in den Krankenakten dokumentiert. Die Kriterien für die einzelnen Diagnosen … sind zwar implizit erfasst, aber die einzelnen Symptome sind nicht standardisiert festgehalten, wenig gewichtet und insbesondere wurden sie differentialdiagnostisch nicht bzw. kaum gewürdigt.
…
Die diagnostischen Kategorien Komplexe Posttraumatische Belastungsstörung und dissoziative Identitätsstörung wurden auf den beiden Traumatherapie Stationen Pünt Süd und Panorama C **nicht lege artis** verwendet.' (lege artis = vorschriftsmässig, nach den Regeln der ärztlichen Kunst)

Unabhängig vom eigenen Visitationsauftrag durch die Clienia Littenheid ordnete bald auch die für diese Klinik zuständige **Behörde des Kantons Thurgau**, vertreten durch das **kantonale Gesundheitsamt**, eine eigene unabhängige Untersuchung an. Dieser Untersuchung hingegen soll, im Ggs. zum Visitationsbericht der Clienia Littenheid, mehr Aufmerksamkeit zugestanden werden.

Untersuchungsbericht in Sachen Clienia Littenheid AG, 27. Oktober 2022

Die Untersuchung insbesondere die Analyse der Krankenakten sollte die Frage klären, ob bei den involvierten betroffenen Traumastationen Fehlentwicklungen zeigen. Eine weitere Frage lautete, ob die internen Qualitätskontrollmechanismen genügten oder mangelhaft waren.

Gab es externe Qualitätskontrollen und hätten diese gegriffen? Waren die Supervisoren inhaltlich befangen? Stammten sie möglicherweise aus dem Umfeld desselben Institutes, die ihre hauseigenen Therapiekonzepte eingeführt und auch selbst zertifiziert hatte?

Auch schien die Frage immanent, ob eine mangelhafte, fachlich neutrale interne und externe ‚evidenzbasierte' Qualitätskontrolle zu einem **Ansteckungsphänomen sowohl innerhalb des Behandlungsteams als auch unter den Patienten** geführt hatte. Handelte es sich hier um eine sich selbst regulierende **Blase**?

Die Frage stellte sich, nicht nur in Bezug auf den entlassenen Traumatherapeuten, ob gewisse **Protagonisten des Therapieteams** diese ominösen Verschwörungslegenden initiiert und gefördert hatten und ob ein **Perpetuieren traumaspezifischer Interna** nicht von weiteren, wenn nicht von allen Berufsgruppen, die an der Traumabehandlung der DIS-Patientinnen beteiligt waren, gefördert worden war.

Sollten diese und weitere Fragen positiv beantwortet werden, stellte sich für die Direktionen der betroffenen Kliniken die Frage, ob das bisherige gesamte Behandlungsteam nicht umgeschult oder besser noch ausgewechselt werden sollte, damit keine Artefakte dieses nun entzauberten und unsäglichen Verschwörungsnarratives in die Zukunft übernommen werden. Diese Gefahr drohte den Traumasationen.

Eine von einer maroden Verschwörungsnarrativ verseuchte Traumastation muss gründlich entkontaminiert und fachlich neu aufgebaut und evidenztherapeutisch ausgerichtet werden. Dies betrifft sowohl die ärztliche wie auch die pflegerische Direktion, die über die Bücher müsste. Auch ist ein neues wissenschaftlich anerkanntes und evidenzbasiertes Therapiekonzept einzuführen und kontrolliert durchzuführen.

Schliesslich ist die psychiatrisch-psychotherapeutische Behandlung von extrem schwer psychisch kranken DIS-Patientinnen (Traumakranken) fachlich ausserordentlich anspruchsvoll. Es gibt aus der Sicht von Fachexperten nur wenige medizinische Fachbereiche, die so hohe psychische Ansprüche an die therapeutisch tätigen Personen der verschiedenen involvierten Berufsgruppen stellen, wie exakt die Behandlung der DIS. Die Empfehlungen des Visitationsberichts und des Berichts des Gesundheitsamtes des Kantons Thurgau jedenfalls sind bindend und sollten sehr ernst genommen und keineswegs ignoriert werden. Schönreden, auch durch eine diensteifrige Chefärztin, wie geschehen, ist da selbstredend fehl am Platz.

Man kann den betroffenen Kliniken und Traumastationen nur mit allem Nachdruck nahelegen, diese Empfehlungen nicht zu untergraben, zu verwässern oder aufzuweichen. Untersuchungsberichte dürfen keinesfalls geschönigt werden. Wichtige Aspekte eines Untersuchungsberichtes dürfen nicht unterschlagen werden.

Hier einige Auszüge aus dem Untersuchungsbericht des Kantons Thurgau, der sich vom Visitationsbericht der Clienia Littenheid in der Untersuchungsanlage unterscheidet. In beiden Berichten wurde stichwortartig nach verfänglichen Ausdrücken wie ‚rituelle bzw. satanische Gewalt' sowie ‚Mind Control' gesucht. Wichtig war auch, ob diese Themen als Tatsachen angenommen und durch stetes Nachfragen während der Therapie eingewöhnt und bestätigt wurden. Genau diese Eingewöhnung von z. B. mnestischen Inhalten von Therapiesitzung zu Therapiesitzung führt zu einer Vermischung eingebildeter mit tatsächlichen Erinnerungen. Das wirklich Erlebte verschmilzt dann mit suggerierten Erinnerungen.

Im eigenen Untersuchungsbericht wird auch Kritik an der Klinikleitung geäussert: So sei die Klinik nach Bekanntwerden der Vorwürfe «bei deren Aufarbeitung nicht sorgfältig» vorgegangen. Dies und weil gegen die interimistische Chefärztin auch ein Strafverfahren eingeleitet worden war, löste vermutlich die Freistellung und darauffolgende Trennung dieser etwas umtriebigen und unerfahrenen interimistischen Chefärztin aus. Sie wollte für ihren Arbeitgeber vermutlich nur das Beste und verheddderte sich dabei grosszügig in einem interpretativen Spielraum.

Dieser interpretative Spielraum jedoch lag nicht im Sinne des Erstellers des von der Klinik in Auftrag gegebenen Untersuchungsberichtes, sondern eher in der etwas einseitigen Leseart des chefärztlichen Betrachters, der gewisse Darstellungen im Bericht variabel und variierbar oder abwandelbar einschätzt und es mit der Exaktheit der Aussagen nicht sehr genau nimmt.

Mit Datum vom 4. November 2022 erhielt die Clienia Littenheid Kenntnis, dass gegen sie und gegen die Chefärztin eine Aufsichtsbeschwerde eingeleitet worden war. Anfang Dezember 2022 dann wurde eine Strafanzeige gegen die ärztliche Direktorin eingereicht.

Die Klinik bedauerte in einem Schreiben sehr, dass der Untersuchungsbericht des Kantons die vorgängige mediale Berichterstattung in weiten Teilen bestätigt hatte. Sie musste auch feststellen, dass eine kleine Gruppe von Personen auf den beiden Traumastationen an Verschwörungsnarrative glaubten. Die Clienia Littenheid bedauerte ihre gemachten Fehler und meldete, es due ihnen in aller Form leid.

Eigene Kurzzusammenfassung des ‚Intros' des Untersuchungsberichtes

Kanton Thurgau (durch Lexperience AG, die beauftragte unabhängige Firma)

Der oben erwähnte Oberarzt, so laut Bericht, soll seine Faszination für die Verschwörungserzählung «**Satanic Panic/rituelle Gewalt/Mind Control**» bereits 2015 und ab dieser Zeit auch für die **satanistische rituelle Gewalt** und **Mind Control** durch die Arbeit mit einer seiner ihm anvertrauten Patientin erhalten und weiterentwickelt haben. *‚Ausdruck dieser zunehmend problematisch werdenden Faszination waren auch einschlägige Weiterbildungen, die er organisierte und letztlich auch seine eigenen, in der SRF-Dokumentation gemachten Aussagen.'*

Laut Dr. Y., ärztliche Direktorin, Chefärztin für das Zentrum für Psychotherapie und Psychosomatik und direkte Vorgesetzte von Dr. X, soll dieser die *‚innere Distanz'* zum Thema rituelle Gewalt verloren und sich *‚verrannt'* haben. Das erklärte, weshalb der sich sorgende Arzt für diese Patientin sog. **Schutzaufenthalte** organisierte, um sie vor weiterem Missbrauch zu schützen und eine polizeiliche Fahndung (!) ausgeschrieben hatte.

Auch habe der Oberarzt zwei Fortbildungen zum Thema rituelle Gewalt innerhalb der Klinik initiiert und organisiert. *‚Beide Fortbildungen enthalten verschwörungstheoretischen Inhalt zum Thema satanistische rituelle Gewalt'*, wobei in einem Fall potenziell schädliche Aussagen zu **Programmierung** und **Mind Control** hinzukamen (Claudia Fliss, Fortbildung). Eine Fortbildung dauerte eineinhalb Tage und wurde von 29 (von insgesamt 40) Mitarbeitenden wenigstens teilweise besucht, alles zwischen einem voll laufenden Alltagsbetrieb in der Klinik.

Der Tenor dieser Fliss-Fortbildung war innerhalb der Belegschaft unbestritten positiv aufgenommen worden und führte offenbar auch in einigen Fällen sog. zu einer ‚Begeisterung'. Dies konnte, so wird im Bericht vermutet, nur geschehen, weil das Traumapersonal bereits Vorkenntnisse darüber hatte. Ansonsten hätte das Traumapersonal schockiert reagiert, angesichts des ‚ungeheuerlichen Schulungsinhalts' dieser Fliss-Fortbildung, so der Bericht.

Originalton:

«*Die fehlenden entrüsteten Reaktionen sowie die fehlende Überraschung seitens eines Grossteils der Belegschaft auf einen solchen Schulungsinhalt sind Hinweise dafür, dass Fliss vornehmlich vor einem Publikum referierte, welches mit der Thematik satanc panic/rituelle Gewalt/Mind Control bereits vertraut war und für welches Mind Control keine Absurdität ist.*»

Im Bericht hiess es, dass in diesem Zusammenhang Hinweise vorlägen, dass bereits der Vorgänger dieses Oberarztes X. (gemeint ist vermutlich Dr. Bernd F.), von ritueller Gewalt/Mind Control Kenntnis gehabt habe. Von einem sich für die Anliegen von DIS Problemen interessierenden und versierten Facharzt für Traumatologie ist das mit Sicherheit zu erwarten.

Ob er damals das Therapiekonzept dementsprechend ausrichtete, ist (leider) nicht Gegenstand des Berichts des Gesundheitsamtes des Kanton Thurgau.

Original-Auszug aus dem Untersuchungs-Bericht des Kantons Thurgau: LEXPERIENCE AG (Legal& Compliance Services), Zürich:

Festzuhalten ist in diesem Zusammenhang auch die mangelnde lückenlose und sorgfältige Aufarbeitung der Ereignisse durch die Klinik. Die eigentlichen Auslöser für das Gutachten, d.h. die Themen Satanismus, rituelle Gewalt und Mind Control fanden keinen Eingang in das Gutachten. Laut Prof. Schnyder wurde die Abhandlung dieser Themen von ▮▮ und Dr. Y sogar explizit nicht gewünscht. Dennoch hat die Klinik das im Dezember 2021 selbst in Auftrag gegebene Gutachten Sack/Schnyder wider besseres Wissen dazu benutzt, sich gegenüber Behörden und der Öffentlichkeit von den in der SRF-Dokumentation erhobenen Vorwürfen weisszuwaschen. Die im Gutachten Sack/Schnyder deutlich geäusserte Kritik, dass die Behandlungskonzepte, Schulungen, Supervisionen und Fortbildungen der Traumatherapie-Stationen nicht dem heutigen Stand der Wissenschaft entsprächen und die Abhängigkeit vom SIPT ein echtes Risiko seien, wurde von der Klinikleitung ausgeblendet. Zudem gibt es Hinweise dafür, dass Dr. Y dem Amt für Gesundheit eine um die kritischen Stellen gekürzte Version des Gutachtens zustellen wollte.

(S. 5, Bericht Kanton Thurgau. Lexperience vom 27. Oktober 2022)

Es hat Hinweise innerhalb dieser Untersuchung ergeben, dass die Verschwörungserzählung ‚rituelle Gewalt/Mind Control' auf den Traumatherapiestationen innerhalb sämtlicher darin arbeitenden Berufsgruppen, vom Arzt über dem Psychologen bis zum Pflegefachpersonal vorhanden ist.

In dem Gutachten der Gesundheitsbehörde kommt der Ausführende zusammenfassend zum Schluss, *dass das in den Traumatherapiestationen praktizierte methodische Vorgehen fachlich nicht korrekt und vermutlich krankheitsfördernd ist.*

sonen). In seinem Gutachten kommt er zusammengefasst zum Schluss, dass das in den Traumatherapie-Stationen praktizierte methodische Vorgehen fachlich nicht korrekt und vermutlich sogar krankheitsfördernd ist. Mit

(S. 5 Bericht Kanton Thurgau)

Mit Bezug auf die geprüfte Stichprobe stellt das Gutachten eine Verletzung der Regeln der ärztlichen Kunst fest. Die untersuchten Krankenakten zeigten, dass die Gesprächsführung von den Überzeugungen einer kleinen, von der psychologischen Fachwelt weitgehend isoliert und unkontrolliert agierenden Minderheit von Traumatherapeutinnen geprägt ist.

Diese Gruppierung verwende nicht evidenzbasierte Methoden, die auf dem Glaubensbekenntnis beruhten, dass die satanistische rituelle Gewalt in der Schweiz existiere!

Lange vergessene und wiedererinnerte Traumatisierungen als Tatsachen zu behandeln, erachte diese Gruppierung als therapeutisch korrekt und sinnvoll.'

Die ärztlichen Direktorin (Chefärztin E. M.) der Clienia Littenheid von damals war Ende 2022 freigestellt und dann entlassen worden, genauso wie der erwähnte Oberarzt Matthias K. entlassen worden war. Ihm wurde auch die Bewilligung zur Berufsausübung entzogen. Beide hatten ihrem Arbeitgeber einen grossen Bärendienst erwiesen und deren Vertrauen missbraucht.

8 GESAMTFAZIT

Die Untersuchung hat viele Hinweise ergeben, welche nahelegen, dass die Verschwörungserzählung «rituelle Gewalt/Mind Control» bei Dr. X und gewissen Mitarbeitenden der Traumatherapie-Stationen vorhanden ist. Das Gutachten von Prof. Strik erhärtet diesen Verdacht.

Gestützt auf die Untersuchungsergebnisse und das Gutachten von Prof. Strik ist davon auszugehen, dass <u>Dr. X und gewisse Mitarbeitende der Traumatherapie-Stationen an die Verschwörungserzählung</u> <u>«rituelle Gewalt/Mind Control» glauben und diese – zumindest teilweise – Eingang in die therapeuti-</u> <u>sche Behandlung von Patientinnen gefunden hat.</u>

(Dr. X ist mutmasslich der Oberarzt Dr. Matthias K.)

In diesem Zusammenhang ist noch darauf hinzuweisen, dass auch der damalige Direktor der Administration Monate später ebenfalls den Hut nahm und aus der Klinikdirektion ausschied. Ob sein Weggang mit den Geschehnissen des Satanic Panic und den Zuständen innerhalb der Traumastationen zusammen hing?

Es war wiederum die bereits erwähnte, angriffige und klarstellende Zeitung WOZ, die am 5. Januar 2023 schrieb, dass die psychiatrische Privatklinik Littenheid offenbar versucht hatte, die bestehenden Missstände unter den Teppich zu kehren. Die besagte Wochenzeitung liess sich auf die Behauptung hinaus, die Clienia Littenheid habe versucht, sich mit ihrem selbst in Auftrag gegebenen Gutachten von den bestehenden Vorwürfen reinzuwaschen.

Dies kann man so sehen, man muss es jedoch nicht. Möglicherweise dachte nur die interimistische Chefärztin beim Überfliegen des ihr vorliegenden Berichts an die Möglichkeit eines Versuchs einer Reinwaschung, nicht jedoch auch die Direktion als Gesamtheit. Immerhin, so die WOZ, habe die Klinik versucht, kritische Stellen zur allgemeinen Behandlungsqualität aus dem Bericht zu streichen oder zu ignorieren, die aus dem internen Gutachten ins Auge sprangen.

Klinik Littenheid

‚Es sind keine konkreten Anschuldigungen bei uns eingegangen'. Das behauptete die ärztliche Direktorin noch Ende Mai 2022 in der Thurgauer Zeitung Stellung nehmend zu den Vorwürfen um Satanic Panic und Mind Control und fügte hinzu: ‚Wir haben einen harten Schnitt vollzogen'.

Die ärztliche Direktorin Elisabet M. der Clienia Littenheid in einer Aussage gegenüber der Thurgauer Zeitung, nachdem Anschuldigungen, man therapiere nach satanistischen Verschwörungstheorien, die Klinik ins Kreuzfeuer der Kritik gebracht hatte.

Eine Frage an sie gerichtet war, wie es komme, dass ein anerkannter Psychiater wie Dr. med. Thomas Ihde die Clienia Littenheid als einen Brennpunkt satanistischer Verschwörungstheorien in den Schweiz ansieht?

Dr. Thomas Ihde ist Chefarzt der Psychiatrie der Spitäler fmi AG im Berner Oberland und Präsident der nationalen Stifung Pro Mente Sana.

Thurgauer Zeitung vom 25. Mai 2022

Immerhin warf der vom Kanton Thurgau aufgegebene Untersuchungsbericht der Clienia Littenheid auch vor, diese habe verlangte Dokumente immer wieder zurückgehalten, was selbstverständlich ein schlechtes Licht auf die Direktion der Klinik warf. Möglicherweise führte dies dann auch zum freiwilligen Abgang des langgedienten Direktors.

Die Klinik nahm zum im Bericht erhobenen Vorwurf des Vertuschungsversuches Stellung und schrieb, sie habe unter den vorhandenen und knapp bemessenen Zeitvorgaben alles Erdenkliche getan, um die vielen verlangten Unterlagen zusammen zu stellen. Auch hatten sie den Anwälten, die den kantonal in Auftrag gegebenen Bericht zu erstellen hatten, ihre Mitarbeitenden zur Beantwortung aller Fragen zur Verfügung gestellt.

Immerhin hatte die Anwaltskanzlei Lexperience stichprobenartig einige Dossiers genau untersucht. Sie kamen zum verheerenden Schluss, dass der Verschwörungsmythos ‚Satanic Panic/rituelle Gewalt/Mind Control' systematisch Eingang in die Behandlungen der Patientinnen gefunden hatte. Dies warf ein wirklich schlechtes Licht auf die Klinik.

Mehr noch, man fand Hinweise, dass innerhalb der Therapien gezielt Erinnerungen an Szenen mit ritueller Gewalt in einer suggestiven Art und Weise erfragt worden waren. Und diese halbklaren und eigenvorgestellten Erinnerungsfetzen, man kann es nicht anders formulieren, seien in der therapeutischen Begegnung mit den Patientinnen dann jedoch wie klar erwiesene Fakten behandelt worden.

Dies veranlasste die Ersteller des Berichts zur Aussage, dass das praktizierte Vorgehen fachlich unkorrekt und vermutlich krankheitsfördernd gewesen sei. Dabei seien die Regeln der ärztlichen Kunst nicht eingehalten worden. Das war für die Traumastation eine Art von ‚Supergau', also ein grösster sich ereigneter Betriebsunfall.

Immerhin wurden die an einer DIS Erkrankten von diesen abstrusen Verschwörungsnarrativen überzeugt und tief in ihren Seelen verankert. Diese oft labilen Menschen drohte dadurch ein Verlust der Realität. Es wundert nicht, dass einige von ihnen den Kontakt zu ihrer eigenen Familie und zu bisherigen Freundinnen abbrachen. Es begann die Angst in ihnen zu wirken, sie würden von vermeintlich omnipräsenten Tätergruppen überwacht und ausgenutzt. Sie liessen sich ‚freiwillig' auf den Abteilungen einschliessen, nur um den Tätern zu entkommen.

Es waren unschöne psychiatrische Experimente, die die Clienia Littenheid auf ihren Traumastationen duldete. Im 19. Jahrhundert hatte man schon einmal solche verrückte Experimente geduldet, wie in der Traumastationen der Klinik Littenheid. Diese Experimente hatten damals jedoch noch keinen verschwörungstheoretischen Hintergrund, wie sie in der Clienia Littenheid hatten.

Auszug aus:

Iconographie Photographique de La Salpêtrière

(Service de M. Charcot)
Bourneville et P. Regnard, Ausgabe 1879-1880
S. 303

Auf S. 192 desselben Buches wurde das nachstehende Bild XIV wie folgt beschrieben:

,... X... est réendormie. On appuie sa téte sur le dos d'une chaise, ensuite on frictionne les muscles du dos, des cuisses et des jambes, et on place les pieds sur une deuxieme chaise : le corps, rigide, reste dans sette situation (Pl. XIV) pendant un temps assez long (on n'a jamais prolonge l'experience plus de 4 ou 5 minutes) ; il est possible de mettre une charge de 40 Kilogrammes sur le ventre sans faire fléchir le corps.

Dans la somniation, si l'on contracture les muscles du dos, la malade etant appuyee sur le dos d'un assistant, elle suivra celui-ci des qu'il se mettra en marche.

Cette lethargie peut durer longtemps. Un jour, par inadvertance, on laisse X... endormie. L'infirmiere la couche. On essysa de la reveiller a differentes reprises sans y parvenir...'

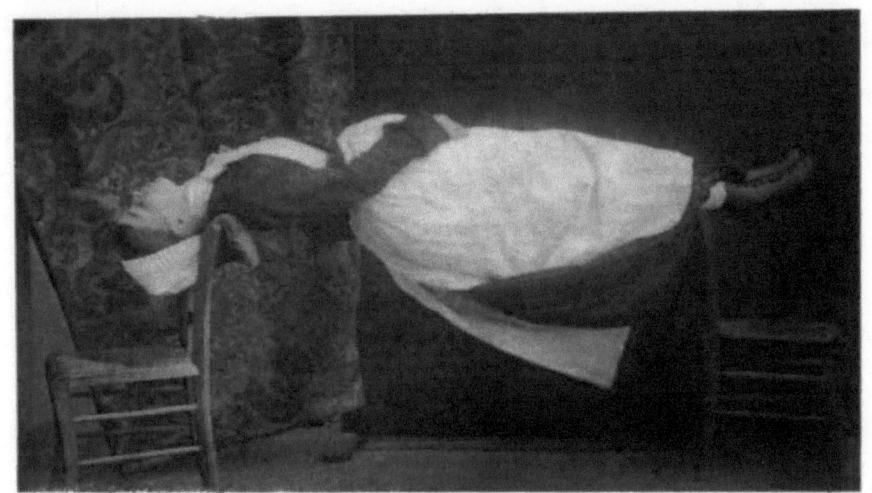

Planche XIV.

LÉTHARGIE
HYPEREXCITABILITÉ MUSCULAIRE

Übersetzung :

,...X...wird wieder eingeschlafen. Ihr Kopf wird auf die Rückenlehne eines Stuhls gedrückt, dann werden die Muskeln des Rückens, der Oberschenkel und der Beine gerieben, und die Füsse werden auf einen zweiten Stuhl gestellt: Der starre Körper bleibt in dieser Lage (Pl. XIV, S.303) für eine ziemlich lange Zeit (das Experiment wurde nie länger als 4 oder 5 Minuten verlängert); es ist möglich, eine Last von 40 Kilogramm auf den Bauch zu legen, ohne den Körper zu beugen.

Wenn man bei der Somniation (Zustand des Eingeschlafenseins) die Rückenmuskeln anspannt und die Patientin auf den Rücken eines Helfers lehnt, wird sie diesem folgen, sobald er sich in Bewegung setzt.

Diese Lethargie kann lange andauern. Eines Tages liess man X. versehentlich schlafen. Die Krankenschwester·bringt sie zu Bett. Man versuchte mehrmals, sie aufzuwecken, aber es gelang nicht...'

Wer würde heute eine DIS-Patientin über zwei Stuhllehnen legen und sie im Bereich des Bauches mit 40 Kilogramm zusätzlich beschweren, um sie dann in dieser Stellung 5 Minuten lang schweben und ausharren zu lassen? Ein seltsamer Spass des damaligen Psychiaters Charcot und seiner Getreuen.

Wer würde heute in penetrierenden Explorationsgesprächen falsche Erinnerungen erzeugen und sie dann als Tatbestand des false memory für eine gerichtliche Anklage verwenden, eine intakte Familie und den betroffenen Angeklagten zerstören und allenfalls in den Suizid drängen? Diese Charcots gibt es überall.

Einen ebenfalls etwas seltsamen Spass erlaubte sich im August 2021 eine Psychologin (Claudia Fliss) in einer Fortbildungsveranstaltung zum **Thema ‚organisierte und rituelle Gewalt‘**. Im Vortrag selbst outete sie sich offensichtlich als Verfechterin der sog. Mind Control Verschwörungsideologie.

Jedenfalls schrieb der von **Lexperience** als Fachexperte hinzugezogene Professor W. Strik wie folgt über diese klinikinterne Fortbildung durch diese Traumatherapeutin Fliss:

> «In den mir vorliegenden Unterlagen entfaltet die Autorin auf 65 Folien eine mystische Grusel-Märchenwelt mit Phantasiefiguren (Wächter, Programmierer*innen und Oberprogrammierer, Knotenpunktpersönlichkeiten), Schreckgestalten (Mörder, Roboter, Kultpersonen) und einer völlig aus der Luft gegriffenen Erzählung von allmächtigen Tätern, die ihre Opfer mit übernatürlichen Fähigkeiten gezielt in verschiedene Persönlichkeiten aufspalten. <u>Nicht nur aus wissenschaftlicher und fachlicher Sicht, sondern schon allein mit gesundem Menschenverstand ist der Inhalt des Referats als grober Unfug zu bezeichnen</u>[16], der allenfalls das Drehbuch eines drittklassigen
>
> Phantasy-Horrorfilms inspirieren könnte. Es finden sich lediglich 2, zudem aus dem Kontext gerissene Hinweise auf psychologische Nischenliteratur (Marlow, Schramm).»
>
> «Die völlig unrealistischen, durch keinerlei wissenschaftliche Ergebnisse oder nachprüfbare Fakten unterstützten okkultistischen Methoden zur psychologischen Manipulation werden nicht einmal wie Theorien, Geschichten oder Vermutungen, sondern wie selbstverständliche Fakten präsentiert. Dies ist im Rahmen einer Fortbildungsveranstaltung für Therapeuten, die schwerste psychiatrische Erkrankungen behandeln sollen, unverantwortlich. (…)»

(Auszug aus dem Gutachten von Prof. W. Strik, Beilage 24, Lexperience)

Wie konnte es geschehen, dass eine ansonsten sehr renommierte Psychiatrische Klinik eine solch schräge und fragwürdige Weiterbildung mit einer Verschwörungserzählung in ihren Räumen beherbergte und bewilligte? Vermutlich hatten die in dieser Klinik leitenden Ärzte zu jener Zeit weit, weit weggeschaut und waren ihren Aufgaben und Pflichten ungenügend nachgekommen oder ihnen womöglich aus **Arbeitsüberlastungsgründen** nicht gewachsen gewesen. Dies könnte immerhin der Fall gewesen sein, falls die ärztliche Chefetage seit Monaten stark ausgedünnt war und in einem Notmechanismus daher lief. Oder glaubten sie selbst an Teile dieses kruden Verschwörungsnarratives? Wie könnten sie je behaupten, von einer solchen Theorie in ihrer beruflichen Laufbahn noch nie gehört zu haben?

Die Ausdünnung der Chefetage und der leitenden Ärzteetage ist nicht zu unterschätzen. Besser eine leitende Ärztin zu viel, als eine zu wenig.

Weiter beschrieb Professor Strik in seinem deutlichen Gutachten auch ein offenbar **esoterisches Gedankengut**, welches in der Clienia Littenheid, resp. in deren Traumatherapiestationen eingedrungen war.

,*Eine derartige esoterische Parallelwelt* zwischen gesundem Menschenverstand, Justiz und Wissenschaft einschliesslich eigenem Codebuch, mystischer Figuren und unklar definierter Methoden ist als Grundlage einer Therapie für schwere und schwerste psychische Erkrankungen mit hohem Risiko für soziale Isolation, Selbstschädigungen und Suizid verbunden und daher **nicht akzeptabel**.

Therapeuten haben eine besondere Verantwortung und dürfen sich der kritischen Auseinandersetzung mit Wissenschaft, Justiz und der anerkannten Fachwelt nicht durch **begriffliche Verneblungen** *entziehen.*

Der Bezug zu wissenschaftlich gut untersuchten psychologischen Mechanismen (Gedächtnis), möglichen alternativen psychiatrischen Erkrankungen (Borderline, Depression, Psychosen) und zu den Kategorien des Gesetztes (organisiertes Verbrechen, Entführung, Nötigung, häusliche Gewalt, Vergewaltigung) *ist* **obligatorisch**'.

(Gutachten zur Praxis der Klinik Littenheid im Umgang mit dissoziativer Identitätsstörung und ritueller Gewalt von Prof. W. Strik, 7. September 2022)

Prof. Strik schloss sein Gutachten mit folgenden Worten:

,*... Der Umgang der Traumatherapeuten der Klinik Littenheid mit schweren und schwersten Straftaten ist sehr problematisch.* Die oben erwähnte Zusammenfassung unterschiedlichster Traumatisierungen unter «ritueller Gewalt» ist de facto eine **Verschleierung von Straftatbeständen**, die stattdessen auch im Rahmen einer Therapie so exakt wie möglich definiert werden müssen. Die schrecklichsten Erinnerungen über organisierte Verbrechen wie historische Fakten zu behandeln, ohne die Justiz einzuschalten (Melderecht bzw. Meldepflicht des Therapeuten) erzeugt zudem eine komplizenhafte Mitwisserschaft, die für den therapeutischen Prozess schädlich ist. Da der Wahrheitsgehalt in den meisten Fällen gar nicht geklärt werden kann und deshalb auf eine Anzeige verzichtet wird, muss der Therapeut diesbezüglich eine neutrale Haltung einnehmen, wie das auch in den einschlägigen Richtlinien gefordert wird...'

Gesetzliche Meldepflichten von Psychiatern und Ärzten (Kantonale Regelungen):

Nebst einer **Schweigepflicht von Ärzten**, die bei Widerhandlungen mit einer Freiheitsstrafe bis zu 3 Jahren oder einer Geldbusse geahndet werden kann, gibt es neben eine Meldepflicht auch ein Melderecht:

Gesetzlich geregelte Meldepflicht für z.B.:

- aussergewöhnliche Todesfälle
- übertragbare Krankheiten
- Schwangerschaftsabbruch
- Notwendigkeit einer Vertretungsbeistandschaft an die KESB
- Hundebissverletzungen

Gesetzlich geregelte Melderechte bleiben den Ärzten oder Psychiatern in folgenden Fällen:

- Verbrechen und Vergehen gegen Leib und Leben
- Sexuelle Integrität (Vergewaltigung)
- Strafbare Handlungen an Minderjährige(n)
- Selbst- und Fremdgefährdung
- Gefährdung durch die Verwendung von Waffen

Je nach Art gehen diese Meldungen an die kantonalen Strafverfolgungs- oder an die Kinder- und Erwachsenenschutzbehörden (KESB). Sofern eine Einwilligung des Patienten zur Meldung an eine Strafverfogungs- oder Kinder- und Erwachsenenschutzbehörde vorliegt, bleibt der Psychiater straffrei. Eine Meldung des Psychiaters an eine Staatsanwaltschaft, die ebenfalls unter einem Berufsgeheimnis steht, bildet für den Meldung erstattenden Psychiater oder die Meldung erstattende Psychologin ebenfalls kein verurteilbarer Strafbestand.

Im Gegenteil: eine Meldung an eine dieser staatlichen Institutionen entlastet den Therapeuten vor dem Vorwurf einer Verschleierung eines Straftatbestandes. Schwierig kann es für Traumatherapeuten werden, wenn sie in der Situation stehen, zwischen einer Schweige- und einer Offenbarungspflicht wählen zu müssen. Hier sind meistens diffizile Vertrauens- und Beziehungssituationen gegenüber dem zu behandelnden Patienten im Spiel, die für Traumatherapeuten nicht immer leicht zu regeln sind.

Die gesetzlichen Regelungen der Kantone sollten dem ausgebildeten Traumatherapeuten bekannt sein, so dass der Therapeut bzgl. seiner Schweigepflicht gegenüber dem zu behandelnden Patienten geschützt ist. Dem jeweiligen Kanton obliegt hier eine Informationspflicht.

Zertifizierungsfragen

Durch die Zeitungen war rund 10 Jahre zuvor eine Meldung erschienen, dass die damalige Traumastation der **Clienia Littenheid Waldegg A als erste psychiatrische Station für Psychotraumatologie der Schweiz zertifiziert** worden war. Eine Vertreterin des Traumainstitutes SIPT übergab dem Behandlungsteam damals freudig die **Zertifizierungsurkunde.**

Die Clienia Littenheid war zur Vorreiterin geworden, was das traumatherapeutische Angebot schweizerischer Psychiatrien anbelangte. Mit Sicherheit war man stolz über das früh erworbene Zertifikat im Jahre 2011.

Littenheid.

Das Zentrum für Psychotraumatologie der Clienia Littenheid ist unter der Führung des leitenden Arztes B. F. überregional zu einem Begriff geworden. Mit individuell zugeschnittenen stationären Psychotherapieprogrammen werden nachhaltige Erfolge erzielt. Das Behandlungsangebot richtet sich an Menschen, die traumatisierende Erlebnisse mit sich herumtragen und verzweifelt und seelisch verändert sind. Ein auf Symptome beschränktes Vorgehen werde dieser unter Traumafolgestörungen leidenden Patientengruppe nicht gerecht. «Vielmehr gilt es, den Ursachen auf den Grund zu gehen», betont Dr. F.

(St. Galler Tagblatt. 9.9.2011)

Der ‚Grund der Ursache' lag vermutlich bereits in Satanic Panic und Mind Control.

Es ging damals aber nicht einzig um die Behandlung der Traumafolgestörung der Dissoziation und der DIS Patienten. Man therapierte auch viele andere traumabedingte Störungen, wie etwa die akute Belastungsreaktion (F43.0), die Posttraumatische Belastungsstörung (F43.1) oder neben weiteren auch die Anpassungsstörung (F43.2) mitsamt ihren Unterformen (F43.20 – F43.25), sowie die Somatisierungsstörung (F45.0) mit ihren Untergruppen. Sie bilden klar die Mehrzahl der Patienten, die nicht an der Erinnerungsproblematik der Dissoziation litten.

Bei der DIS spielte diese Erinnerung (als Ursächlichkeit und Hauptsymptomatik) verrückt. **Es gibt darin keine Dissoziation ohne schweres Trauma und kein Trauma ohne Dissoziation.** Die Schwierigkeit lag darin, dass die Patientinnen sich nicht mehr an dieses zentrale Ereignis erinnern konnten, aber Symptome aufwiesen. Das eigentliche Trauma, das schwere Missbrauchsgeschehen war wie weggeblasen oder vergessen. Verdrängen ist etwas Ähnliches wie dissoziieren, psycho-dynamisch aber nicht dasselbe. Wo keine Erinnerungen an traumatisierende Ereignisse sind, darf man die Diagnose der Identitätsstörung nicht stellen.

Das verleitete die Traumaspezialisten dazu, die dissoziierten, also fehlenden Erinnerungen mittels psychotherapeutischen Techniken, wie gewissen suggestiblen Fragestellungen, sich vermeintlich erinnernd wiederzubeschaffen. Denn erst wenn die schrecklichen Erinnerungen an den Missbrauch, die mitunter tage-, wochen-, monate- und jahrelang andauerten oder immer noch praktiziert werden (anhaltender Täterkontakt), den Patientinnen wieder als Erinnerung zur Verfügung standen, waren die DIS-Patienten behandlungsfähig und zu einer krankenkassenanerkannten Traumatherapie in der Lage. Immerhin waren viele Therapien traumafokussiert und auf den Patienten individuell zugeschnitten. Diese Erinnerungen wurden zum Zentrum und Thema der eigentlichen Therapie.

Die Krankenkassen verlangen vor einer Kostenübernahme eine behandlungsbedürftige Diagnose. Eine Diagnose nach ICD oder DSM.

Was Kriegsopfern oder beispielsweise Opfern von Vergewaltigungen noch einigermassen gelingen mag (nämlich sich an das Trauma zu erinnern), oft gegen einen inneren Widerstand oder **weil die Erinnerungen sich immer und immer wieder förmlich ins Gedächtnis drängen,** oder weil die Angst vor einem Wiederleben und einer Re-traumatisierung sie davon abhält, gelingt dasselbe den DIS-Patientinnen nicht. Nicht, weil sie sich nicht an Satan erinnern wollen, sondern weil sie es nicht können. Die Erinnerungen an ihre Traumata sind ‚dissoziiert' also vom Gedächtnis abgespalten, oder sie sind überhaupt nicht vorhanden und waren auch niemals vorhanden. Nicht weil sie sich nicht erinnern können, sondern weil sie mit ihrer angeblichen DIS falsch diagnostiziert wurden. Das ist ein unmöglicher Zirkelschluss.

Ein Zirkelschluss definiert sich als eine Beweisführung, in der das zu Beweisende bereits als Voraussetzung enthalten ist. Man nennt einen solchen Zirkelschluss auch Kreisschluss oder Circulus vitiosus. Ein Beispiel: Kaffee regt an, weil er eine anregende Wirkung hat! Ein solcher Zirkelschluss jedoch ist ein Beweisfehler, bei dem die Voraussetzungen des zu Beweisenden inkludiert enthalten sind.

Eine dissoziative Identitätsstörungen besteht, wenn einst vorhandene Ereignisse, die traumatisiert resp. dissoziiert worden sind (und der Diagnosestellung resp. der Kostenübernahmevoraussetzung durch die Krankenkassen noch fehlen) durch suggestible Traumaarbeit erinnert werden können. Denn erst jetzt lässt sich das Trauma psychotherapeutisch verarbeiten.

Es wird also behauptet, eine Aussage (DIS) durch Deduktion zu beweisen, indem die Aussage (DIS) selbst als Voraussetzung verwendet wird!

Das Fatale daran ist, dass ein solcher Zirkelschluss von einem unvorsichtigen Traumatherapeuten und vom DIS-Patienten selbst verborgen bleibt.

Ein solcher falscher Zirkelschluss jedoch kann bei einer juristischen Bearbeitung (Gerichtsfall) verheerende Auswirkungen auf Angeklagte haben, wie das im Falle der bereits erwähnten Herisauer Familie leider geschehen ist. Da tut einem die anklagende Tochter der Familie leid, die einem solchen perfiden Zirkelschluss zum Opfer gefallen ist und mit Sicherheit unter ‚false memorys' leidet, die unvorsichtige und unqualifizierte Traumaärzte in sie hinein therapiert haben. Woche für Woche und solange wiederholend, bis sich eine angebliche Erinnerung einstellt.

Im erwähnten Zeitungsartikel war als wichtig herausgehoben worden, dass man der **Qualitätssicherung** bei der Behandlung nachgekommen sei. Es seien sowohl vom Deutschen wie vom Schweizer Institut für Traumatologie (DIPT/SIPT) **Zertifizierungskriterien** für stationäre Traumatherapie-Einrichtungen erarbeitet und verabschiedet worden. Diese Kriterien wurden damals von der Traumastation der Clienia erfüllt. Umfasste die Qualitätssicherung auch diese Zirkelschlüsse?

Fünf Jahre später, im Jahre 2016 erfolgte dann eine neuerliche **Re-Zertifizierung der Traumastationen Littenheids**, die von Oberarzt Dr. Matthias K. sowie der damals sich noch in Amt und Würden befindenden Chefärztin S. B. und der stellvertretenden Chefärztin E. M. entgegen genommen wurde.

Allerdings monierte der **Untersuchungsbericht Lexperience** (27.10.2022) in Punkt 10.1 über die SIPT-Zertifizierung / Qualitätsstandards nun ein etwas anderes Bild:

> Die Aussagen einiger Hinweisgeberinnen liessen Zweifel an dieser Darstellung aufkommen. So wurde von einigen Hinweisgeberinnen bemängelt, dass es sich bei der Zusammenarbeit der Klinik mit SIPT um ein in sich geschlossenes System handle, wo gleichzeitig Ausbildung, Supervision und Zertifizierung erfolgen würden. Ausserdem sind gemäss SIPT-Homepage die beiden Traumatherapie-Stationen die einzigen SIPT-zertifizierten Kliniken. Laut Prof. Schnyder war die SIPT-Zertifizierung einer der zentralen Kritikpunkte des Gutachtens Sack/Schnyder. Wenn Ausbildung, Supervision und Zertifizierung durch die gleiche Institution erfolgen, dann liege ein Zirkelschluss vor. Die Zertifizierung sei damit faktisch «wertlos».

Sich vom selben Institut ausbilden, qualifizieren, supervidieren und zertifizieren zu lassen, mutet schon sehr seltsam an. Immerhin kann man ihr Vetternwirtschaft oder moderner gesagt, Nepotismus oder auch Begünstigung oder Bevorzugung oder Klüngelei vorwerfen.

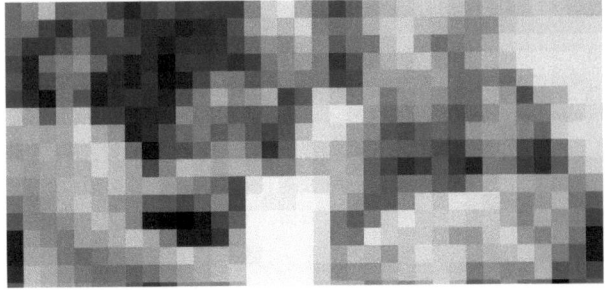

Übergabe des Zertifikates (Bild: St. Galler Tagblatt, 9.09.2011)

Man kann sich darüber streiten, ob solche in sich geschlossenen Systeme wirklich fatal sich auswirkende **Zirkelschlüsse** sind, nur **weil die Ausbildung, die Supervision und die Zertifizierung durch die jeweils gleiche Institution** erfolgte. Um diesem Vorwurf jedoch entgegen zu treten, sollte die Zertifizierung der Traumastationen in Littenheid allenfalls nochmals überprüft, korrigiert und an eine **externe** und **ausbildungsunabhängige Prüforganisation** überantwortet werden.

Die Nachfolgerin des vorgängigen ärztlichen und langjährigen Direktors, Dr. med. M. B., einem sehr renommierten und fähigen Chefarzt, wurde im Jahre 2012 Dr. med. S. B., die 2019, nach sieben Jahren, von ihrem Amt wieder zurücktrat. Beides waren und sind ausgewiesene Fachärzte für Psychiatrie und Psychotherapie und dienten der Klinik lange Jahre ehrenvoll. Inwieweit wussten diese beiden Ärztinnen über die Satanic-Panic-Situation Bescheid? Diese Frage hat Dynamit in sich.

Die einstige ärztliche Direktorin Prof. S. B. begleitete die Traumastationen in Littenheid somit ab 2012 bis 2019. Weiterbildungsveranstaltungen während dieser Zeit in den Räumen der Klinik wie auch externe Angebote, die von Fachpersonen der Klinik besucht wurden (Verweis auf den Verein Cara, Michaela Huber etc.) aber auch die Re-Zertifizierung fielen in ihre Verantwortungs-Ägide. Um ihre Person blieb es allerdings verdächtig ruhig, als die Aufdeckung dieser Verschwörungsfabel wie eine Bombe in die Psychiatrielandschaft fiel. Hatte diese Chefärztin damit wirklich nichts am Hut? Möglicherweise schon?

Bezüglich der damals verantwortlichen Chefetage bleibt nämlich die heikle Frage, wie es geschehen konnte, dass die Entwicklung der Traumastationen sich so verheerend in Richtung eines Verschwörungsnarratives bewegen konnte. Hatte die damalige ärztliche Direktion, die für die gesamte Zeitspanne ihrer Anstellung Verantwortung trägt ist, diese Tatsache einfach ignoriert oder wurde ihr gegenüber die Verschwörungsaffinität dieser Traumastation verschwiegen? Kündigte sie den Job exakt aus solchen Gründen?

Die Clienia Littenheid täte gut daran, sich nicht nur mit den Entlassungen der interimistischen Chefärztin E. M. und des Oberarztes Matthias K. allein zufrieden zu geben, sondern auch zu untersuchen, weshalb es in ihrer Chefetage damals zu einer solchen Situation hatte kommen können. Die Weichen dazu wurden sicherlich früh gestellt. Wenn in einem Gerichtsfall (Satanic Panic Missbrauch) eine Chefärztin hinter der Diagnose zu stehen scheint, wird es auch für Gerichte schwierig, dagegen zu opponieren und eine solche Diagnose infrage zu stellen. Welches Gericht hätte reale Chancen eine medizinisch-psychiatrische Professur zu ignorieren? Psychiater sind die Experten für Gutachten und beeinflussen Urteile entscheidend.

Der die Therapiestationen aufbauende Oberarzt Bernd F. verliess die Klinik im Juli 2014 und musste ebenfalls noch einige Zeit mit dieser neu, ab 2012 amtierenden

Chefärztin zusammengearbeitet haben. Ersetzt wurde Bernd F. dann bereits im April 2013 durch Oberarzt (Matthias K.), der ebenfalls mit derselben Chefärztin kooperiert hatte. Was war da los im Getriebe dieser ärztlichen Direktion?

War die Kaderdotierung allenfalls zu schmal ausgestattet? Gab es zu wenig leitende Ärzte innerhalb der Clienia Littenheid, die das Aufkommen einer Verschwörungstheorie hätten verhindern können? Waren die Verantwortlichkeiten und Aufgaben unvorteilhaft verteilt? Hatte die Abteilung Traumatherapie eine zu grosse Bedeutung innerhalb des Psychiatriebetriebes? Oder war damals die Kaderhierarchie zu flach? Gab es Arbeitsüberlastungen in chefärztlichen Teilbereichen? Waren die Weisungen zu freiheitsbeschränkenden Massnahmen (FbM) damals noch unklar formuliert, so dass es zu Fixierungen aufgrund von Schutzbedürfnissen kommen konnte (Schutzaufenthalte)?

Im Nachhinein bleiben viele Fragen offen. Dürfen solche Fragen überhaupt gestellt werden? Dissoziiert hier eine ganze Psychiatrie?

Insgesamt entwarf der Untersuchungsbericht des Kantons kein gutes Bild zur Qualität der Arbeit auf den Traumastationen. Es galt, die Leichen aus dem Keller zu holen und zu beerdigen. Da kam einiges an Arbeit auf die Klinik zu. Es bleibt zu hoffen, dass sie ihre Hausaufgaben gut lösen wird und auch die Eierschalen aus dem Nest der Traumastationen entfernen konnte. Nötig wird es sicher gewesen sein.

Ein Neuanfang stand zu Gebot.

Empfehlungen des Untersuchungsberichtes   (Lexperience vom 27.10.2022)

- Die Patientendossiers der Traumatherapie-Stationen sind daraufhin zu prüfen, ob die Verschwörungserzählung ‚rituelle Gewalt/Mind Control' Eingang in die Patientenakten gefunden hat. Die Patientendossiers von ambulanten Patientinnen, die von Mitarbeitenden der Traumatherapie-Stationen behandelt wurden/werden, sind ebenfalls einer solchen Prüfung zu unterziehen. Nach erfolgter Analyse hat eine Aufarbeitung mit regelmässiger Berichterstattung an das Amt für Gesundheit zu erfolgen.

- Die Diagnose DIS ist von zwei diagnostisch gut ausgebildeten Mitarbeitenden einschliesslich Differenzialdiagnose und unter Einzug der vor Eintritt gestellten Diagnose zu erstellen.

- Bei den Schulungen zu DIS ist darauf zu achten, dass die Grundlagen wissenschaftlich fundiert sind und den aktuellen Stand des Wissens abbilden.

- Die Abhängigkeit von SIPT ist zu durchbrechen. Es ist innert angemessener Frist ein Konzept zu erarbeiten und umzusetzen, wonach Ausbildung, Supervision und Zertifizierung vollständig getrennt sind. Dem Amt für Gesundheit ist diesbezüglich regelmässig Bericht zu erstatten.

- Ein- und Austrittsberichte sowie Krankengeschichten müssen die Wahrnehmungen der Patientinnen im Konjunktiv festhalten.

- Die Doppelfunktion der Chefärztin ist zu überprüfen, insbesondere mit Bezug auf die Ausübung ihrer Verantwortung und Aufsicht für das Zentrum für Psychotherapie und Psychosomatik.

- Die Einrichtung einer Ombudsstelle für Beschwerden von Patientinnen und Patienten sowie Angehörigen ist zu prüfen.

- Die Einrichtung einer unabhängigen Meldestelle für Hinweisgeberinnen und Hinweisgeber ist zu prüfen.

- Es ist zu prüfen, ob Ärzte mit abgeschlossenem Facharzttitel eine Berufsausübungsbewilligung in eigener fachlicher Verantwortung beantragen sollten.

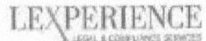

11 EMPFEHLUNGEN

Aufgrund der Untersuchung wird Folgendes empfohlen:

Empfehlung — Die Patientendossiers der Traumatherapie-Stationen sind daraufhin zu prüfen, ob die Verschwörungserzählung «rituelle Gewalt/Mind Control» Eingang in die Patientenakten gefunden hat. Die Patientendossiers von ambulanten Patientinnen, die von Mitarbeitenden der Traumatherapie-Stationen behandelt wurden/werden, sind ebenfalls einer solchen Prüfung zu unterziehen. Nach erfolgter Analyse hat eine Aufarbeitung mit regelmässiger Berichterstattung an das Amt für Gesundheit zu erfolgen.

Empfehlung — Die Diagnose DIS ist von zwei diagnostisch gut ausgebildeten Mitarbeitenden einschliesslich Differenzialdiagnose und unter Einbezug der vor Eintritt gestellten Diagnosen zu erstellen.

Empfehlung — Bei den Schulungen zu DIS ist darauf zu achten, dass die Grundlagen wissenschaftlich fundiert sind und den aktuellen Stand des Wissens abbilden.

Empfehlung — Die Abhängigkeit vom SIPT ist zu durchbrechen. Es ist innert angemessener Frist ein Konzept zu erarbeiten und umzusetzen, wonach Ausbildung, Supervision und Zertifizierung vollständig getrennt sind. Dem Amt für Gesundheit ist diesbezüglich regelmässig Bericht zu erstatten.

Empfehlung — Ein- und Austrittsberichte sowie Krankengeschichten müssen die Wahrnehmungen der Patienten im Konjunktiv festhalten.

Empfehlung — Die Doppelfunktion der Chefärztin ist zu überprüfen, insbesondere mit Bezug auf die Ausübung ihrer Verantwortung und Aufsicht für das Zentrum für Psychotherapie und Psychosomatik.

Empfehlung — Die Einrichtung einer Ombudsstelle für Beschwerden von Patientinnen und Patienten sowie Angehörigen ist zu prüfen.

Empfehlung — Die Einrichtung einer unabhängigen Meldestelle für Hinweisgeberinnen und Hinweisgeber ist zu prüfen.

Empfehlung — Es ist zu prüfen, ob Ärzte mit abgeschlossenem Facharzttitel eine Berufsausübungsbewilligung in eigener fachlicher Verantwortung beantragen sollten.

46

Psychiatriezentrum Münsingen, Bern (PZM)

Satanic Panic und die Querelen um die Kirschblütengemeinschaft

Abschliessend wird noch ein weiterer Bericht gewürdigt, der im Zusammenhang mit Vorwürfen gegen diese Verschwörungsnarrativ des Satanic Panic und Mind Control, aber auch gegen eine sektenähnliche Organisation steht. Es handelt sich um den **Bericht zum Psychiatriezentrum Münsingen AG** (vom 14. Okt. 2022), resp. den sich in ihren Mauern abspielenden Geschehnissen. Erstellt wurde er im Auftrag der Gesundheits-, Sozial- und Integrationsdirektion des Kantons Bern.

Auch die Berner Psychiatrie Münsingen stand zu diesen Zeiten innerhalb starker Turbulenzen, allerdings nicht allein wegen der ominösen Machenschaften innerhalb ihrer Traumastation, sondern auch wegen des darin herrschenden schrecklichen therapeutischen Umfeldes, welches einer etwas eigenartigen Gruppierung, der ‚**Kirschblütengemeinschaft**' ausgesetzt war.

Im Psychiatriezentrum Münsingen sollen systematisch Zwangsmassnahmen angeordnet worden sein. Nicht etwa aufgrund schwieriger Patientinnen und Patienten, sondern aufgrund der seit Monaten in den Gebäuden herrschenden Querelen des Psychiatriepersonals, die zu einer grossen Personalfluktuation und einer Ausdünnung des Personalbestandes geführt hatte.

Diese Zwangsmassnahmen, die immer eine Freiheitsberaubung der betroffenen Patientin oder des Patienten darstellen, resp. die Isolierungen und Fixierungen, waren teilweise zu rasch angewendet und im Fortgang dann auch zu lange aufrecht erhalten worden.

Es geschahen in den Mauern **Behandlungen ohne Zustimmung** und einiges wurde nicht formell richtig verfügt und im rechtlichen Sinne angewandt. Somit waren die Fixierungen oder andere Zwangsmassnahmen nicht ordnungsgemäss einem anfecht- und anklagbaren Rechtsmittel unterstellt gewesen.

Zwangsmassnahmen, resp. Freiheitseinschränkungen von Menschen sind heikle Themen. Aufgrund persönlicher aber auch institutionell-struktureller Führungsmängel und auch wegen einer systematischen Personalunterdeckung wurde die Handhabung von freiheitsberaubenden Massnahmen (FbM) auf den Stationen, also vor Ort, nicht genügend begleitet, resp. instruiert, überwacht und auch reflektiert.

Es soll vorgekommen sein, dass das ausführende Pflegepersonal die Anordnungen der Fachärzte nicht voll oder gar nicht ausgeführt hatte. Sie hatten sich geweigert, die ärztlichen Anordnungen auszuführen. Ein Grund von vielen anderen könnte gewesen sein, dass der Klinik im Umgang mit der Diagnose der DIS und dem Thema Viktimisierung durch rituelle Gewalt/anhaltenden Täterkontakt in der entsprechenden Klinik für Depression und Angst (KDA) die notwendige Professionalität gefehlt hatte. Dies konnte genauso auf der Ebene der Ärzteschaft, wie auch auf der des Pflegepersonals gewesen sein.

Zwei Abteilungen des Psychiatriezentrums Münsingens (PZM) waren gemäss Recherchen über einige Jahre, was die Behandlungsaufträge anbelangte, zeitweise sowohl fachlich wie auch personell überfordert. Zudem, so die Ausführungen im Untersuchungsbericht, seien diese beiden Abteilungen von pflegerischen wie auch ärztlichen Vorgesetzten im Stich gelassen worden.

Kam hinzu, dass die externen Mechanismen zur Kontrolle der freiheitsbeschränkenden Massnahmen (FbM) nicht optimal funktioniert hatten. Gemeint war damit die Funktion des externen **Kontrollorgans des Kindes- und Erwachsenengerichts (KESG) des Kantons Berns.** So war es nicht immer wie vorgegeben möglich, die Funktion der KESG als externes Korrektiv wahrzunehmen.

So der Untersuchungsbericht und dessen wichtigsten Feststellungen.

Der Kanton Bern reagierte nach langem Zusehen und Abwarten endlich auf die unschönen Umstände innerhalb der Klinik und beauftragte einen ausserkantonalen ärztlichen Direktor (Psychiatrie St. Gallen Nord) mit der Untersuchung.

Ziel der Untersuchung u. a. war es zu prüfen, ob der in den Medien gemachte Vorhalt, wonach es im Psychiatriezentrum Münsingen aus Gründen von Personalmangel zu einem Anstieg an freiheitsbeschränkenden Massnahmen, also zu brutalen Isolationen, Fixierungen und Freiheitseinschränkungen von Menschen gekommen sein soll, stimmte oder nicht. Dabei ging es auch um die Frage, ob die Anstellung von Personen aus dem Umfeld der ,Sekte' resp. der Gemeinschaft der Kirschblüten hierbei eine gewisse Rolle gespielt hatte.

Zuerst könnte man meinen, das Ganze habe im Grunde nichts mit Satanic Panic sowie Mind Control zu tun, nur z. B. mit der Frage, ob Patientinnen auf Grund von Personalmangel präventiv ans Bett gefesselt worden waren. Aber wenn weibliche Missbrauchsopfer, die angeblich in einer Abhängigkeit zu Satanic Panic an gewissen Tagen vorsorglich an ihr Bett gefesselt worden waren, um einem Missbrauch an höheren satanischen Feiertagen zu entkommen, dann tangieren diese Fragestellungen Satanic Panic und Mind Control.

Wieder war es das Schweizer Fernsehen SRF, welches in einem NEWS-Beitrag folgender Frage nachging: ,**Psychiatriezentrum Münsingen – Werden in Münsingen systematisch Zwangsmassnahmen angewendet?**' Hier war das Schweizer Fernsehen wieder einmal Vorreiter mit ihrer exzellenten Berichterstattung und wie im Falle des Formats REC.Doc. (Lehmann/Stämpfli) erhielten die NEWS-Inhalte eine grosse Aktualität und scheuchte einige Beteiligte, insbesondere zuständige Politiker und die Führungskader gewisser Psychiatrien aus ihrer Schlafversunkenheit.

Es ist anscheinend auch in einem freien Staat wie der Schweiz notwendig, dass es darin eine unabhängige mediale Berichterstattung gibt. Auch das **Schweizer Medium mit Fokus auf Recht und Gerechtigkeit**, der Beobachter, nahm als Riesendampfer der medialen Landschaft Fahrt auf und berichtete über die Zustände im PZM, jedoch hier bezüglich des Themas der Anstellung von Kaderleuten aus der umstrittenen Solothurner Kirschblütengemeinschaft im Psychiatriezentrum Münsingen.

Der **Beobachter** betrachtete die Kirschblütler als kontroverse Arbeits-, Lebens- und Therapiegemeinschaft. Diese hat ihren Hauptsitz im solothurnischen Dorf Lüsslingen-Nennikofen. Sie hat rund 120 Mitglieder, davon sind etwa 90 Kinder.

Gemäss Recherchen aus dem Internet leben einige, wenn nicht viele Angehörige der Kirschblütengemeinschaft angeblich **polyamor**, in der Beziehungs- und Familiengrenzen wie aufgelöst oder nicht sehr wichtig scheinen. Es gibt Institutionen wie etwa die Infosekta, die die Kirschblütengemeinschaft in die Nähe der Sektenhaftigkeit stellt. Ob die jedoch alle Determinanten aufweist, die eine Sekt ausmacht, bleibt dahingestellt. Vermutlich nicht. Daher nur der Ausdruck ‚sektenhaft'.

Und ob darin auch Inzest betrieben werde, ist unklar. Ebenso unklar ist, ob Mitglieder der Gemeinschaft ohne Ressentiments aus der Lebensgemeinschaft problemlos austreten können, falls solche die Ideologien der Gemeinschaft nicht mehr mittragen wollen oder können. Ebenso unklar ist, ob und wie diese Gruppe mit speziellen Therapieformen, wie etwa der **Psycholyse** arbeitet, bei der auch Drogen wie LSD und MDMA (Midomafetamin, synthetisches Ecstasy) oder Psilocybin (Drogenpilz, erzeugt Euphorie, Leichtigkeit, Freude und Lachen) zur Anwendung kommen. Diese Therapieart, die Psycholyse, so das Internet, soll in Deutschland bereits Todesopfer gefordert haben.

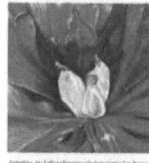

ECHTE PSYCHOTHERAPIE

EIN LEHRBUCH

Die Kirschblütengemeinschaft wird als gefährliche Bewegung bezeichnet. Manche sehen in ihr eine esoterische Gemeinschaft.

Die Psycholyse oder psycholytische Therapie wird auch als ‚Pseudotherapie' bezeichnet. Sie selbst gibt sich den Namen ‚**Echte Psychotherapie**'. Die zentrale Aufforderung der Echten Psychotherapie ist: Sei mit dem, was wirklich ist!

Lehrbuch Psychotherapie, Basic Editions 2013

Auf ihrer Homepage steht: ‚ *Verbundenheit unter den Kirschblüten ist darüber hinaus aber insbesondere eine innere. Viele hat ihr Interesse an <u>Selbsterkenntnis</u> in die Kirschblüten-Gemeinschaft geführt. Hier wird gemeinsam geforscht und Auseinandersetzung geführt über die <u>spirituellen</u> und <u>tantrischen</u> Dimensionen unseres Daseins mit den grossen Fragen um Liebe, Beziehung, befreite Sexualität, Zusammenleben, Erziehung, wahres Mensch-Sein, Glücksfähigkeit, Freiheit, Erleuchtung,…* '*

Diese hier etwas abstrus sich darstellende Lebens- und Beziehungsgemeinschaft, die sich stark in therapeutische Belange hinein vorwagt, trieb ihr Wesen also auch im Psychiatriezentrum Münsingen, nachdem drei Therapeutinnen dort eingestellt worden waren, die sich bis in höhere Führungsetagen verbandelt hatten. Es ging um drei weibliche Therapeutinnen, die in den PZM angestellt waren.

Der Beobachter schrieb in einem Artikel: ‚*2020 holte der Münsinger Chefarzt Thomas R. mit der Psychologin R. N.* eine weitere Kirschblütenvertreterin als Assistenzpsychologin für das Kriseninterventionszentrum des Psychiatriezentrums Münsingen (PZM) an Bord.*

N. ist die Tochter von Samuel Widmer und heute einer der führenden Köpfe der esoterischen Gemeinschaft. Sie schreibt Bücher, die unter dem Label der Gruppierung vertrieben werden, und tritt in einschlägigen Videos auf, etwa zum Thema «Jugend und Tantra».'
(https://www.beobachter.ch/magazin/gesellschaft/verbandelt-mit-den-kirschblutlern-361031)

Der einstige, inzwischen geschasste Chefarzt der PZM gab freimütig zu, mit einer weiblichen Person aus der Kirschblütengemeinschaft freundschaftlich verbandelt zu sein. Inwieweit er sein Arbeitsleben mit seinem Privatleben trennen konnte, bleibt dahingestellt. Immerhin ist es nie ganz einfach, sich gedanklich aufzu-trennen in privat und öffentlich. Unser Denken und Fühlen können wir im Alltag jedenfalls nicht so einfach aufteilen in Privates und Öffentlich-Rechtliches. Das gilt allgemein als schwierig.

In einem PZM-internen Schreiben an die Belegschaft jedenfalls ist von einer priva-ten Beziehung des ärztlichen Direktors zu einer Person aus der Kirschblüten-Gemeinschaft die Rede. Dies mag im Personal, resp. in Teilen des Personals, ev. auch auf Kaderebene zu Unruhen geführt haben.

Der Ärztliche Direktor Thomas R. jedenfalls stolperte nur indirekt über seine pri-vate Verbandelung mit einem weiblichen Mitglied der Kirschblütengemeinschaft. Immerhin war das seine Privatsache, wobei man sich die Frage erlauben darf, ob eine durch enge Freundschaft verbundene Zugehörigkeit zu einer Gemeinschaft wie jener der Kirschblütler wirklich noch Privatsache bleibt, wenn man diese be-freundete Person in die Führungsetage der Klinik befördert?

Ist die Zugehörigkeit zu einer sektenhaften Gemeinschaft oder einer politischen Extraposition wirklich noch Privatsache? Wichtig für seinen Abgang aus der PZM waren daher, nebst seiner engen ideologischen Nähe zur KGB, eher Probleme auf der Führungsebene, die ihm als Direktor mit Sicherheit daraus erwuchsen, wobei ihm viel Misstrauen entgegen schwappte, was die Wahrnehmung und Kompetenz seiner Führungsfähigkeiten in diesem Zusammenhang anbelangte, insbesondere im Zusammenhang mit seiner Nähe zu den Doktrinen, Grundsätzen und Lehrmeinungen der Kirschblütengemeinschaft. Da mag man sich sprachlich oder schriftlich noch so deutlich von deren Ideen distanzieren. Es ist schwierig.

Der das Gutachten resp. die Untersuchung für die Clienia Littenheid erstellende Experte Dr. Erich Seifritz, Präsident der Dachvereinigung der schweizerischen Psychiatriekliniken Swiss Mental Healthcare (SMHC), war der Meinung: *‚Allein eine ideologische Nähe zum Gedankengut der Kirschblütengemeinschaft läuft dem Auftrag einer qualitätsvollen und effektiven sowie ethisch-moralisch höchststehenden Versorgung und damit den Grundprinzipien der SMHC klar zuwider.'* (gleicher Artikel wie oben angegeben.)

Eine zweite Therapeutin, ebenfalls im PZM angestellt, hiess A. L. und arbeitete als Drogentherapeutin. Ihre Ausbildung erhielt sie einst in der Kirschblütengemeinschaft in Solothurn. Die dritte Angestellte der KBG im Psychiatriezentrum Münsingen hiess D. P.

Im Untersuchungsbericht, verfasst von Dr. Thomas Maier, Psychiater und Chefarzt, Psychiatrie St. Gallen Nord, ging es auch um die Frage der Suizidprävention. Hatte man alle Vorkehrungen und Gesetzmässigkeiten gebührend berücksichtigt, um Suizide von Patientinnen und Patienten innerhalb der Klinik zu verhindern? Im Weiteren ging es auch um Abklärungen im Zusammenhang mit der Delegierung von ärztlichen Aufgaben an Psychologinnen.

Es ging bei der Untersuchung somit um einen recht breiten Fragen- und Problemkreis. Wichtig schien die Frage, ob die PZM ihre Massnahmen zur Suizidprävention in allen ihren Kliniken resp. Abteilungen in Form von Weisungen, Guidelines (Handbüchern, Qualitätsgrundlagen), Personalschulungen, Unterbringung suizidaler Patientinnen hinreichend implementiert hatte. Es standen eindeutig Menschenrechte auf dem Spiel.

(**Guidelines:** Medizinische Guidelines sind evidenzbasierte Aussagen und Empfehlungen in Bezug auf einen definierten diagnostisch-therapeutischen Bereich, welche zur Optimierung der Patientenbehandlung beitragen sollen. Mit Hilfe von Guidelines können Ärztinnen und Ärzte ihr Fachwissen und ihr Vorgehen zeitsparend auf dem aktuellen Stand der Wissenschaft halten. Guidelines müssen zeitlich laufend den neuesten Entwicklungen und Meinungen angepasst werden.)

Kaderärzte treffen täglich etliche wichtige Entscheidungen, z. B. über die Isolierung und Fixierung von Patientinnen und Patienten, die sich selbst oder anderen Mitpatientinnen ein Leid antun wollen. Sie tragen somit eine grosse Verantwortung gegenüber den Freiheitsansprüchen und Sicherheit ihrer Patienten. Dabei helfen diesen Ärzten evidenzbasierte Entscheidungen im Interesse einer best-möglichen Behandlung, die in Guidelines klar formuliert werden müssen.

Man kann diese Guidelines auch als **Standards** bezeichnen, z. B. Standards zur **Anwendung von Fixierungssystemen**. Diese Standards geben Auskunft zu:

- Grundsätzen
- Zielen
- Vorbereitungen
- Material
- Organisation
- Durchführung
- Gestaltung der Umwelt
- Pflege und Betreuung von Patientinnen inkl. Senioren
- Komplikationen resp. deren Vermeidung
- Nachbereitung und Nachbesprechung
- Dokumentation
- Verantwortlichkeiten
- U. m.

Die Qualität einer psychiatrischen Einrichtung wird gemäss ANQ (Nationaler Verein für die Qualitätsentwicklung in Spitälern und Kliniken) gemessen. Sie umfassen insbesondere die Art und Häufigkeit von freiheitsbeschränkenden Massnahmen. Gemäss Dr. Thomas Maier besteht die Qualität einer Psychiatrieeinrichtung in besonderem Masse auch in der Anzahl freiheitsbeschränkender Massnahmen, sie wird als wichtiger Indikator für die Qualität einer Psychiatrie angesehen.

Es kam die Frage auf, ob nebst offiziellen Dokumentationen auch sog. ‚Schatten-Krankenakten' angelegt worden waren. Speziell wurde die Vermutung geäussert, dass solche Schatten-KGs bei einzelnen Patientinnen mit einer DIS, resp. Trauma-folgestörungen auf Weisung gewisser Ärzte angelegt worden seien und sich somit ausserhalb des offiziellen Klinikinformationssystems befanden. Allerdings tauchten keine derartigen Krankenverläufe auf.

Auch die Zusammenarbeit mit den zuständigen KESG sei gut verlaufen. Durch das KESG seien keine Massnahmen des PZM als unrechtmässig bewertet worden. Allerdings tauchten gemäss Dr. Thomas Maier Fälle auf, die immerhin zu gewissen Fragen Anlass gegeben hatten.

Es gab ein Gerücht, dass die Kantonspolizei Bern vermehrt, sprich häufiger gebeten worden war, bei der Fixierung von unruhigen und aggressiven Patientinnen mitzuhelfen. Dies könnte aus der mangelhaften Personaldeckung (Fachpersonal-mangel) des PZM heraus erklärt werden oder wegen schlechter Ausbildung des Personals geschehen sein. Ein weiterer Aspekt für den Einsatz männlicher und weiblicher Polizeibeamten war eindeutig die zunehmende Feminisierung des Fachpersonals der Klinik, gepaart mit eklatanten Weiterbildungslücken im Aggressionsmanagement (DeeskalationsMassnahmen).

Interessant hierzu sind Zahlen, die im Untersuchungsbericht über die PZM aufgeführt worden waren. So war die Anzahl von Einsätzen der Kantonspolizei zwar insgesamt wieder rückläufig, betrugen jedoch für die Jahre:

- 2019 rund 250 Einsätze
- 2020 ebenfalls 250 Einsätze
- 2021 noch immer 115 Einsätze

Betrachtet man jedoch diese hohe Einsatzfrequenz der Polizei bei den Fixierungen etc. in diesen Jahren, erscheint diese erstaunlich hoch und zeigt ein krankhaftes System mit Mängeln innerhalb der PZM an.

Jedenfalls teilte die Polizeileitung der PZM-Klinik im Jahre 2020 mit, dass die Leistungen der Kantonspolizei nicht im gleichen Rahmen weitergeführt werden könnten. Offenbar fiel es den Polizeiorganen auf, wie oft sie in der PZM zu einem schwierigen Einsatz aufgeboten worden waren.

Diese fortbestehende Zurückhaltung des Polizeieinsatzes bei schwierigen Fixierungen unruhiger Patientinnen wird das in der Psychiatrie dazu zuständige Fachpersonal in eine weitere Unruhe und in erhebliche Unzufriedenheit gestürzt haben, was auch zur mangelhaften Situation beim Personal mit beigetragen haben könnte, insbesondere, was die innere Bereitschaft anbelangte, Personen gegen ihren Willen in ihren Betten zu fixieren, ohne dass wirkliche Gründe dazu vorlagen. Man kann sich das Zerwürfnis zwischen Kaderärzten und dem Pflegepersonal sehr gut vorstellen.

Bei der Durchsicht des Ärztehandbuches des PZM kamen zwar Unklarheiten und auch rechtlich falsche Prozeduren zum Ausdruck. So war darin nicht klar beschrieben, dass ‚**Massnahmen zur Einschränkung der Bewegungsfreiheit**‘ und ‚**Behandlung ohne Zustimmung**‘ zwei verschiedene rechtliche Prozeduren waren, die je ein abgetrenntes Rechtsmittel nach sich zogen und in der Anwendung klar unterschieden werden müssten.

Ebenfalls fehlte im Ärztehandbuch der Hinweis auf den Artikel 435 des schweizerischen Zivilgesetzbuches (Notfallartikel): ‚Gemäss Art. 435 Absatz 1 ZGB **dürfen in Notfällen die zum Schutz der betroffenen Person oder dritter unerlässlichen medizinischen Massnahmen sofort ergriffen werden**. Als medizinischen Notfall werden akute, lebensbedrohliche Zustände bezeichnet. Absatz 2 ZGB: ‚Ist der Einrichtung bekannt, wie die Person behandelt werden will, so wird deren Wille berücksichtigt.‘

Dieser Artikel bildet die Rechtsgrundlage für eine Medikation ohne Zustimmung.

Auch was Artikel 433 des ZGB anbelangte, lagen hier Unklarheiten vor. Der **Behandlungsplan** sollte mit dem Patienten besprochen und im Einklang mit seinem Willen sein und nicht vorwiegend der Information an die Zuweiser dienen.

In praktisch allen Psychiatrien kommt es leider immer wieder einmal zu Suiziden, die leider nicht verhindert werden können. So auch im PZM. Meist werden in diesem Zusammenhang physische Einschränkungen der Bewegungsfreiheit zur Verhinderung des Suizid vorgenommen, manchmal mit Erfolg. Doch nach einer Lockerung dieser freiheitsbeschränkenden Massnahmen kommt es dann in der Folge zu suizidalen Akten.

Es werden solche suizidalen Akte gewesen sein und die sie oft vorgängig begleitenden freiheitsbeschränkenden Massnahmen, die zu einer vermehrten Beobachtung durch Patienten- und Angehörigenorganisationen geführt hatten. Dies war im Grunde genommen gut so, denn den Psychiatrien resp. der PZM wurde endlich etwas genauer auf die Finger geschaut. Die Sensibilität der Öffentlichkeit zu diesem Thema hat sich glücklicherweise erhöht. Die Kliniken sind diesbezüglich gefordert und müssen ihre Qualitätssicherungs-Massnahmen diesbezüglich laufend verbessern. Das Personal benötigt eine gute Schulung.

Alsbald kam Dr. Thomas Maier auf die Klinik für Depression und Angst (KDA) zu sprechen, die in zwei Abteilungen aufgegliedert worden war und zum Psychiatrie-Zentrum Münsingen gehörten. In diesen Abteilungen entwickelt sich ab 2018 bei vielen Mitarbeitenden eine, wie es im Untersuchungsbericht hiess, tiefgreifende, allgemeine Verunsicherungen und Unzufriedenheit, die zunehmend auf den ganzen Standort ausstrahlen.

Die negativen Medienberichte im Frühling 2022 empfanden viele, wiederum gemäss Untersuchungsbericht, lediglich als das öffentliche Platzen einer Eiterbeule. Die Medien berichteten Thomas Maier, dass sie bei ihren Recherchen mit geringem Aufwand in kurzer Zeit auf eine grosse Anzahl wütender und frustrierten ehemaliger Mitarbeitenden sowie auch auf Patienten gestossen sei. Dabei entstand der allgemeine Eindruck, dass sich beim Thema der (übermässigen) freiheitsbeschränkenden Massnahmen auch quantitativ um ein bedeutendes Probleme im PZM handle. Nicht nur um Einzelfälle. (Untersuchungsbericht S. 18)

Gewisse Mitarbeiter, auch ehemalige, hatten die Problematik aber längst erkannt und sich an die Klinikleitung gewandt. Doch die Klinikführung war weder willig noch fähig, diese angeprangerten Unzulänglichkeiten irgendwie anzugehen. Das führte im Personal zu Frustration, Ausweglosigkeit und zu inneren Kündigungen. Etliche Fachmitarbeiter der Klinik reichten ihre Kündigung ein, die Qualität der Arbeit im Haus verschlechterte sich insgesamt und auch der Ruf der PZM auf dem Arbeitsmarkt erreicht einen Tiefstand.

Ein schwerwiegender Vertrauensverlust zwischen Pflegepersonal und Führungskader und Chefetage lähmte bald jedes gute und humane Arbeiten mit den Patientinnen und Patienten. Die Anstellung von Mitgliedern der Kirschblütengemeinschaft stellte in dieser entstandenen Misstrauenskultur zu ein weiterer Mosaikstein dar.

Irgendwann grassierte das Misstrauen überall, sowohl auf der horizontalen Ebene (Zusammenarbeit zwischen den einzelnen Abteilungen, zwischen den verschiedenen Berufsgruppen, aber auch zwischen den verschiedenen Kadermitarbeitenden), als auch auf der vertikalen Ebene (also der Basis und dem mittleren und höheren Kader). Selbst zwischen dem mittleren und dem höheren Kader zog ein seltsames Misstrauen in den Alltag und lähmte jede Innovation usw.

Der Vertrauensverlust zwischen den beschriebenen Parteien bezog sich auf einen Zeitraum von rund 5 Jahren, ohne dass seitens des Chefarztes interveniert worden ist. Dies kann man als Führungsversagen betrachten. Auch wenn einiges unternommen wurde, ohne etwas Positives gebracht zu haben, darf man dies als eine Art von Versagen betrachten.

Ausgelöst wurde das Misstrauen auch, weil auf der Ebene der Geschäftsleitung zwei Ärztinnen dieser Kirschblütengemeinschaft eine Anstellung fanden, was vielen Mitarbeitenden seltsam vorkam. Die Anstellungen jedenfalls wirkten sich auf die bisherige Zusammenarbeit aus und wurde vom Chefarzt der KDA, der Klinik für Depression und Angst zu wenig klar erkannt resp. deren Erkennung einfach verweigert.

Die PZM-Leitung wurde zwar orientiert und auf die Problematik aufmerksam gemacht, aber man akzeptierte diese Anstellungen im Rahmen eines sogenannten ,Risikoentscheides'. Man hatte zwar flankierende Massnahmen ergriffen nach der Anstellung zweier Kirschblütenärztinnen. Man drückte klare Mahnungen aus und formulierte sog. ,Abstinenzregeln' für die beiden Ärztinnen aus der Schmiede der Kirschblütler.

Bis heute, dass muss man erwähnen, liegt keine schlechte Arbeit durch die Kirschblütler in der Klinik vor. Vermutlich hatten sie die flankierenden Massnahmen eingehalten, die ihnen aufgezwungen worden waren. Die Problematik der Anstellung zweier Mitglieder einer (angeblichen) Sekte löste nicht nur im Klinikpersonal Unverständnis und Misstrauen aus, sondern griff auch auf zuweisende Stellen, Angehörige wie auch auf Patientinnen und Patienten über. Auch dort kam Konsternation auf. Viele waren etwas verunsichert darüber, dass die Kirschblütlerärztinnen einen direkten Patientenkontakt erhalten hatten und reagierten ängstlich und empört.

Dies steigerte sich umso mehr, als im Februar des Jahres 2021 eine weitere Kirschblütlerin im PZM angestellt worden war, unter Umgehung üblicher Anstellungsgepflogenheiten. Sie verliess dann aber im Dezember desselben Jahres die PZM wieder freiwillig. Aber es war irgendwie zu spät. Im Bericht Seite 20 entnommen steht:

,Die Entscheidung der damaligen PZM-Geschäftsleitung zur Anstellung von Ärztinnen der Kirschblütengemeinschaft stellt deshalb in der Rückschau einen Führungsfehler dar. Das Reputationsrisiko gegen aussen und der Vertrauensverlust bei der Belegschaft waren ein zu hoher Einsatz.'

Ein weiterer Meilenstein in der schlechten Entwicklung der PZM betraf der **Aufbau eines Ambulatoriums**. Die Klinik-Ambulanz der Abteilung für Depression und Angst wurde gegründet und nahm auch Patientinnen und Patienten auf, die bereits in der PZM stationär behandelt worden waren. Man spezialisierte sich auf spezielle Krankheitsstörungen wie etwa auf schwere Borderline-Persönlichkeitsstörungen und auf komplexe Traumafolgestörungen, so wie es in Littenheid auch der Fall war.

Die in der Ambulanz arbeitenden verantwortlichen Fachpersonen interessierten sich spezifisch für diese Patientengruppe, wer weiss warum. In der Folge wurden in einer (gemäss Dr. Thomas Maier) auffallend hohen Anzahl dieser aus den beiden PZM Stationen übermittelten Patientinnen teils neue Diagnosen gestellt. Auffallend vielen diagnostizierte man eine DIS. Allerdings kam ein Teil dieser Patientinnen bereits mit dieser speziellen Diagnose auf die Ambulanz.

Viele Behandlungen dieser DIS Patientinnen waren im Klinikinformationssystem schlecht dokumentiert worden. Es fanden sich nur wenige substanzielle Informationen zu den Inhalten der therapeutischen Sitzungen (gemäss Maier), sowie wenige Einträge zu Therapieplänen oder Angaben zu konkreten Interventionen.

Auf die Frage, weshalb dies so war, antwortete Maier auf Seite 21 folgendermassen: *,Obwohl die in der Ambulanz arbeitenden Psychologinnen nach eigenen Angaben über umfassende psychotraumatologische Weiterbildungen verfügten, waren sie nach meinem Eindruck fachlich nicht ausreichend qualifiziert, um eine solche Anzahl so schwieriger Patientinnen adäquat zu behandeln.'* (Seite 21)

Auch gab es weder in der Ambulanz noch auf den beiden Stationen der KDA ausreichende Supervision oder fachliche Kontrolle durch eine therapieerfahrene Fachperson *,ausserhalb des eigenen Kuchens'*. Auch hier war die in sich wirkende eigene Blase feststellbar, die sich einer aussenstehenden und fremden Kontrolle entzog. Adäquat zur Clienia Littenheid. Ein Merkmal der Psychotraumatologie in beiden Kliniken. Geschah dies aufgrund einer dahinterstehenden Verschwörungsideologie nahmen Satanic Panic und Mind Control?

Es fehlte eine sog. **Triangulierung** oder **Triangulation**. Gemeint ist ein Dreieck, bestehend aus einem Hilfsbedürftigen, einem ehrenamtlichen Laien und einem professionellen Helfer. Eine Triangulation wird als Forschungsmethode zur wechselseitigen Überprüfung quantitativ und qualitativ gewonnener Forschungsbefunde (Diagnose, Therapie etc.) eingesetzt. Einfach gesagt, handelt es sich bei einer dritten und unabhängig beigezogenen Person um jemanden, der ausserhalb der Blase der Satanic Panic und Mind Control steht.

These: In einer Satanic Panic und Mind Control agierenden Psychotraumatologie ist es unmöglich eine dritte, von diesen Ideen unbeeinflusste Person zu finden, die die traumatologischen Bemühungen der Heilperson unterstützt oder deren verschwörungstheoretischen Hintergrund akzeptiert oder toleriert.

Die Ambulanz therapierte am Nachmittag schwer gestörte Borderline-Patientinnen. Diese wiesen oft eine chronische Suizidalität auf mit einem Hang zu Selbstverletzungen, chronischer Suizidalität und sehr aggressiven Ausbrüchen, die im Rahmen ihrer dissoziativen Zuständen zu erklären waren. Das Fachpflegepersonal wie die Psychologinnen wurden auf der Ambulanz massiv in ihrer Arbeit gestört. Das Verhalten dieser schwerstgestörten Patientinnen und Patienten führten das Therapiepersonal zu eigentlichen ‚Alpträumen', mussten viele dieser Kranken notfallmässig auf die geschlossene Station gebracht und dort fixiert werden.

Mit ihren heftigen suizidalen Handlungen oder Drohungen terrorisierten sie nicht nur das Pflegepersonal, sondern auch ihre Mitpatientinnen. Sie mussten zeitnah isoliert und fixiert werden, was das Gesamtpersonal heftig forderte, wenn nicht immer wieder überforderte. Das gesamte Pflegepersonal musste aufgeboten werden und rasch antreten und Deeskalations-Massnahmen, Fixierungen und Isolierungen durchführen. Dies ging in der Regel nicht ohne heftigen körperlichen Einsatz und vermutlich hin und wieder auch nicht ohne Blessuren und Hämatome.

Oft wurden alle Zusatzressourcen des PZM mobilisiert, wie Sitzwachen, Springer, Tages-, Nacht- und Hintergrundärzte. Und vermutlich immer wieder auch die Kantonspolizei, die sich von solchen Einsätzen etwas zurückziehen wollte, aber nicht immer konnte.

Da solche Szenarien im Ambulanzbereich gehäuft vorkamen, kann man schliessen, dass die Ambulanz de facto führungslos und therapeutisch überfordert war (Maier, Seite 22). Vermutlich hing der Haussegen dieser beiden Akut- und Aufnahmestationen bereits länger schief, besonders nach dem Abgang kompetenter und guter Oberärztinnen. Was bisher ein Glanzstück innerhalb des PZM war, wurde bald zu einem Alptraum.

Auf die beiden Abteilungen gelangte immer schwierigere Patientinnen mit einer DIS resp. mit einer Borderlinestörung. Schwere Selbstverletzungen und Suizidversuche häuften sich immer mehr. Es gab vollendete Suizide. Tagtäglich ereigneten sich Notfallsituationen mit schweren suizidalen Handlungen, was auch das Personal und vermutlich noch mehr die behandelnden Ärztinnen überforderte. Teils wurde von den Patientinnen das Pflegepersonal erheblich verletzt. Von der Leitung her kamen zögerliche Reaktionen, ihnen fehlte, so Maier, das Verständnis für die sich auf den Abteilungen dysfunktionalen Mechanismen.

Es kam zu Tötungsversuchen auf Sitzwachen. Die Täterin bestätigte ihre Tötungsabsicht ausdrücklich. Was tat die Führungsschicht im PZM? Immerhin gab es 6 oder mehr äusserst schwierige, teils hochsuizidale Patientinnen, die über Nacht fixiert und überwacht werden mussten. Das Personal kämpfte täglich um ihr Überleben in harter Arbeit. Und was tat die Führungsetage des Psychiatrie-Zentrums Münsingen? Dies wäre eine aufschlussreiche Frage.

Der Pflegealltag gestaltete sich über Monate hochkomplex, war äusserst schwierig, man kämpfte mit Fixationen und Isolationen um das Überleben schwierigster Patientinnen. Thomas Maier nannte das ist seinem Bericht trefflich ,**Suizidverhütungs-Grabenkampf**‘. Sprach auch von sadomasochistischen Reinszenierungen traumatischer Erfahrungen in einem unreflektierten Agitierfeld für schwere Regressionen. Und die Leitungsebene war führungsmässig vollkommen überfordert.

,Die Therapeutinnen der KDA-Ambulanz waren nicht in der Lage, diese Verläufe als «negative therapeutische Reaktion» oder «maligne Regression» zu durchschauen und aufzufangen. Die heroischen Einsätze der Pflege in langen Nachtdiensten wären wahrscheinlich gar nicht nötig geworden, wenn die Patientinnen bei adäquater ambulanter Behandlung nicht in so tiefe und dysfunktionale Regressionen geraten wären.‘ (Bericht Seite. 23)

Fazit: in einer Psychiatrie mit schwerstpflegebedürftigen DIS-Patientinnen, mit Menschen mit suizidaler Absicht, mit Frauen mit einer ausgeprägten Borderlinestörung ist speziell auf die Kompetenz ihrer Therapeuten zu achten. Anhängerinnen von Verschwörungstheorien wie der Satanic Panic darf darin keinen Raum zu Experimenten zur Verfügung gestellt werden. Die Anzahl der Therapieplätze für DIS-Probleme ist zu beschränken.

Auffallend war die hohe Personalfluktuation zumindest auf einer dieser beiden Abteilungen. Personal kündigte den Job fas reihenweise, neu Eingestellte verliessen ihre Arbeitsplätze bereits wieder nach wenigen Wochen. Und was bemerkte die Leitungsebene des PZM? Wie reagierte diese?

Normale pflegerische Prozesse wurden nicht mehr eingehalten. Man erledigte nur das Nötigste. Und das war viel zu wenig. So kam es zum Eklat zwischen Pflege und ärztlichem Kader. Was tat das ärztliche Kader aufgrund zahlreicher Beschwerden, Klagen und Rückmeldungen von Pflegeleuten? Sogar in ihren Kündigungsschreiben erwähnte das abgehende Pflegepersonal die desolaten Zustände auf den beiden Stationen. Aber wie reagierte das Kaderpersonal? Wie der Chefarzt?

Das Pflegeteam lehnte sich auf und was tat das Kaderpersonal? Man kündigte den sich Auflehnenden und stelle sie ab sofort frei. Sie mussten nicht einmal ihre vertraglich vereinbarte Arbeitszeit einhalten. Man wollte sie schnell loswerden, weil das ärztliche Kaderpersonal der Meinung war, diese ‚Aufständischen' seien verantwortlich für die schwierigen Zustände auf den Abteilungen. Schuld waren nicht die schwierigen Patientenbestände, schuld am Desaster war, aus der Sicht des Arztkaders, unfähiges und aufbegehrendes Pflegepersonal.

Das Kaderpersonal weigerte sich, die Situation richtig einzuschätzen und zu verstehen. Gegen die oberste Führungsebene inkl. dem Verwaltungsrat des PZM erhoben sich Wut und Resignation beim Personal. Das Kaderpersonal war immun gegen Anschuldigungen, betrachtete sich als weisse Kittel mit Halbgottstatus. Selbst zwischen den einzelnen Stationen, denen jeweils eigene Kaderärzte vorstanden, kam es zu Zerwürfnissen. Manche Kaderleute und etliche Abteilungen sprachen nicht mehr miteinander.

Welchen Anteil fiel auf die Situation ‚Kirschblüte'? Was spielten der ärztliche Leiter der Klinik für Depression und Angst Thomas R. hier für eine Rolle? Immerhin holte er 2020 eine weitere Kirschblütlerin als Assistenzpsychologin für das Kriseninterventionszentrum des PZM an Bord. Das mochte bei Bekanntwerden sicherlich keine allgemeine Beruhigung der Situation herbeigeführt haben. Die Psychologin aus den Kreisen der Kirschblütler nämlich war nicht weniger als die Tochter des Gründers dieser sektenähnlichen und esoterisch wirkenden Gruppe.

Durch die vielen Isolationen und Fixationen geriet das Pflegepersonal in eine übervorsichtige und überprotektive Bewachungssituation. Trotz guter, 15-minütiger Überwachungsfrequenz gelang es einem Patienten sich zu suizidieren, ein anderer älterer Patient trug Verletzungen davon, weil er während der Fixation aspirierte und an Sauerstoffmangel litt. Einem dritten Patienten gelang der Suizid auf einer Station des KDA. Trotz Fixations- und IsolierungsMassnahmen, Medikamenten und laufenden Gesprächen.

Sofort wurden Straf- und Haftpflichtverfahren gegen fehlbare Pflegepersonen ins Leben geführt. Für die Pflege selbst war die Situation inzwischen so gefährlich geworden, weil auf der einen Seite kein Verständnis des Kaders für ihre Anliegen zu spüren war und auf der anderen Seite, sich die Patientinnen und Patienten immer häufiger suizidieren wollten. Für die Pflege war das eine Zwickmühle, denn mit einem Bein im Gefängnis zu stehen, kann keine Krankenschwester mehr motivieren, ihren schönen Beruf weiterhin auszuüben.

In der Ambulanz der Klinik für Depression und Angst wurde in einem rund vierjährigen Zeitraum (2018 – 2022) auffallend häufig die Diagnose DID (DIS) gemäss ICD-10: F44.81 gestellt. Es war beinahe ein wenig so, als wollte man diese Patientengruppe forcieren, weil man mit ihnen neue therapeutische Wege (Traumatherapien) begehen konnte. Dabei wird im ICD diesbezüglich empfohlen, mit der Diagnosestellung möglichst zurückhaltend zu verfahren. Darin wird die Meinung vertreten, dass es sich bei der DIS um eine rein iatrogene Störung handeln könnte, die durch die Traumatherapeuten selbst hervorgerufen wird.

Zu untersuchen wäre in diesem Zusammenhang die Anzahl von Traumatherapeuten festzulegen, die der Verschwörungstheorie des Satanic Panic und Mind Control anhingen auf der KDA-Ambulanz. Vielleicht waren genau diese Therapeuten affin für diese Diagnosestellung, obwohl es sich bei den Patientinnen im Grunde eher um Borderlineprobleme handelte.

Dr. Thomas Maier jedenfalls führte in seinem Bericht unmissverständlich auf: dass die DIS ‚grundsätzlich nur bei Patienten auftritt, die in intensiven, langjährigen Therapiesettings von Therapeuten stehen, die sich auf diese Diagnose spezialisiert haben. Wenn es in bestimmten Gegenden und um bestimmte Institutionen eine Häufung von Patienten mit dieser Diagnose gibt, dann liegt das eindeutig an den lokalen Therapeuten und nicht an den Patienten.‘

Traf dies für die Clienia Littenheid und die Ambulanz der KDA innerhalb der PZM zu? Der leider vielerorts geschwärzte Bericht des Thomas Maier ergab von 13 Patientinnen, dass deren 9 die Diagnose DID (DIS) hatten, wobei bei 8 dieser Patientinnen davon die Rede ist, dass diese auch von aktuell anhaltenden Täterkontakten berichten würden.

Also doch Satanic Panic und Mind Control? Exakte diese Überzeugung, man leide weiterhin unter destruktivem Täterkontakt, zielt auf das mögliche Vorhandensein einer Verschwörungstheorie im Sinne des Mind Control ab. Anstatt durch qualifizierte Behandlerinnen therapiert zu werden, eine Therapie, die in die Tiefe geht, verfügte das Ambulanz-Team nicht über die erforderliche therapeutische Qualifikation, sondern hangelte sich von Suizidkrise zu Suizidkrise. Gemäss Untersuchungsbericht kam es nie zu wirklichen Behandlungsphasen mit echter terapeutischer Arbeit in der Ambulanz. Vermutlich war das Therapieteam dort merklich überfordert. Man war in einen Kreislauf geraten, der keine wirkliche Traumatherapie zuliess. Und keine Kaderperson wollte das bemerkt haben?

In der Ambulanz der KDA war der Teufel wirklich los, wenn Thomas Maier folgendermassen ausführte: ‚Viele dieser Patientinnen brachten als Narrativ bereits Misshandlungs- und Missbrauchsgeschichten mit in die Therapie, die von anhaltenden Täterkontakten berichten, teilweise auch von **anhaltender Überwachung**, **Mind Control** und ähnlichen Elementen. *Einzelne Persönlichkeitsanteile im Rahmen der «dissoziativen Identitätsstörung» stehen in dieser Vorstellung ständig mit Tätern im Kontakt, andere Anteile seien aber dagegen und so findet ein anhaltender innerer Kampf statt.*

*Als häufiges Element dieser «bedrohlichen Kulisse» wird in den Verläufen beschrieben, **dass die Patientinnen über ihr Handy permanent mit den Tätern im Kontakt stünden, von den Tätern überwacht, an Orte bestellt oder bedroht würden.** Die Täter seien so auch immer über den Therapieverlauf informiert und würden je nach Verlauf die Patientinnen später für Therapiefortschritte bestrafen und misshandeln. Die Therapeutinnen der KDA bestärkten diese Patientinnen indirekt in dieser Überzeugung, indem sie diese Themen standardmässig in den Therapiestunden aufgriffen und abfragten. Bei einigen stationären Aufenthalten wurde dabei situativ erwogen, den **Patientinnen das Handy wegzunehmen, um den Täterkontakt zu verhindern'.***

Die Angaben der acht Patientinnen mit angeblich anhaltendem Täterkontakt wurden, soweit ich in der Dokumentation erkennen kann, von den Fachpersonen der KDA nicht infrage gestellt, sondern im Gegenteil intensiv thematisiert.

Die Angaben dieser Patientinnen zu aktuell weiterlaufenden Misshandlungen, Programmierungen durch Codewörter und andere Triggerreize («Mind Control»), hoch organisierte, sehr raffinierte Täterkreise etc. wurden als gesicherte Tatsachen genommen.' (Bericht S. 27)

Da kam die Frage auf, ob es innerhalb der PZM auch zu sog. ‚**freiwilligen Schutzaufenthalten'** gekommen ist, also zu Isolationen und Fixierungen von Patientinnen. Besonders an diesen Doomsdays, also etwa Halloween. Auch die Frage der Zusammenarbeit zwischen der sog. Ambulanz und den beiden KDA Stationen rückte ins Licht. Hatten sich die beiden PZM Instanzen gegenseitig Aufträge zugeschoben? Bildeten sie eine gemeinsame Blase für die Verschwörungstheorie des Satanic Panic und Mind Control?

Dr. Thomas Maier wollte dem mit seiner Befragung auf den Grund gehen, aber das Fachpersonal stritt ihm gegenüber ab, an solche Theorien zu glauben und solche Themen bei ihren Patientinnen aufgegriffen zu haben. Vielleicht sprachen die DIS-Patientinnen von sich aus von ‚ritueller Gewalt' oder von ‚Satanismus'?

Maier konnte auch Krankenakten einsehen und wirklich erschienen die beiden Begriffe nie. Dafür kam es standardmässig zu Einträgen zum Thema des anhaltenden Täterkontaktes, was wiederum in die Nähe dieser Verschwörungstheorie führte.

Daher kam Maier zu folgenden Überlegungen. ‚*Insofern ist das entscheidende Element des Irrglaubens ungefähr folgendermassen zu charakterisieren:*

,Therapeutinnen der DID-Intensivpatientinnen glauben, dass die Patientinnen von Tätern und Tätergruppen über lange Zeit ihres Lebens intensiv verfolgt, bedroht, überwacht und misshandelt werden. Die Frauen werden dabei jeweils für kurze Zeit auch entführt, an unbekannte Orte gebracht, vergewaltigt, teilweise an andere Täter «ausgeliehen» und es werden sadistische Handlungen an ihnen vorgenommen.

Diese Täter werden jedoch nie von Aussenstehenden gesehen, sie haben keine identifizierbaren Namen, keine Adressen, hinterlassen keine auswertbaren Spuren, werden niemals gefasst und sie sind der Polizei und Justiz nicht bekannt. Objektive Beweise dafür, dass real feststellbare Verletzungen wirklich von Dritten zugefügt wurden, können nicht erbracht werden.

Das liege gemäss den Therapeutinnen daran, dass diese Täter äusserst raffiniert vorgehen und ausserdem Verbindungen zu höchsten Polizei- und Justizkreisen hätten. Die Patientinnen seien diesen Tätern wegen emotionaler Abhängigkeit, Erpressungen oder wegen manipulativen Techniken (Mind Control) ausgeliefert.

Die Aufgabe der Therapeutinnen bestehe darin, die Patientinnen vor diesen Tätern zu schützen, z. B. indem sie an sichere Orte gebracht werden. **Bei dieser Überzeugung handelt es sich um Vorstellungen, die nach meinem Eindruck wesentlich stärker bei den Therapeutinnen ausgeprägt sind als bei den Patientinnen selbst.** Letztere zeigen oft eine gewisse Unsicherheit oder Ambivalenz und scheinen zu spüren, dass es sich nicht um eine 100% gesicherte Wahrheit handelt. Diese Ambivalenz wird von den Therapeutinnen zu wenig beachtet und übergangen. (Bericht Seite 28)

Das sind eindeutige Narrativaussagen, die der Satanic Panic Verschwörung entnommen sind. Diese Aussagen gipfeln in der Feststellung, dass selbst die betroffenen Patientinnen weniger intensiv daran glaubten, als die Therapeutinnen selbst. Somit erklärte sich hier das Iatrogene, also das durch die Traumatherapeuten geförderte Narrativ. Und genau dies ist ein Skandal. Eine schwere Verfehlung. Der Skandal jedoch, resp. die Verfehlung bezieht sich auf eine gewisse Schule von Traumatherapeuten. Es war dieselbe Schule, die auch in der Clienia Littenheid wütete. Anders erklären kann man sich dies nicht.

Diese Schule der Traumatherapie transportierte unverkennbar Elemente dieser kruden Verschwörungstheorie des Satanic Panic und mind contol. Sie werden je nach Kontext verleugnet, verschwiegen oder verharmlost. Dies klang etwas aus bei der Befragung Thomas Maiers. Es könnte gut so gewesen sein, dass die betreffenden Traumatherapeutinnen ihren Kopf aus der zugezogenen Schlinge des Befragers ziehen wollten. Es war ihnen gründlich misslungen.

Diese Therapeutinnen rückten somit in die Nähe eines Geheimbundes einer Sekte. Ironischerweise hatte man inzwischen alle drei Kirschblütlerinnen aus dem PZM verjagt, was bedeutete, dass man eine weitere ,Sekte in der Sekte' verjagt hatte. Vielleicht eine Sekte, die weniger gefährlich war als die Sekte der Traumaschule.

Einige Fachpersonen aus der KDA-Ambulanz kooperierten also mit der Sekte der Traumaschule. Sie liessen diese Verschwörungsgeschichten bei sich zu und therapierten in genau dieser kruden Schulmeinung. Dabei schienen ihre Patientinnen selbst weniger an den Unfug zu glauben, als ihre Therapeutinnen selbst. Dies sollte rigoros unterbunden werden, denn so kann sich die Verschwörungstheorie in der Gesellschaft noch lange Jahre halten und womöglich irgendwann wieder in renommierte Psychiatrien hinein infiltrieren.

Die verschwörungstheorieabhängigen Traumatherapeutinnen fühlten sich vermutlich wie Arztgötter. Nur sie hätten ihre DIS-Patientinnen verstanden und sich bei ihren Problemstellungen abgeholt. Nur sie, so waren diese Therapeutinnen der Meinung, würden die geheimen Hintergründe verstehen und nur sie könnten den armen DIS-Patientinnen helfen.

Dabei waren die Traumatherapeuten manipulierbar, schwach in ihrer Argumentation und obskur in ihrem Glaubensgebäude. Die DIS-Patientinnen hatten ihre Fäden ausgespannt und siehe da, die Traumatherapeutinnen klebten unlösbar in ihren klebrigen Netzwerken. Die daraus erfolgenden dysfunktionalen Therapieansätze der Traumatherapeutinnen schienen zwar heroisch und engagiert, in Wirklichkeit jedoch trugen sie zur Aufrechterhaltung der DIS-Störung bei. Ihre Behandlung war fachlich schlecht und in Bezug auf eine nachhaltige Entwicklung weitgehend wirkungslos (Thomas Maier).

Wie in der Clienia Littenheid sind die Traumatherapeutinnen vermutlich wenig von wirklich Aussenstehenden supervidiert worden, es fehlte ihnen hier wie dort an einer guten Führung. Der suspendierte und gekündigte ehemalige ärztliche Direktor der KDA hatte vermutlich viele andere Aufgaben zu erledigen, sodass er nicht auch noch gut supervidieren konnte. Vielleicht musste er dies auch gar nicht, vielleicht war dies gar nie sein Aufgabengebiet.

Zum Schluss sei noch kurz angefügt, dass auch das Kinder- und Erwachsenenschutz-Gericht des Kantons Bern von Thomas Maier untersucht worden war. Auch hier wurden Verbesserungsvorschläge gemacht.

Aus dem obig Beschriebenen formulierte Dr. Thomas Maier in seinem Untersuchungsbericht einige Empfehlungen, die hier abschliessend erwähnt werden.

Im Untersuchungsbericht waren folgende **Empfehlungen** formuliert worden, die bezüglich der obigen Fragen *aufhorchen lassen:*

Thomas Maier

Bericht zum Psychiatriezentrum Münsingen AG

Erstellt im Auftrag des Gesundheitsamtes der Gesundheits-, Sozial- und Integrationsdirektion des Kantons Bern

Punkt 7.1

Im PZM sollte die ärztlich-fachliche Führung personell verstärkt werden, indem zwei bis drei zusätzliche Stellen für leitende Ärzte geschaffen werden. Um eine Grossklinik mit über 300 Betten fachlich kompetent führen und die Qualität der Behandlungen gewährleisten zu können, sind insgesamt fünf bis sechs erfahrene höhere Kaderärzte der Stufe leitender Arzt und höher erforderlich. Wenn das PZM zusätzlich in relevantem Umfang ambulante Dienstleistungen erbringen will, sind zur Überwachung dieser Behandlungen ebenfalls zusätzliche höhere Kaderärzte erforderlich.

Punkt 7.2

Die Anwendung von freiheitsbeschränkenden Massnahmen (FbM) sollte auf weniger Stationen als bisher begrenzt werden. So kann die Praxis besser kontrolliert, standardisiert und instruiert werden.

Punkt 7.3

Die Teams der Stationen, die FbM anwenden, sollten als Ganzes berufsübergreifend in der Anwendung geschult werden. Es sollten spezifische Qualitätssicherungselemente für diese Stationen etabliert werden wie z. B. spezifische FbM-Supervisionen, regelmässige Audits, Kennzahlen Boards, Refresher-Schulungen.

Punkt 7.4

Der Einsatz von Peers (Genesungsbeleitern) auf Stationen mit freiheitsbeschränkenden Massnahmen sollte geprüft werden.

Punkt 7.5

Die PZM-Weisungen zu freiheitsbeschränkenden Massnahmen (FbM) sollten aktualisiert und präzisiert werden:

- *‚Freiwillige' FbM dürfen nicht angewendet werden*
- *Bei Massnahmen zur Einschränkung der Bewegungsfreiheit müssen die Voraussetzungen (Urteilsunfähigkeit, unmittelbare Gefahr für den Patienten selbst oder für andere oder schwere Störung des Gemeinschaftslebens) aktuell vorhanden sein und dokumentiert werden; die Massnahmen sind zeitnah aufzuheben, wenn die Voraussetzungen weggefallen sind.*
- *Massnahmen zur Einschränkung der Bewegungsfreiheit dürfen nicht als Drohung oder als Sanktionierung eingesetzt werden. Sie dienen einzig der Abwehr eines aktuellen, krankheitsbedingten Fehlverhaltens ohne Erziehungscharakter.*

- Andere Sanktionen und Einschränkungen wie z. B. Kontakt- und Besuchsverbot, Handyentzug, Vorenthalten von Eigentum oder von Annehmlichkeiten sind unzulässig.
- Die Medikation ohne Zustimmung ausserhalb der Notfallsituation (Art. 435 ZGB.) soll klar geregelt und instruiert werden. Die Möglichkeit, den Behandlungsplan nach Art. 434 ZGB chefärztlich anzuordnen, sollte geschaffen und instruiert werden.

Punkt 7.6

Die Funktion des FU-Behandlungsplans (Art 433 ZGB) sollte in den internen Weisungen präzisiert werden. Der Behandlungsplan muss so weit als möglich mit der Patientin zusammen erarbeitet und an sie gerichtet werden. Der Behandlungsplan sollte stets so verfasst werden, dass ihn die Patientin versteht und sich dafür oder dagegen entscheiden kann. Der Behandlungsplan ist die Grundlage für eine allfällig Behandlung ohne Zustimmung.

Punkt 7.7

Die Therapievereinbarungen sollten abgeschafft oder allenfalls nur unter sehr strikten Voraussetzungen bezüglich Freiwilligkeit toleriert werden. Therapievereinbarungen (oder wie auch immer dann diese Dokumente genannt werden) sollten nicht nur beschreiben, was der Patient muss und was er nicht darf, sondern auch, was das Behandlungsteam dem Patienten anbieten kann, wie es ihn unterstützen möchte und welches die Ziele der Behandlung sind. Sie sollten in einer für den Patienten verständlichen Sprache formuliert sein und sich durch eine freundliche, wertschätzende Ausdrucksweise auszeichnen.

Punkt 7.8

Das Führen von patientenbezogenen Dokumentationen ausserhalb des elektronischen Dokumentationssystems ist grundsätzlich zu verbieten. Aus Gründen der Datensicherheit, der Transparenz und der Nachvollziehbarkeit müssen sämtliche patientenbezogenen Daten in einem einzigen Dokumentationssystem abgelegt werden.

Punkt 7.9

Die Behandlung von Intensivpatientinnen mit schweren Borderlinestörungen sollte zentral monitorisiert und supervidiert werden. Mit solchen Patientinnen sollten übergeordnete Behandlungsziele und -strategien für wiederholte Eintritte festgelegt und befolgt werden, jedoch nicht Therapievereinbarungen mit starren Abmachungen. Diese Behandlungen sollten grundsätzlich in grosser Transparenz geführt werden, d. h. für das ganze Team stets vollständig einsehbar dokumentiert und kontinuierlich supervidiert sein.

Punkt 7.10

Fälle von ‚dissoziativer Identitätsstörung' und von angeblicher oder tatsächlicher Viktimisierung durch anhaltenden Täterkontakt sollten von erfahrenen Experten beurteilt und nur in transparenten, supervidierten Therapiesettings behandelt werden.

Punkt 7.11

Zum Thema ‚dissoziativer Identitätsstörung' und ‚rituelle Gewalt' sollten Fortbildungen und Expertenvorträge angeboten werden.

Punkt 7.12

Patienten, die an Werktagen vor 17:00 Uhr im PZM in stationäre Behandlung eintreten, müssen noch gleichentags von einem Kaderarzt gesehen und beurteilt werden.

Punkt 7.13

Der Schutz und die Unterstützung von Mitarbeitenden im Fall von physischen und psychischen Verletzungen durch Patienten sollten verbessert werden. Der Support in persönlicher und ggf. rechtlicher Hinsicht durch das PZM sollte für betroffene Mitarbeitende niederschwellig zugänglich sein.

Punkt 7.14

Das PZM sollte nach Möglichkeiten suchen, das Erstellen von Gutachten für das KES-Gericht in FU-Verfahren zu eigenen Patienten abzulehnen. Erstens können PZM-interne Gutachter die Fälle nicht unabhängig beurteilen, zweitens fehlen die Ressourcen für diese zeitintensive Tätigkeit. Die Glaubwürdigkeit des FU-Rekursverfahrens leidet durch diese Doppelrolle von PZM-Ärzten, und damit setzt auch das PZM seine Vertrauenswürdigkeit gegenüber den Patienten aufs Spiel.

Punkt 7.15

Das Kindes- und Erwachsenenschutzgericht sollte motiviert werden, den Rechtschutz im FU-Verfahren wirksamer und glaubwürdiger zu gewährleisten. Die gesetzliche 5-Tage-Frist sollte eingehalten werden, Versuche, die Verfahren zu verzögern sollten aufgegeben werden, die Neutralität der Gutachter sollte höher gewichtet werden und die Möglichkeit von Aufsichtsbeschwerden im Fall von Auffälligkeiten im Behandlungsverlauf sollte erwogen werden.

Für die Traumastationen Littenheid und möglicherweise auch Münsingen und Meiringen trafen Punkt 7.5 betreffend freiheitsbeschränkender Massnahmen (FbM) und 7.10 betreffend der angeblichen Viktimisierung zu. Ein freiwilliger Einschluss in Isolationszimmer inkl. Anbindung ans Pflegebett (Schutzaufenthalte, gefördert durch Oberarzt Matthias K.) während sog. Doomsdays (z. B. Halloween) ist von erfahrenen Experten zu beurteilen und muss klinikintern innerhalb von bestimmenden Weisungen, nicht nur seitens der Chefärztin, sondern auch vonseiten der Oberpflege genau geregelt werden. Eine ‚**freiwillige freiheitsbeschränkende Massnahme**' darf aus Gründen einer möglichen, rein Mind Control theoretischen resp. hypothetischen Viktimisierung nicht angewendet werden.

Psychiatrische Klinik Meiringen

Aus der Privatklinik Meiringen liegt dem Autor kein Untersuchungsbericht vor, der hier ausgewertet und erörtert werden könnte. Die wenigen Angaben zu Meiringen sind aus Zeitungsartikeln etc. entnommen oder stammen aus dem Internet.

Auch in der Privatklinik Meiringen im Berner Oberland sollen Patientinnen mit derselben Verschwörungstheorie therapiert worden sein. Vermutlich hatte diese krude Theorie eine bösartige, weitstreuende Virulenz innerhalb gewisser Pädagoginnen, Psychologinnen und Psychiaterinnen entwickeln können. Dies machte und macht sie noch immer sehr gefährlich, nicht nur für die ganze Schweiz, sondern auch für ihr Überleben in Zukunft.

Ihre Gefährlichkeit wird mit Sicherheit nicht an der Schweizer Grenze aufgehoben, sondern sie wird sich auch in Richtung Deutschland, Österreich ausdehnen und vermutlich auch im englischsprachigen Raum entwickelt haben. Es sei hier ausdrücklich darauf hingewiesen und gewarnt!

Es wäre seltsam, aber auch ein Glücksfall, wenn dieses Verschwörungsnarrativ nicht längst auch in Deutschland Fuss gefasst hat, angesichts einer äusserst einflussreichen dortigen Psychologenclique, um Claudia Fliss oder Michaela Huber. Es wurden schon früher in diesem Werk weitere Namen erwähnt, die sich diesbezüglich anbieten könnten.

Nachdem im vorigen Jahr zwölf Fälle im Psychiatriezentrum Münsingen aufgetaucht waren, kamen weitere 9 Fälle dazu, die die Privatklinik Meiringen betrafen. Vermutlich sassen diesem Irrglauben weitere Traumatherapeutinnen und Therapeuten auf. Sie bestärkten ihre Patientinnen in der Verschwörungstheorie des Satanic Panic und Mind Control, als hätten sie nichts Besseres zu tun.

Hier wie dort besagte die durch bestimmte Traumaspezialisten kolportierte Verschwörungstheorie, dass speziell Frauen von satanistischen Tätern in bösartigen Ritualen misshandelt und ihre Gedanken programmiert würden. Die virulente Ansteckung ging vermutlich in allen Fällen (Littenheid, Münsingen und Meiringen) von den Traumatherapeutinnen und Therapeuten selbst aus und nicht von deren Patientinnen und übertrug sich schnell auf weitere Patientinnen, die man hätte therapieren sollen.

Entsprechend dieser kruden Verschwörungsvorstellung von Satanic Panic und Mind Control jedoch, übertrugen die Traumaspezialisten dieses Virus innerhalb der Behandlung jedoch auf die abhängigen und hilflosen Patientinnen, denen man immer häufiger vermutlich falsche Diagnosen anhängte, um sie in das Narrativ hineinzuziehen.

Hier wie dort wurden Patientendossiers auf gewisse Begriffe hin untersucht, hier wie dort wurden solche auffällig oft gefunden. Sie stehen alle im Zusammenhang mit diesem Verschwörungsmärchen.

Jedenfalls lagen solche Hinweise auf dem Tisch und es musste sofort gehandelt werden: Der Kanton (hier wie dort) verlangte von den Kliniken neue Überwachungsprozesse. Es musste sichergestellt werden, dass sich diese unsägliche Verschwörungserzählung sich nicht weiter und öfters in den Kliniken verbreiten konnte.

Mindestens eine verantwortliche Traumatherapeutin, so die Auswertung aus dem Internet, arbeite heute nicht mehr in dieser Meiringer Klinik. Die Klinik tat einen Schritt nach vorne und bedauerte, dass sich in ihren Mauern dieses Verschwörungsmärchen hatte einnisten können. Es habe sich jedoch lediglich um eine einzelne Traumaspezialistin gehandelt. Mit dieser Ärztin und ihrem Supervisor, so das Kommuniqué, arbeite man nicht mehr zusammen. Die Traumatherapeutin und deren Supervisor werden sich vermutlich privatisiert haben und auf dieser privaten Ebene ihr Unwesen weiter treiben.

Die Privatpsychotraumapraxen, die nicht irgendeiner Klinik angeschlossen waren, jedoch blieben von diesen Untersuchungen verschont. Dort wurde nichts unternommen. Dies wird zukünftig ein gewichtiger Grund dazu sein, dass sie diese Verschwörungstheotie (vermutlich) hartnäckig halten können wird. Mit Sicherheit wird noch heute in diesen privaten Traumapraxen weiterhin mit diesem Verschwörungsmärchen gearbeitet und psychotraumatisch ‚operiert'!

Die Gefahr einer Weiterverbreitung des Satanic Panic und Mind Control wird in Zukunft vermutlich von diesen Privatpraxen ausgehen.

Im Kliniksektor war die Anzahl betroffener Patientinnen inzwischen stark gestiegen. Heute spricht man von 21, anstatt nur 12 Betroffenen.

Abschliessend einige Fragen, die sich aus der täglichen Praxis ergeben könnten: Wie behandelt eine ehemals betroffene Klinik eine Patientin mit der Diagnose DIS heute? Nimmt sie eine solche Patientin überhaupt noch auf, wenn sie hilfesuchend vor der Klinik steht? Müssen solche Patientinnen, die jahrelang an diese kruden Verschwörungsnarrative gewöhnt wurden, heute ‚umprogrammiert' werden? Mangelt es jetzt auf Traumastationen an kompetenten Traumatherapeuten und an Traumapersonal, nachdem gründlich ausgemistet worden war? Wieviele und welche Kliniken (Institutionen und Therapeuten) lassen heute lieber die Finger von traumatisierten Patientinnen? Haben Patientinnen aufgrund ihrer Traumadiagnose noch eine Chance auf eine gute Versorgung in Akutstationen?

Kann es bei einer Ansammlung von mehreren Traumapatientinnen mit komplexen Traumafolgestörungen auf einer Traumaakutstation zu einer ‚unvorteilhaften' Dynamik kommen? Macht dieser Umstand eine sog. kantonale Triagierung notwendig' also eine Unterbringung in eine andere Klinik oder Abteilung?

Letzte Meldung von der Front der Satanisten-Verschwörungstheorie

SRF-Investigativ meldete am 16. Februar 2023, dass Satan-Traumatherapeutinen und Mind Control-Verschwörungstheoretikerinnen in Bern in einer Privatklinik weiter therapieren würden. Es sei dort inzwischen ein neuer Verschwörungs-Hotspot aufgebaut worden. Zwei Psychologinnen und eine Ärztin, die an diese kruden Verschwörungserzählungen glauben und Opfer therapieren, hätten vor kurzem vom Psychiatriezentrum Münsingen in dieses neue Zentrum gewechselt.

Einige Patientinnen hätten sie ‚mitgenommen', resp. sind vermutlich von ihnen abhängig und verlangten nach weiteren Traumatherapien.

Es schockiert einigermassen, dass ab dem Jahr 2023 bereits solche mediale Gerüchte aufgetaucht sind. Einzelne Traumatherapeutinnen und Therapeuten, die dem Verschwörungsmärchen des Satanic Panic, Mind Control und rituelle Gewalt anhängen, haben sich in einer privaten Psychiatrieklinik in Bern erneut zusammengetan und dort einen neuen Satanic Panic Verschwörungshotspot aufgebaut. Diese Privatklinik, die weitere Niederlassungen u. a. auch in Lausanne, Freiburg und Neuchâtel betreibt, steht diesbezüglich jedoch unter Beobachtung der Kantone.

Die angegebene Klinik weist die Vorwürfe jedoch zurück. Sie widerspricht. Die Direktorin hält klar fest, dass die Kliniken nicht wegen satanistisch-ritueller Gewalt oder Mind Control behandeln. Man betreibe eine Supervision, um die Qualität der Behandlung und Therapie sicherzustellen. Dies ist positiv zu bewerten.

Es wird sich aber zeigen, ob diese Klinik in einigen Jahren ebenfalls medial auffallen wird. Traumapatientinnen und Patienten sei dies nicht gegönnt.

An Menschen mit einer dissoziativen Identitätsstörung DIS

Die nachfolgenden Worte richten sich an Menschen mit der Diagnose einer dissoziativen Identitätsstörung (Multiple Persönlichkeitsstörungen) und raten dazu, nicht an dieses unsäglich dumme Verschwörungsmärchen des ‚**Satanic Panic/ rituelle Gewalt/Mind Control**‘ zu glauben. Die Psychiatrie resp. Ihre Therapeutin hat sich mit diesem Märchen auf einen gefährlichen Irrweg begeben, der Ihnen auf Ihrem Weg zur Genesung mehr schadet als nützt.

Wenn Sie an einer DIS leiden, resp. an einer DIS erkrankt sind und feststellen, dass Ihnen Ihre Therapeutin oder Ihr Therapeut in der Traumatherapie eine oder mehrere **nachstehende Äuisserungen** macht oder bereits einmal gemacht hat, dann weisen diese Bemerkungen resp. Darlegungen auf die Abgründe dieser schrägen Verschwörungstheorie hin.

Der Autor dieses Buches empfiehlt Ihnen dringend, solche Traumaspezialisten entschlossen zu meiden und ihre abstruse Traumatherapie so schnell wie möglich zu boykottieren! Suchen Sie sich eine neue Traumatherapeutin, die sich Ihrer Meinung anschliesst und diesem Verschwörungsmärchen ablehnend und sehr skeptisch gegenübersteht.

Klären Sie für sich sehr genau ab, ob Ihre Traumatherapeutin oder ihr Traumtherapeut an dieses Verschwörungsnarrativ glaubt oder nicht. Ist dies nicht der Fall, dann empfehle ich Ihnen, die Behandlung zu beginnen oder fortzuführen.

Das Verschwörungsnarrativ des ‚Satanic Panic‘ führt Ihre Behandlung mit grosser Sicherheit in eine **therapeutische Sackgasse**! Ihre **Probleme** werden nicht abgebaut, sondern bauen sich vielmehr stark auf. Für Sie wird alles immer schlimmer werden. Anstatt gesünder werden Sie immer kränker. Wenden Sie sich daher unverzüglich an einen anderen Arzt oder an eine andere Ärztin. Sie können sich auch an das für Sie zuständige kantonale **Gesundheitsamt** wenden oder an die **KESB** (KESG). Oder auch an eine (andere) psychiatrische Institution in Ihrer Nähe. Lassen Sie sich unbedingt ausführlich beraten!

In der Schweiz jederzeit für Sie da ist auch die Organisation **Pro Mente Sana**. Diese Stiftung setzt sich für Ihre psychische Gesundheit ein und wird Ihnen gerne weiterhelfen und Sie bei der Suche nach einer guten und professionellen Traumaspezialistin auf eine integre Person verweisen, der/die nicht an das ‚**Satanic Panic Märchen**‘ glaubt.

Folgende Äusserungen, Meinungen, Verhaltensweisen Ihrer Therapeutin oder Ihres Psychiaters weisen auf das **Verschwörungsmärchen Satanic Panic/rituelle Gewalt/Mind Control** und somit auf eine nicht ergebnisoffene und fehlerhafte Traumatherapie hin:

(⊠ Kreuzen Sie grosszügig an, wenn etwas zutreffen sollte.)

☐ Ihr Psychiater ist der Meinung, Sie seien in Ihrer Kindheit von **Satanisten oder Teufelsanbetern**, resp. durch **grausame kultisch-satanistische Rituale** auf schändlichste und brutalste Art und Weise missbraucht worden. Satansgläubige hätten bei Ihnen **organisierte und ritualisierte Gewalt** angewandt. Diese Satanisten seien von böser und unheimlicher Natur.

☐ Sie als Betroffene würden diese **schrecklichen Erinnerungen verdrängen** und könnten sich nicht mehr an Szenen dieser schrecklichen Gewalt erinnern, weil Sie dabei ‚**dissoziiert**' seien. Sie hätten diese schrecklichen Erfahrungen aus Ihrem Bewusstsein ‚**abgespalten**' und in der Therapie müsse man diese abgespaltenen Erinnerungen des Satanmissbrauchs nun unbedingt wieder ins Bewusstsein hervor holen, um Sie therapieren zu können. Deswegen müssten Sie sich unbedingt an Ihre grausamen Folter- und Missbrauchserfahrungen des Satanic Panic und Mind Control erinnern.

☐ Ihre Traumatherapeutin ist davon überzeugt, dass irgendeine **Narbe an ihrem Körper** wegen Blutabzapfen und wegen etwas Herausgeschnittenem entstanden sei. Ihre Therapeutin fordert Sie auf: ‚**Komm, jetzt holen wir das raus!**' Sie müssten doch **Alpträume** haben, will sie Sie überzeugen, oder sonst **schwer leiden**, redet sie Ihnen ein. Irgendetwas, irgend ein schwerer Missbrauch sei Ihnen in Ihrer Kindheit geschehen. Die Traumatherapeutin lenkt Sie irgendwo hin, nur nicht dorthin, wo Sie hin wollen. Auch dies sind Zeichen einer Fehlanamnese und Falschtherapie.

☐ Ihr Psychiater deutete Ihren Blick, der vielleicht nur zufällig in eine Ecke schaute, als deutliches Zeichen für einen vergangenen und verdrängten Missbrauch (Falschdeutung). Dabei schaut auch Ihr Therapeut Ihnen nicht immer fest in die Augen, sondern lässt seinen Blick ebenfalls schweifen.

☐ Bei den **Programmierungen (Mind Control)** seien in Ihnen quasi mehrere weitere **Persönlichkeiten oder Persönlichkeitsanteile entstanden** resp. geschaffen worden (**Innenpersonen**), die sich untereinander nicht oder kaum kennen würden. (Bezogen auf den satanistischen Missbrauch).

☐ Die Satanisten **(Täter, Organisationen) verfügten über Wissen und technische Methoden, den menschlichen Geist zu ‚programmieren' und zu steuern (Mind Control)** und seien deshalb und in der Lage, Ihre Seele gezielt in verschiedene Teile aufzuspalten. Diese durch die Satanisten programmierten **Ich-Teile** seien **jederzeit wieder anruf- und steuerbar.** Man hätte Sie im Kindesalter so gut programmiert, dass wenige **Codewörter oder Codezahlen** (auch Musik) Sie jederzeit zu einem willenlosen Geschöpf verwandeln würden. Sie sind ein willenloser, steuerbarer Zombie.

☐ Eines Ihrer vielen Ichs sei so programmiert, dass Sie willenlos und wie gesteuert **an bestimmte Orte hin gingen,** um diesen Satanisten z. B. für deren sexuelle Befriedigung, aber auch für Taten wie Ermordungen oder Quälereien an Babys oder Kleinkindern zur Verfügung zu stehen.

☐ Ihre **Traumatherapeutin glaubt, man töte jeweils für Satan Babys und Kinder, trinke** deren **Blut** und **verspeise deren Innereien wie Herz und Leber** in satanischen Ritualen. Ihre Traumatherapeutin behauptet, dass Sie dies ihr erzählt hätten und glaubt dies Ihnen ohne Widerspruch.

☐ Ihr Traumatherapeut, der Verein CARA oder CASTAGNA behauptet oder in einem Buch steht, es gebe eine **versteckte, hohe Menschenelite,** die in dunklen **satanischen Machenschaften sexuellen Missbrauch treibe,** Menschen quäle und foltere und Babys oder Kinder ermorde und z. B. auf **Friedhöfen** oder in geheimen Gängen auf **Burganlagen** verspeise und dafür viele Geld zahle. Das ist reiner Blödsinn. Quatsch. Einfach Quatsch!

☐ Organisationen wie auch Ihre Traumatherapeutin sind der Überzeugung, dass diese Eliten auch die **Justiz und Polizei** zu ihren Gunsten beeinflussen würden, sodass diese staatlichen Organe darin mithängen und sich am Satans-Missbrauch beteiligen.

☐ Ihr Traumatherapeut schildert, auch Sie würden sexuell immer wieder missbraucht und gequält werden und hätten der Satanistengruppe zu dienen, z. B. indem Sie den Befehl erhalten würden, andere **Kinder oder gar Babys zu töten,** ihre kleinen **Herzen herauszureissen,** ihr **Blut aufzufangen** und es den beim **Ritual anwesenden Satanisten zum Trinken anzubieten.** Ihr Therapeut bringt Sie geschickt in die Lage, selbst an irgendeinen völligen Stuss zu glauben, der in Ihrer Kindheit sich ereignet habe.

- ☐ Ihre Traumatherapeutin erklärt, weil sich Ihr Bewusstsein in verschiedene Persönlichkeiten aufgespalten (dissoziiert) habe, würden Sie unter einer **dissoziativen Identitätsstörung** leiden. Ihre Therapeutin verbindet diese Aufspaltung mit einer DIS und dem **Satanic-Panic-Verschwörungsmärchen**. Dabei ist diese Diagnose alles andere als gesichert. (Mögl. **Differentialdiagnosen** sind ➔ Borderline Persönlichkeitsstörung, ➔ Schizophrenie, ➔ affektive Störungen, ➔ PTBS, ➔ Angststörungen, ➔ Temporallappenepilepsie, ➔ akute Belastungsstörung oder ➔ komplexe posttraumtische Belastungsstörung, ➔Iatrogen, also ärztlich induziert!)

- ☐ Die verschiedenen Personen in Ihnen seien von **satanistischen Tätern** mittels **Dissoziationsverfahren** gewollt erzeugt worden. Diese **Innenpersonen** würden sich **gegenseitig nicht kennen** und in der Regel **nicht unter sich kommunizieren** oder sich **nicht gegenseitig austauschen**.

- ☐ Ihr Fachspezialist wird Ihnen während der Traumatherapie hartnäckig erklären, Sie seien in Ihrer frühesten Kindheit **von Satanisten** mittels bestimmter, ihm leider unbekannter **Psychotechniken** in einzelne Persönlichkeiten aufgeteilt worden, um Sie im weiteren Leben via solchen **Persönlichkeitsanteilen zu kontrollieren** und willenlos zu steuern. Dabei hat Ihr Therapeut diese IP erschaffen, schildert jedoch, es wären satanistische Kreise gewesen.

- ☐ Sie haben richtig gelesen. Es gibt Betroffene, die behaupten genau dies. Es waren nicht satanistische Täter, sondern übereifrige Therapeutinnen oder Psychiater, die während der Traumatherapie immer mehr **Innenpersonen** ,geboren' und mit Namen versehen hatten. Es waren somit nicht ominöse und gut geschulte Satanskreise, die es nicht gibt.

- ☐ Seien Sie also vorsichtig und lassen Sie nicht jedem Charakterzug, jeder Eigenart, jedem Verhalten oder jeder Emotionalität Ihres Ichs einen eigenen Namen (neue Innenperson) zuordnen. Denn dadurch **spaltet Ihre Therapeutin Sie** immer mehr auf, bis Sie sehr, sehr **Viele** sind. Lassen Sie also ihrem philosophischen Charakterzug oder Ihrer mentalen Neigung philosophisch zu denken, von Ihrer Therapeutin keinen Namen wie etwa ,Sophie' aufdrängen. Sie ist keine Innenperson. Sophie ist nur die konstruierte, erfundene Benennung Ihres philosophischen Charakter- oder Wesenszuges. Jeder Mensch hat etliche Charakter- und Wesenszüge.

- ☐ Die Traumatherapeutin schildert auch, diese **satanistischen Täter** hätten ein **sehr ausgeklügeltes Spezialwissen über Psychotraumatologie**, um Ihre Psyche resp. Ihren Geist zu kontrollieren. Dieses Spezialwissen übertreffe selbst das fundierte Fachwissen Ihrer Traumatherapeutin. So jedenfalls lautet ein weiterer Aspekt dieser Verschwörungstheorie.

☐ Ihre Traumatherapeutin oder ihr Traumatherapeut glaubt mitunter stärker als Sie selbst, dass es satanistische Täter oder Tätergruppen gäbe, die Sie über eine lange Zeit Ihres Lebens verfolgen, bedrohen, überwachen und misshandeln würden. Diese abstruse Überzeugung Ihres Therapeuten sollte Sie stutzig machen!

☐ Diese **Satanisten** resp. Kultgruppen, so das behauptete Verschwörungs-Märchen schlechter Traumatherapeuten, hätten eine **enge Vernetzung zu Polizeikreisen**. Deshalb sei es für Sie ratsam, sich diesen gegenüber nicht zu äussern und es sei deswegen auch nicht klug, sich mit Polizeikräften in Verbindung zu setzen. Ihr Traumatherapeut erläutert auch, dass diese Eliten resp. Tätergruppen gute Kenntnisse davon hätten, wie die **Staatsanwaltschaft** und die Polizei arbeite. Die satanistischen Eliten hätten auch ausreichend finanzielle Mittel, um sich im Falle einer Anklage eine kompetente Strafverteidigung leisten zu können und um sich gegen Ihre Anschuldigungen wirkungsvoll wehren zu können.

☐ Möglicherweise erklärt Ihnen Ihr Traumatherapeut auch, dass die Tätergruppen es gar nicht gerne sähen, dass Sie eine Traumatherapie machen würden. **Ihre Traumatherapie** würde **ausspioniert** und der **Therapieverlauf und auch der Therapieerfolg** würde **von diesem Satanisten-Kult genau überwacht** und gesteuert.

☐ Ihre Traumatherapeutin erläutert, es gäbe in Ihnen sogenannte **täterloyale Persönlichkeiten**, die den Therapieverlauf und Therapieerfolg ebenfalls sabotieren oder stark stören würden. Diese in Ihnen sich befindenden **täterloyalen Anteile** (gewisse Innenpersonen) hätten sich mit den Satanisten verbunden und würden diese jeweils über den Fortschritt der Therapie orientieren und Sie allenfalls neu oder nochmals **umprogrammieren**, um so die Therapiefortschritte zu hintergehen.

☐ Ihr Therapeut erläutert Ihnen gegenüber vielleicht auch, dass diese **satanistischen Organisationen bereits bis in Ihren engsten Familienkreis vorgedrungen** seien. Selbst in Ihrer Familie gebe es Satanisten. Ihr Therapeut ist überzeugt davon und will sie auch davon überzeugen, dass selbst **Ihre Mutter oder Ihr Vater Teil dieser bösen Vereinigung** seien und längst zu diesen Satanisten gehören und an deren Kultfeiern teilnehmen. Ihr Traumatherapeut glaubt an sog. **generationenübergreifende, satanistische Familiennetzwerke** und an die **Infiltration** in ihre Familie.

☐ Ihr Traumatherapeut unterstützt Sie in Ihren Bemühungen, **einzelne Familienmitglieder zu verlassen** und z. B. den **Kontakt vollständig mit Ihrem Vater oder Ihrer Mutter abzubrechen.** Auch rät er Ihnen sehr vorsichtig mit Ihren engsten Geschwistern umzugehen, weil auch diese möglicherweise bereits zu dieser Satanisten-Vereinigung gehören. Solche Traumatherapeuten oder Organisationen fördern von sich aus gerne eine Unterbrechung oder gar ein Verbot von Kontakten zu Ihrer Herkunftfamilie wie Eltern, Geschwister und Onkeln und Tanten.

☐ Ihr Traumatherapeut will über Sie erfahren haben oder erläutert grundlos, dass **Sie sich möglicherweise prostituieren**, also Ihren Körper durch Sex auf dem Strich verkaufen und Ihren **Körper den Satanisten zur Verfügung stellen,** die sich an Ihnen an bestimmten Tagen sexuell befriedigen und Sie für Orgien bösester Art missbrauchen.

☐ Ihre Traumatherapeutin erzählt Ihnen vielleicht auch, dass sie von dieser **satanistischen Organisation** täglich und auch nachts **kontrolliert und überwacht** würden. Die Satanisten würden jeweils immer ihren **Aufenthaltsort via GPS** kennen und könnten jederzeit Kontakt per Mobil (sowie Codes) mit Ihnen aufnehmen. Die Traumatherapeutin versucht mit allen Mitteln, **Sie vor dem weiteren Zugriff dieser Satanisten zu schützen.** Etwa mittels **freiwilligen Klinikaufenthalten, Fixierungen** oder Auslandaufenthalten.

☐ Ihr Traumatherapeut, Ihre Mitpatientinnen auf der Traumastation, aber auch gewisse Vereine empfehlen Ihnen eine **einschlägige Literatur** zum Thema ‚**Satanic Panic/rituelle Gewalt und Mind Control**'. Dies könnte beispielsweise ein Buch von **Michaela Huber, Alison Miller** oder **Claudia Fliss** und vielen weiteren Autoren sein. Bitte lesen Sie diese ‚Fachbücher' nicht. Sie verderben Ihre gesunden Ich-Anteile verderben und vergiftet auch Ihr Denken und Ihr Leben, so wie diese Bücher es mit Ihrem Therapeuten und Mitpatienten schon taten. Diese Bücher können toxisch wirken!

☐ Auch das **Fachpersonal in der Psychiatrie** könnte von dieser Fachliteratur, resp. diesen abstrusen und abwegigen Ideen leider schon **vergiftet** und **manipuliert** sein. Überprüfen Sie die Meinungen und Ideen des Fachpersonals bezgüglich des Satanic Panic und Mind Control genau und leisten Sie deren Indoktrinierungen unbedingt heftigsten Widerstand.

- [ ] Sind Sie hospitalisiert, dann suchen Sie die Nähe zu jenem Fachpersonal, welches diesem satanistischen Verschwörungsmärchen skeptisch gegenüber steht. **Bilden Sie** mit diesen **eine Front gegen diese unsägliche Satanistengläubigkeit.**

- [ ] Märchengläubige Traumatherapeuten sind etwas verlegen, wenn es darum geht, Ihnen zu erklären, woher Ihre Multiple Persönlichkeit, resp. Ihre DIS kommt, ausser eben via diesen Verschwörungsmärchen. Sie schieben es gerne auf diese Verschwörungstheorie, von der dieses Buch handelt.

- [ ] Ihr Traumatherapeut spricht oft und gerne von sog. **Täterintrojekten**, allerdings im Zusammenhang mit Satanic Panic. Dies ist ein Begriff, der in der Traumatherapie nicht unumstritten ist. Gemeint sind Verinnerlichungen von Tätern resp. Peinigern in Ihr Innerstes. Ein Täterintrojekt ist ein Teil von Ihnen, der sich gegen Sie selbst wendet. Er erklärt Ihre Selbstverletzungen oder Ihren Selbsthass. Redet Ihr Therapeut von Introjekten im Zusammenhang mit Satanic Panic, dann ist das einfach Quatsch.

- [ ] Eine gute Traumatherapeutin erklärt Ihnen allfällige Intrusionen und andere Symptome Ihrer DIS und kann damit gut umgehen, ohne auf das Geleise der Verschwörungstheorie des Satanic Panic zu kommen. **Verschwörungstheoretiker jedoch verbinden Ihre Intrusionen mit Satanic Panic und Mind Control.** Intrusionen sind keine Märchen.

- [ ] Ihr Traumatherapeut und einschlägige Vereine, wie etwa der Verein CARA erwähnen Ihnen gegenüber eine sog. (satanistische) **Parallelwelt.** Das ist eine ominöse Welt, eine gedankliche Fantasiewelt, eine Kunstwelt, die neben der normal existierenden Welt nebenher laufen soll! **Diese Parallel- oder Fantasiewelt gibt es aber nicht in Wirklichkeit!** Sie gehört zum Verschwörungsmärchen des Satanic Panic und ist deren Erfindung.

- [ ] Ihre Traumatherapeutin erklärt Ihnen, weshalb Sie wenig eigene Erinnerungen an ihr Trauma haben. Sie erklärt, dass aufgrund einer **infantilen Amnesie** Sie sich nicht mehr an diese schrecklichen satanistischen Missbräuche erinnern könnten, die diesen Verschwörungstheoretiker gemäss bis ins Alter von ca. 1-2 Jahre zurückgingen. Ein Mensch kann sich knapp in sein viertes Lebensjahr zurückerinnern und auch dies nicht besonders gut. Frühere bildliche Erinnerungen sind aus heutiger wissenschaftlicher Sicht nicht möglich.

☐ Ihr **schlechter Traumatherapeut suggeriert** Ihnen sog. **falsche Erinnerungen (false memory)**. Er bemächtigt sich dabei raffinierter Suggestionen oder der Hypnose (ist also im gesprächstechnischen Vorgehen äusserst suggestiv, was unzulässig ist innerhalb der Traumatherapie). **Er fragt Sie immer sehr geschickt zu weiteren Erinnerungen an Ihre Zeit, wo Sie satanistische Qualen erlitten haben sollen.** Dies tut Ihr Traumatherapeut so, als glaube er selbst auch an solche Erinnerungen und lässt Ihnen dabei viel Fantasie dazu. Und Sie haben reichlich Kreativität, sich irgendwelche Vorstellungen auszumalen, auch wenn diese gar nie wirklich stattgefunden haben. **Irgendwann glauben Sie selber an diese false memory**, an Ihre eigenen falschen Erinnerungen, weil diese durch Wiederholungen in Ihnen haften bleiben. Sie meinen diese satansbezogenen Fantasien wirklich erlebt zu haben, weil Sie öfters davon reden und berichten, obwohl Sie in Ihrem innersten Erinnerungskern wissen oder zumindest erahnen, dass diese Erinnerungen nie wirklich existiert haben.

☐ Es gibt false memory, **Pseudoerinnerungen (suggerierte Falscherinnerungen an einen Satansmissbrauch)**, zu denen das normale menschliche Gehirn, auch Ihres, leider fähig ist. So etwas kommt selbst bei gesunden Menschen vor. Es gibt sehr viele sehr fantasiebegabte Menschen auf dieser Welt. Auch Ihre Fantasie bezüglich Satan ist vielleicht blühend. Seien Sie stolz auf Ihre Fantasie, aber vorsichtig, was Sie als eigenen Erinnerungen akzeptieren.

☐ Wenn Ihr Traumatherapeut Sie einmal fragen sollte, ob Sie auch schon z. B. ein **schwarzes Auto** beobachtet hätten, welches stets in Ihrer Nähe parkiere, dann hat er Ihnen dieses (angeblich schwarze) Auto bereits suggeriert. Denn, wieso sollte es ausgerechnet schwarz gewesen sein? Dies ist nur **ein Beispiel für eine Suggestion**. Kennen Sie ein anderes Beispiel aus Ihrer Traumatherapie? Vielleicht sogar eine auf die Satanic Panic bezogene?

☐ Anhänger der **Satanic Panic/rituelle Gewalt/Mind Control-Theorie** neigen dazu, jede (ablehnende oder infrage stellende) wissenschaftliche Beschäftigung mit dem Thema der Falscherinnerungen als „Täterschutz" und als Akteure einer wie auch immer gedachten „False-Memory-Bewegung" zu verunglimpfen. Ihr Traumaspezialist und Anhänger der Satanic Panic und Mind Control wird Ihnen empfehlen, diese Anhänger resp. Vertreter dieser False-Memory-Bewegung zu verunglimpfen und zu meiden. Man wird Ihnen glaubenmachen wollen, dass auch diese Leute zu den Satanisten gehören und ihnen dienen.

- [ ] Oft kommt es vor, dass Ihnen Ihre Therapeutin oder Ihr Psychiater vorwirft, dass Sie Täter schützen „**Täterschutz**". Etwa dann, wenn Sie Ihrer Therapeutin widersprechen oder ihrem Psychiater etwas nicht glauben wollen oder glauben können. Dann wirft sie/er Ihnen vor, Sie seien eine **Täterschützerin** und diskreditiert Sie dadurch innerhalb des Therapieverlaufes. Wechseln Sie dann möglichst schnell Ihre Therapiestelle.

- [ ] Wenn Ihre Traumatherapeutin selbst daran glaubt, dass es in der Schweiz oder in Europa organisierte Gruppen gebe, die **Kannibalismus** betreiben, so hat Ihre Therapeutin vermutlich selbst ein mentales Problem, welches Krankheitswert genug hat, um es zu therapieren. Das ist eindeutig esoterisch und krank, was Ihre Therapeutin da meint oder überzeugt ist von.

- [ ] Halten Sie sich möglichst nicht in Vereinen oder Organisationen auf, die an Satanic Panic, rituelle Gewalt und Mind Control glauben und sie auch propagieren, wie etwa vom Verein **CARA**. Solche Vereine und Institutionen leisten dieser Verschwörungstheorie mehr Vorschub, als sie Traumaopfern dadurch helfen. Sie bilden zusammen mit Ihrem Traumatherapeuten möglicherweise eine **verschwörungstheoretische Blase**, die es zu zerplatzen gilt. CARA muss lernen Ihnen zu helfen, ohne diesen Hintergrund des Satanic Panic und ohne diese ominöse Parallelwelt. Nur so findet diese Organisation ihre gute christliche Berufung, denn Hilfe für Missbrauchsopfer ist dringend notwendig.

- [ ] Falls Ihr Traumatherapeut zur Meinung gelangt, Sie seien ‚**Besessen**', z. B. vom Teufel besessen, so glauben Sie ihm nicht. Es gibt den Teufel in Wirklichkeit nicht, auch wenn in einigen Kirchen dies noch immer geglaubt wird. Er existiert nur in den Überzeugungen sehr religiöser und sehr extrem denkender (devianter) Menschen. Selbst die Landeskirchen mahnen diesbezüglich zur Mässigung. Ihre Traumatherapeutin glaubt jedoch vermutlich auch an die Möglichkeit einer **Obsession**, diese hat aber nur innerhalb von Zwangerkrankungen einen Krankheitswert.

- [ ] Ihre Traumatherapeutin bekundet Ihnen gegenüber Angst um Sie zu haben während sog. **Doomsdays**. Diese ‚Untergangstage' entnimmt sie einem ihr bekannten **Satanskalender**. Solche für Sie angeblich gefährlichen Tage seien z. B. um die Zeit des **Halloween**. Glauben Sie diesen groben Unfug auch ihrer ärztlich hochdekorierten Traumatherapeutin nicht, auch wenn sie Ihnen klug und erfahren und wie eine beste Freundin erscheinen mag. Deren krudes und esoterisches Denken ist diesbezüglich völlig entgleist und diese Traumaspezialistin bräuchte selbst eine längere psychotherapeutische Behandlung. Etwa eine **Konversionstherapie,** um sich von ihren **esoterischen Kognitionen** erfolgreich lösen zu können.

☐ Ihr Traumatherapeut, aber auch einschlägige Organisationen empfehlen Ihnen mit Nachdruck, sich an solchen **Doomsdays** in **Sicherheit** zu bringen, damit die Täter keinen Zugriff auf Sie resp. Ihren Körper erhalten. In Sicherheit meint: Sich freiwillig in eine **Psychiatrie** zu begeben um sich dort in ein **Isolier- resp. Separationszimmer einschliessen** zu lassen. Sie empfehlen Ihnen auch die **Fixierung** mit einem 5-Punkt-Gurt. **Und sie empfehlen Ihnen das Tragen elektronischer Fussfesseln. Das ist dumm!**

☐ Auch manche Kliniken oder Therapeuten empfehlen ihnen einen ,**freiwilligen Schutzaufenthalt'** in ihren Mauern oder im Ausland, etwa in Südafrika, um den Tätern und deren Organisationen zu entkommen. Tun sie dies nicht! Solche ,freiwilligen Schutzaufenthalte' im fernen Ausland oder in Psychiatrien sind nicht erlaubt, aber höchst unethisch und unsinnig. Sie machen Ihnen nur Angst und diese ist ein schlechter Ratgeber. An der Empfehlung dieser freiwilligen Schutzaufenthalte ersieht man leicht, wie verheerend resp. wie traumatisierend eine solche quere Traumatherapie auf Sie wirken kann. Lachen Sie Ihren Therapeuten ruhig einmal aus!

☐ Ihre Traumatherapeutin ist vielleicht damit einverstanden, dass man Sie über etliche Tage, quasi zu Ihrem eigenen Schutz, mit sog. **5-Punkt-Gurten ans Bett fixiert** und **medikamentös beruhigt.** Lassen Sie auch dies keinesfalls zu. Es ist Freiheitsberaubung und Angstmacherei! Sie ist strafbar. Machen Sie einen weiten Bogen um solche psychiatrischen Angebote. Meiden Sie an diesen Tagen jede Psychiatrie, die dieses unsägliche Verfahren unterstützt. Wenden Sie sich in Ihrer Not beispielsweise an die **Pro Mente Sana** oder an andere Patientenorganisationen.

☐ Ihr **Traumatherapeut fördert Sie in ,Ihrem' Entschluss, Ihre alte Heimat zu verlassen,** um irgendwo inkognito im Ausland zu leben, um der Verfolgung (Programmierung, Mind Control) durch satanische Tätergruppen zu entkommen. Tun Sie das nicht! Es bringt nichts, ihre alte Heimat zu verlassen! **Sie wurden von Ihrem Traumatherapeuten derartig fehlbehandelt resp. viktimisiert und traumatisiert, dass Ihnen Ihre seelischen Probleme auch im Ausland auflauern werden.** Ihre Viktimisierung und Traumatisierung erfolgte **ärztlich, also iatrogen!** Und in einem fremden Land würden Sie in einer Traumatherapie möglicherweise ebenfalls mit der Ideologie des Satanic Panic und Mind Control in Berührung kommen.

- [ ] Falls Ihre Traumatherapeutin oder Leute aus Beratungs- und Informationsstellen wie die **CASTAGNA** Ihnen empfehlen, sich **freiwillig elektronische Fussfesseln anzulegen**, die in der Lage sind, (denen) Ihren Standort zu übermitteln, um Sie so örtlich überwachen zu können, dann meiden Sie diese Beratungs- und Informationsstellen und missachten Sie die Empfehlung ihrer Therapeutin. Sie haben es allenfalls mit einer schwer entgleisten Verschwörungstheoretikerin zu tun, die sich in dieser ansonsten ehrbaren Institution tummelt und die niemals nur das Beste für Sie will. **Sie werden von dieser lohnabhängigen Angestellten nur instrumentalisiert.** Elektronische Fussfesseln gesetzlich verordnen oder empfehlen können nur staatliche Gerichte und keine Beratungs- und Informationsstellen.

- [ ] Traumatherapeuten mit dem Hintergrund der Verschwörungstheorie Satanic Panic erzeugen in Ihnen einen **therapeutischen Artefakt.** Man nennt dies auch **GROBER BEHANDLUNGSFEHLER.** Behandlungsfehler sind im Grundsatz klagbar!

- [ ] Klagen Sie keine Betroffenen, wie Ihren Vater oder Ihre Mutter an, die Sie angeblich **in satanistischer Manier** missbraucht und gequält haben sollen. Sie zerstören nur Ihre engste Familienbindung. Ihre Erinnerung an einen solchen Übergriff könnte falsch sein, resp. ist falsch. Ihre Anklage wirkt verheerend auf Ihre Familie. Überlegen Sie sich eine Anklage nur, wenn Missbrauch wirklich und gesichert vorliegt resp. vorlag.

- [ ] Überlegen Sie sich jedoch eine Klage gegen therapierende Verschwörungstheoretiker oder gewisse Organisationen und Vereinigungen, die Sie mit ihren abstrusen Ideen zu vergiften versuchen. Sie werden sich aus der Anklage zu winden versuchen und kündigen die Freundschaft mit Ihnen.

- [ ] Meiden Sie wenn möglich andere Patientinnen und Patienten mit einer DIS, die Ihnen von ihren jeweiligen Kontakten zu verschwörungstheoretisch überzeugten Traumaspezialisten oder von ihren eigenen Erfahrungen des Satanic Panic und Mind Control erzählen! Ihre Mitpatientinnen auf den Traumastationen haben zwar alle ihre eigenen Traumaerfahrungen, aber diese sollten die Erfahrungen nicht mir Ihrer eigenen Missbrauchserfahrung vermengen. **Halten Sie Distanz zu Mitpatientinnen, die im (gleichen) Netz des Satanic Panic-Verschwörungsnarratives hängen.** Raten Sie diesen zum Ausstieg aus dies dummen Denkblase.

- [ ] Fragen Sie das Pflegefachpersonal in psychiatrischen Kliniken nach ihren Meinungen und Überzeugungen bezüglich dieses Verschwörungsmärchens des Satanic Panic und Mind Control. **Gutes Pflegefachpersonal wird diese krude Verschwörungstheorien erkennen und vehement ablehnen.** Falls dies nicht der Fall ist und falls das Pflegefachpersonal selber überzeugt ist von der Richtigkeit der Verschwörungsthese des Satanic Panic und Mind Control, dann wechseln Sie diese Klinik und diese Traumatherapeuten mitsamt ihrem esoterischen Fachpersonal. Orientieren Sie Organisationen oder Zeitungen über diese Institutionen. Gehen Sie viral!

☐ Zum Schluss möchte ich Ihnen nochmals in Erinnerungen rufen, dass ihr Traumatherapeut Sie nicht nur als seine Patientin ansieht, sondern Sie als seine ‚**Lehrerin**‘ betrachtet! Ist das nicht schrecklich? Er hat sein gesamtes Wissen nicht aus Büchern oder Fachkongressen, sondern erhält resp. erhielt es angeblich von Ihnen. Sie könnten ihm somit jeden Bockmist erzählen. Er wird es Ihnen glauben. Erinnert sei an jenen Littenheider Oberarzt Matthias. K.: ‚*... ja, ja, ja, mein grösster Lehrer ist kein... äh... Buch..., Kongress und mein grösster Lehrer sind die Betroffenen...*‘

☐ Sind Sie nicht auch der Meinung, dass man allen Traumatherapeuten und Traumatherapeutinnen, die an diese unsägliche Satanic Panic Story glauben und sie verbreiten, ihre **Mandate als Psychotherapeutinnen und Psychotherapeuten entziehen** sollte? Sie heilen nicht, sondern säen Unheil. Wäre es nicht angebracht, Ihnen diesen Verschwörungsglauben des Satanic Panic zu verbieten, zumindest innerhalb ihrer Arbeit als Psychotherapeuten? (Entzug der Praxiserlaubnis resp. der Bewilligung zur Berufsausübung)

☐ Es kann keinesfalls das Ziel Ihrer traumatherapeutischen Behandlung sein, dass man Ihr Leben vergiftet und zerstört mit unbeweisbaren satanistischen Verschwörungsmärchen. Das Therapieziel muss sein, Sie von diesem Irrsinn zu befreien und nicht, Sie immer tiefer in diese Satanic Panic und Mind Control Dummheit zu verstricken.

☐ Das Ziel jeder guten Traumatherapie ist, dass Sie immer mehr die Kontrolle über Ihre Gefühle, Gedanken und Handlungen zurückgewinnen. Sie sollen zu einem normalen Leben zurückfinden. Satanic Panic bewirkt das Gegenteil und zieht Sie immer tiefer in diesen unheilvollen Sumpf hinein.

☐ Falls Sie nur einen einzigen dieser Aufzählung bei sich selbst als zutreffend wahrnehmen, wenden Sie sich unverzüglich an eine Klinikleitung. Nutzt dies Ihnen nicht, wenden Sie sich an das zuständige Gesundheitsamt. Telefonieren Sie der Polizei ihres Wohnkantons oder telefonieren Sie an die SRF, dem Schweizer Fernsehen und bitten Sie um umgehende Hilfe und Beistand. Telefonieren Sie der Pro Mente Sana oder begeben Sie sich hilfe- und schutzsuchend unverzüglich in eine Ihrer Lokalitäten. Man wird Ihnen dort helfen! Satanic Panic Traumatherapeuten meiden solche Institutionen, Behörden oder TV-Sender wie der Teufel das Weihwasser!

Haben Sie ein Feld angekreuzt? Es genügt nur eines! Dann seien Sie bitte vorsichtig! Äussern Sie Ihren Missmut gegenüber Ihrem Psychiater oder Ihrer Traumatherapeutin und klären Sie die Situation schnell. Vielleicht gibt es nur ein dummes Missverständnis? Ihre Therapeutin, Ihr Therapeut soll wissen, dass Sie dem Satanic Panic und Mind Control Märchen gegenüber skeptisch eingestellt sind. Das Recht zur Skepsis und zum Widerstand (auch in einer Psychotherapie) ist auf Ihrer Seite!

Ihre Skepsis und Ihr Widerstand ist ein guter Schritt in Ihre Unabhängigkeit. **Sie sind die grosse ‚Lehrerin' Ihres Therapeuten, resp. Ihrer Therapeutin.**

Haben Sie Mut zu dieser Lehrerin!

Die fünf wichtigsten Ziele einer Traumatherapie:

1. Sie haben zu innerer Ruhe und Sicherheit gefunden. Ihre Symptome wie Flashbacks, Alpträume und nicht steuerbare Erinnerungen klingen ab und verlieren immer mehr an Kraft und Bedeutung. Sie haben gelernt, mit ihnen umzugehen.
2. Sie entdecken Ihre innere Stärke. Sie erleben, wieviel Kraft und positive Macht Sie über sich und Ihr Leben gewonnen haben.
3. Sie werden immer mehr zu einer aktiv handelnden Person und benötigen dazu je länger je weniger Ihre Traumatherapeutin.
4. Ihr Trauma und die mit ihm zusammenhängenden Erinnerungen verlieren an Wirkung. Sie können Ihr Trauma steuern.
5. Sie haben mit Hilfe der Therapie eine neue Lebensperspektive entwickelt und Ihr Therapeut ist deren Architekt. Nach der Therapie wird das Trauma Ihr Leben nicht mehr beherrschen und Sie können sich von der Traumatherapeutin problemlos in guter Freundschaft lösen. **Sie sind nun frei!**

Fazit:

Auf krude Verschwörungstheoretiker ist niemand angewiesen. Man kann keine Gedanken von Frauen und Männern programmieren und fernsteuern. Es gibt keine manipulativen Techniken zu Gedankenkontrolle resp. Mind Control. Es gibt kein Spezialwissen über Psychotraumatologie, welches geheim ist. Es gibt bisher keine Opfer von satanistischen Ritualen. Es gibt keine Täter mit Spezialwissen zu Gedankenprogrammierung und auch keine Codewörter, um Menschen willenlos zu steuern. Es gibt keine nachgewiesenen satanistischen Blutrituale, wo Babys getötet und deren Blut getrunken und deren Fleisch gegessen werden. Kein Mensch ist davon je Zeuge geworden. Es gibt keine permanente Überwachung durch Täter aus dem satanistischen Kreis. Täter oder Täterkreise sind niemals derart raffiniert, dass diese keinerlei Spuren hinterlassen. Missbrauchskreise haben nicht die Allmacht, dass sie einen ganzen Polizeiapparat und die Staatsanwaltschaft eines Landes/Kreises/Kantons oder Bundeslandes austricksen und übertölpeln können. Man muss keine Opfer vor satanistischen Tätergruppen schützen, indem man diese mit Fussfesseln bestückt oder in Isolierzimmer von Psychiatrien mittels einem 5-Punkt-Gurt ans Bett fesselt. Es gibt keine Doomsdays, an denen gemordet, geschlachtet und Böses getan wird. Auch dafür gibt es keinerlei Belege. Es gibt keine geheimen unterirdischen Gänge, wo satanistische Zeremonien im Versteckten durchgeführt werden.

Aber leider gibt es diese unsägliche Abhängigkeit der Missbrauchsopfer von ärztlichen und psychologischen Traumaspezialisten, die an solche dummen und kruden Verschwörungserzählungen glauben. Leider gibt es noch immer spezialisierte und gut ausgebildete Traumaspezialistinnen, die wie Kleinkinder an verwunderlichste Verschwörungserzählungen, an satanistische Zirkel und an Gedankenprogrammierungen glauben. Leider gibt es traumatherapeutische Spezialisten, die noch immer false memory (Fake-Erinnerungen) suggerieren und überhaupt unzulässig suggestiv therapeutisch wirken. Leider gibt es abartig gläubige Traumaspezialisten, die nicht erkennen können oder wollen, dass sie klare Behandlungsfehler begehen, die von Gesetzes wegen strafbar und verfolgbar sind. Leider gibt es einige Traumaspezialisten, die an Tätergruppen glauben, die bei ihren Opfern eine dissoziative Identitätsstörung mittels Spezialwissen erzeugen können und die angeblich ihre Opfer wie willenlose Zombies kontrollieren und steuern können. Es gibt leider auch Traumaspezialisten, die selbst eine Psychotherapie resp. eine Analyse nötig hätten.

Oberflächlich gesehen fühlen sich manche DIS-Patientinnen von ihren jeweiligen Traumatherapeutinnen verstanden und wertgeschätzt. Das tut den Seelen von Missbrauchsopfern und DIS-Patientinnen gut. Denn, so scheint es, versteht endlich jemand ihre dissoziative Persönlichkeit und die damit verbundene schwierige Trauma-Problematik. Die Verschwörungserzählung Satanic Panic dient aber nur einer engen Denkschablone, die bei der Erklärung hilft, warum jemand an einer DIS leidet. Die Denkschablone dieses Verschwörungsmärchens aber ist falsch! Die These, dass sich der menschliche Geist dissoziiere aufgrund brutalster Traumata, begangen durch Satanisten, ist sehr umstritten und bisher nirgends bewiesen.

Das menschliche Gehirn ist auch anderweitig in der Lage, Erinnerungen oder Emotionen etc. abzuspalten, als durch dieses unsägliche Satanic Panic Märchen.

Auf der anderen Seite fühlen sich manche Traumaspezialisten als auserlesene Psychotherapeuten in der Lage und wertgeschätzt, dass nur sie Traumaopfer mit ihren speziellen Problemen verstünden. Solche Traumaspezialistinnen sind der Meinung, dass nur sie Missbrauchsopfern helfen könnten und meinen mit Stolz, sie seien als auserlesene Heiler in der Lage, dissoziative Patienten behandeln zu können. Das ist eine unglaubliche Selbstüberhöhung. Selbst ein Siegmund Freud oder ein Carl Gustav Jung haben ihre Studien und psychotherapeutischen Fähigkeiten immer wieder hinterfragt und bezweifelt.

Viele Traumaopfer erleben solche sich selbst überhöhenden Traumaspezialisten jedoch vielmehr als schwach, als überfordert und manipulierbar, erleben sie quasi gegenteilig. Und erleben ihre Traumatherapeuten keineswegs als effizient hilfreich, sondern eher als überlastet, weil sie über Jahre von diesen Therapeuten nur immer tiefer in diesen Sumpf der Satansverschwörung hineingezogen, anstatt geheilt werden. Diese Traumaspezialisten erzeugen zusammen mit ihren Therapieopfern eine ausweglose Fantasiewelt mit fantastischen Erinnerungen, mit Familienzerwürfnissen und mit der Empfehlung zur Flucht vor Tätern ins ferne Ausland. Aus dieser Verkettung kommen weder die Missbrauchsopfer noch diese Therapeutinnen und Therapeuten je wieder heraus. Diese Therapeutinnen und Therapeuten stecken in ihrer eigenen Blase fest. Anstatt ihre Mandanten in der Therapie zu stärken und gesunden zu lassen, bestärken sie diese nur in ihrer kruden Fantasiewelt und heilen dadurch niemanden.

Dies führt ihre satansbezogene Traumatherapie in einen Misserfolg resp. in eine Sackgasse! Die gewünschten therapeutischen Effekte und Heilungen bleiben aus und machen einen weiten Bogen um die Patientinnen und Patienten. Misserfolg ist, wenn es zu einer Verschlechterung im Sinne einer Verstärkung und Ausweitung des Traumas resp. der DIS-Symptomatik kommt. Es geht auch dann um einen Misserfolg, wenn die Risiken einer Behandlung zu einer Verschlechterung geführt haben, z. B. weil sich unvorhergesehene Komplikationen oder Suizide einstellen.

Es kann auch Nebenwirkungen der Therapie geben, etwa wenn unerwünschte Effekte auftreten, die direkt auf eine falsche Behandlung zurückzuführen sind. Und genau dies kann bei schlechten Traumaspezialisten geschehen.

Leider gibt es eine Reihe von Seelsorgern, von Pädagoginnen und von Organisationen, die ebenfalls an diese dunklen Mächte und an diese satanistischen Tätergruppen glauben, deren man nie habhaft werden könne, weil sie staatsanwaltschaftlich und polizeilich gut vernetzt und geschützt seien. Es gibt sogar Politiker, die auch an diesen Unsinn glauben. Nebst Kliniken gibt es leider bereits Dutzende von Therapeutinnen und Therapeuten, die versteckt in ihren privaten Praxen herumtherapieren und Satanic Panic, Mind Control und false memory etc. verbreiten.

Die Schweiz ist hier keine Ausnahme. Diese Verschwörungstheorie wütet auch in Deutschland, Österreich und in weiteren Ländern. Dies ist gewiss und bald wird es sich zeigen. Solche Kliniken und privaten Traumapraxen sollte man umgehend schliessen und die Traumatherapeuten mit einem Verbot der Berufsausübung belegen.

Die Geschichte der Satanic Panic und Mind Control ist somit leider noch nicht zu Ende geschrieben, sie wird sich noch fortsetzen. Die Psychoszene ist leider zu stark durchtränkt von esoterischen Traumaspezialistinnen, die an krude Verschwörungsmärchen glauben. Das Märchen des Satanic Panic wird in den verschiedensten privaten Traumatherapien derzeit kräftig verbreitet und vulnerable Menschen, die wegen ihres Traumas um Hilfe suchen, werden darin weiterhin geschädigt werden.

Man kann nur hoffen, dass irgendwann und irgendwo wieder einige Investigativ-Reporter diese unsäglichen Machenschaften esoterisch gesinnter Traumatherapeutinnen und Traumatherapeuten aufdecken und medial verbreiten.

Warten wir es ab.

Was sagt eigentlich der grösste schweizerische Verband der Psychologinnen und Psychologen zur Misere der Satanic Panic und Mind Control in ihren Reihen?

FSP – Föderation der Schweizer Psycholog:innen

Mit über 10'000 Mitgliedern ist die Föderation der Schweizer Psychologinnen und Psychologen der grösste Berufsverband. Der Vorstand des FSP bildet das exekutive und strategische Führungsorgan, die Geschäftsstelle agiert als operatives Zentrum.

Der Titel ‚**Psychologin FSP**' steht für seriöse, wissenschaftlich fundierte und in der Praxis erprobte Leistungen. Psychologen und Psychologinnen des FSP nehmen regelmässig an Weiterbildungen teil und halten sich an die **ethischen Grundsätze der Berufsordnung.**

Nachdem in den letzten Jahren in der Schweiz immer mehr Medienberichte zum Thema der Verschwörungserzählung ‚Satanic Panic' erschienen sind, sah sich der Berufsverband im Jahre 2024 genötigt, dazu ein sog. **Faktenblatt zum Wissensstand Dissoziative Identitätsstörung & Psychotraumatologie** herauszugeben, welches an alle Mitglieder des FSP gelangte. Darin wurde instruiert und aufgefordert, sich im Arbeitsalltag bei Hinweisen auf Satanic Panic streng an die **Berufsordnung** und an die spezifischen **Verhaltensempfehlungen** zu halten. Bei Zuwiderhandlungen drohte die Föderation fehlbaren Psychologinnen und Psychologen mit einer Busse von bis zu 25'000 Franken und einem Ausschluss aus dem Verband.

Endlich also, im Juni 2024, rund 2½ Jahre nach der Aufdeckung der Satanic Panic-Geschehnisse durch das Schweizer Fernsehen SRF, publizierte der grösste Berufsverband der Schweizerischen Psychologinnen (**FSP**) ein dringend nötiges ‚Faktenblatt Wissensstrand Dissoziative Identitätsstörung & Psychotraumatologie'. Darin erschienen auch Aussagen zu Satanic Panic und Mind Control und zur Situation und zum therapeutischen Umgang mit Patientinnen mit einer Dissoziativen Identitätsstörung.

Besagtes Faktenblatt war notwendig geworden, nachdem einige Psychologinnen und Psychologen wie auch Psychiater bis hinauf in die obersten Kaderetagen von Chef- und Oberärztinnen den tugendhaften Pfad der Berufsethik resp. der Berufsordnung ihres jeweiligen Standes, zu denen sie sich zählten, etwas allzu arg ausgetreten und sogar verlassen hatten. Einige wandelten auf Wegen, die ethische und ordnungsgemässe Grundsätze mit Füssen traten.

Der Fachverband monierte nun seinen Mitgliedern, sich ideologieneutral zu benehmen und wissenschaftsbasiert zu agieren. Eine dumme Verschwörungserzählung hatte reale psychische Erkrankungen beinhaltet, allem voran die DIS. Dazu wurde das Faktenblatt erschaffen, welches nun Hitzköpfe wieder zurück zur wissenschaftlichen Basis drängte.

Das Faktenblatt hielt unmissverständlich fest, dass für ‚Satanic Panic in Assoziation mit Mind Control' **keinerlei Beweise existierten, weder im juristischen Sinne noch in wissenschaftlicher Evidenz.** Effizienter liess es sich nicht sagen, dennoch gab es Psychologinnen und Psychologen, die *‚Hamlets Spruch, wonach es zwischen Himmel und Erde Dinge gäbe, die wir mit unserem aktuellen Wissen und unserer Vorstellungskraft nicht erfassen können'*, drastisch abkürzten und in verschwörungstheoretischer Manier ihr ungeprüftes und vermeintliches Wissen direkt zur Wahrheit transferierten.

Zum **Thema ‚Satanic Panic'** hielt das Faktenblatt unmissverständlich fest, dass die Erzählungen von Satanic Panic auf subjektiven und unbestätigten Erlebnisberichten beruhten (1.1 Satanic Panic, FSP Faktenblatt S. 3). Die tatsächliche Existenz solcher Kulte oder Taten, so das Faktenblatt, wird weitgehend angezweifelt und es gibt keine entsprechenden Beweise.

Zum **Thema ‚Mind Control'** hält das Faktenblatt fest, dass *‚die oben ausgeführte Erklärung von Mind Control in Fachkreisen umstritten sei und* **überwiegend** *kritisch betrachtet würde, da es an stichhaltigen wissenschaftlichen Belegen für die Existenz und Effektivität solcher Praktiken gänzlich fehle. Es ist wichtig, dass sich die Diskussion über solche Phänomene auf empirische Evidenz stützt. Daher sind Beiträge über die Wirkungsweise von Mind Control aufgrund der fehlenden Evidenzbasis als kritisch anzusehen. Sie tragen nicht dazu bei, ein umfassenderes Bild der DIS und anderer psychischer Erkrankungen zu geben und können für Klinikerinnen verwirrend wirken. Es ist zudem gefährlich, wenn solche Behauptungen in die Praxis integriert werden, obwohl es keinerlei Beweise für ihre Existenz oder die Wirksamkeit und Sicherheit entsprechender Interventionen gibt, denn dies hat potenziell schädliche Auswirkungen auf die Patientinnen und die Qualität der psychotherapeutischen Versorgung* (1.2 Mind Control, Faktenblatt SFP S. 3).'

Zwar gestand die FSP auch Befürwortern der Satanic Panic und Mind Control eine entsprechende Wahrnehmung ein, meinte jedoch, dass Behauptungen über die satanische Gewalt und Mind Control zu erheblichen Kontroversen und Debatten in der Fachwelt geführt hatten und führen werden. Der Verband hielt fest, dass die Erzählung von Satanic Panic und deren Folgestörungen zwar in den Bereich der Psychotraumatologie falle, aber es läge keine konkrete Evidenz für die Existenz von satanistischen Täternetzwerken resp. für die Machbarkeit von Mind Control Techniken vor. Dennoch seien **die im Rahmen der Satanic Panic diskutierten psychischen Erkrankungen real** und verdienten Beachtung in Klinik und Forschung.

Damit kam der Verband dem Verschwörungsnarrativ, resp. der diesem ‚Theorem' nahestehenden Traumapersonal weit entgegen, was vielleicht einst nachkorrigiert werden muss. Es wird sich zeigen.

Aber es ist ja nicht die Krankheit der DIS, die angezweifelt wird, sondern der Rahmen des Satanic Panic und Mind Control. Hier dürfen sich Traumatherapeutinnen und Psychiater nicht nochmals verwirren lassen.

Immerhin zeigte der Verband FSP, dass sogar die DIS (als Erkrankung) in Fachkreisen nach wie vor ein kontrovers diskutiertes Störungsbild ist. Neben dem (befürwortenden) **Trauma-Modell** gebe es auch jene skeptisch iatrogene Theorie (**Fantasie-Modell** oder soziokognitives Modell), dass Dissoziation auf der **Suggestibilität** in Therapien, auf **Simulation**, auf **kognitiven Verzerrungen** oder auf **falschen Erinnerungen** bei vulnerablen, oft Trauma exponierten Personen zurückzuführen sei.

Polizeilage zu Satanic Panic

Zur Einordnung der Polizei schrieb die FSP in Abschnitt 3.1 wie folgt:

> **Einordnung im Kontext von Satanic Panic**
>
> Während es die DIS gibt und dieses Krankheitsbild auf Traumaexposition, insbesondere sexuellem und körperlichem Missbrauch beruht, lassen sich keine Beweise für die Existenz der DIS im Kontext von Satanic Panis finden (siehe dazu den Abschnitt zur polizeilichen Lage). Zudem gibt es keine wissenschaftliche Evidenz dafür, dass eine DIS bewusst erzeugt werden kann, wie es das Phänomen des Mind Controls schildert. Um das Vorliegen einer DIS beurteilen zu können, ist eine sorgfältige Differenzialdiagnostik zentral, weswegen die Abgrenzung der DIS zu anderen Krankheitsbildern im Folgenden thematisiert wird.

,Aus einer Anfrage des Zürcher Regierungsrats und der darauffolgenden offiziellen Stellungnahme der Kantonspolizei Zürich im Jahr 2019 geht hervor, dass keine Statistik zur Anzahl der Fälle von ritueller Gewalt geführt wird, da dies kein eigenständiger Straftatbestand darstellt.

*Entsprechende Fälle würden von anderen Tatbeständen wie sexuelle Nötigung, Vergewaltigung, Körperverletzung, Freiheitsberaubung oder Drohung abgedeckt. Die Kantonspolizei Bern bestätigt im September 2023 auf eigene Anfrage diese Position. Ferner seien in Bern aktuell keine Fälle bekannt. Aus der Mitteilung der Kantonspolizei Zürich von 2019 folgt hingegen, **dass bei der Staatsanwaltschaft einige Verfahren zu ritueller Gewalt hängig waren,** diese aber im Verhältnis zu den gesamthaft untersuchten Gewalt- und Sexualdelikten gering ausfallen.* (3.1. Einordnung der Polizei, FSP Faktenblatt S. 10) *Die Kantonspolizei informiert die Bevölkerung wie üblich zu aktuellen Fällen.*

In der Stellungnahme der Kantonspolizei Zürich wird weiter angeführt, dass organisierte und rituelle Gewalt voneinander zu trennen sind. Letztere stehe in der Regel unter dem Einfluss religiöser bzw. kultischer oder ideologischer Einstellungen. Damit ist das Phänomen der rituellen Gewalt von anderen realen Formen der Gewalt und organisierter Kriminalität wie Menschenhandel abzugrenzen. Eine kriminelle Organisation wird als eigener Strafbestand (Art. 260ter StGB) erfasst. Organisierte Gewalt ist also sehr wohl dem Strafgesetzbuch unterworfen und entsprechende Fälle sowie die Aufdeckung von solchen Organisationen werden verfolgt.

Wenn schliesslich ausgesagt wird, dass keine Fälle von ritueller Gewalt je bestätigt wurden, wird dadurch das Vorhandensein von organisierter Kriminalität nicht verleugnet. Schlichtweg gibt es aber keine Beweise für die Existenz einer Gruppe, die rituelle Gewalt ausübt, und dies obwohl seit den 80er Jahren immer wieder entsprechende Ermittlungen laufen. Das Vorhandensein von satanischen Netzwerken und deren Fähigkeit zur mentalen Beeinflussung von Opfern wurden in zahlreichen Ländern schon seit Jahren untersucht. Dabei konnten nie auch nur entsprechende Hinweise gefunden werden (Schetsche & Schmidt, 2015).

Dennoch finden immer wieder solche Ermittlungen statt. Ein Beispiel für ein Verfahren in den letzten Jahren liefert der Fall «Nathalie» im Kanton Solothurn.' (3.1. Einordnung der Polizei, FSP Faktenblatt S. 10 + 11)

Im Abschnitt (4. Berufsethische Grundlage, FSP Faktenblatt, S. 13+14) formuliert das Faktenblatt Grundprinzipien resp. Verstösse und schreibt:
,Die Berufsordnung bezweckt, die Ethik und Qualität der psychologischen Leistungen zu gewährleisten, das Vertrauen zwischen Psychologinnen und ihren Klientinnen zu fördern, das Ansehen der Psychologieberufe zu wahren und die Öffentlichkeit vor missbräuchlicher Anwendung der Psychologie zu schützen.

Die Berufsordnung der FSP ist für deren Mitglieder verbindlich. Sie müssen ihre Berufsausübung an den darin verankerten ethischen Standards orientieren. Mit dem Beitritt zur FSP verpflichtet sich jedes Mitglied zur Einhaltung der Berufsordnung (BO). Bei Verstössen gegen die Berufsordnung kann eine Beschwerde gegen das betreffende Mitglied bei der FSP eingereicht werden.

FSP-Mitglieder tragen eine hohe Verantwortung bei der Ausübung ihrer Tätigkeit. Sie sind sich dieser sowohl gegenüber ihren Klientinnen als auch ihren Kolleginnen sowie gegenüber der Gesellschaft bewusst. Sie vermeiden es, Schaden zuzufügen, und sind für ihr Handeln verantwortlich. ...

Zudem verzichten FSP-Mitglieder auf jede Form von ideologischer und religiöser Beeinflussung.'

Was die ideologische Beeinflussung anbelangte, sind auch Verschwörungserzählungen resp. ähnliche Theorien gemeint, somit auch das **Satanic Panic Mind Control Verschwörungsnarrativ**. Die FSP hätte gut daran getan, diesen Begriff der ,ideologischen Beeinflussung' klarer auszudeuten und einen Bezug zur Ideologie der Satanic Panic und Mind Control herzuleiten. Satanic Panic und Mind Control ist nichts anderes als genau eine solche Ideologie. (Ideologien sind Denkungsarten, resp. Denkungsweisen, Ideologie ist ein an bestimmte soziale Gruppen angebundenes System von Weltanschauungen und Wertungen. Ideologien sind auch weltanschauliche Konzeptionen, innerhalb der die Ideen der Erreichung politischer und wirtschaftlicher Ziele dienen.)

Die Ideologie des Satanic Panic und Mind Control versucht im Grunde nichts anderes als eine Beweisführung via der Traumatherapie mit DIS-Patientinnen zu erbringen, dass Satanskulte in der Lage seien, spezielle Dissoziationen bei Menschen zu errichten um diese als leibeigene Zombies für sexuelle oder violente Zwecke oder Eigeninteressen per Kommando zur Verfügung zu stellen. Diese Ideologie schreckt nicht davor zurück, selbst die Justiz und die Polizei als Mittäter zu benennen.

*‚Aus diesen Geboten leitet sich ab, dass Psychologinnen sich bei ihrer Arbeit an wissenschaftlich anerkannte Methoden halten müssen. … Halbwahrheiten oder gar Unwahrheiten dürfen zwar mit Klientinnen bei Bedarf besprochen werden, **müssen aber als solches klar deklariert werden**. Geschieht dies nicht, so bewegt sich die Psychologin nicht nur in der Nähe der ideologischen Beeinflussung (Suggestion, Manipulation), welche die BO klar verbietet, sondern auch ausserhalb der von der BO geforderten Sicherstellung der professionellen Qualität und Wissenschaftlichkeit.*

Ein solches Verhalten kann von der BEK, der Berufsethikkammer der FSP, geahndet werden, was unter anderem einen Verweis, eine Auferlegung des Besuchs von Fortbildung- und Supervisionsstunden, eine Busse von bis zu CHF 25'000, und / oder den Ausschluss aus der FSP zur Folge haben kann. (4. Berufsethische Grundlage, FSP Faktenblatt, S. 13+14)

Ausserhalb jeder psychologischen Kompetenz liegt die strafrechtliche Wahrheitsfindung. Diese kann dazu führen, dass ein Fall nicht mehr einer gerichtlichen Beurteilung zugeführt werden kann. Es schleicht sich der Verdacht auf, dass dies im Beispiel der Familie H. von Herisau möglicherweise geschah.

Bei den Verhaltensempfehlungen (Kap. 5, des FSP Faktenblattes) gehen diese so weit, dass Psychologinnen bei entsprechenden Schwierigkeiten sich vom BEK (der Berufsethik-Kammer der FSB) beraten lassen sollten und beraten lassen können. Bei unklaren Rechtsfragen sind die Mitglieder angewiesen, sich an den Rechtsdienst der FSP zu wenden.

Das Faktenblatt geht sogar so weit, ihre Mitglieder zu berechtigen, **berufsethisch heikles Verhalten** anderer Mitglieder der Berufsethik-Kammer (BEK) zu melden. Die ‚Denunziantin' muss sich dabei jedoch ihrem Berufsstand gegenüber loyal verhalten, ihrer Berufskollegin mit Respekt begegnen und darf keine unsachliche Kritik üben. Aber wer denunziert (aus höheren beruflichen Beweggründen) schon gerne eine Berufskollegin? Immerhin: schon in der Präambel der Berufsordnung, resp. in der berufsethischen Richtlinie für FSB-Mitglieder steht: ‚*Bei Verstössen gegen die Berufsordnung kann eine Beschwerde gegen das betreffende Mitglied bei der FSP eingereicht werden.* (FSP Berufsordnung, Präambel, S. 5)'

Das **Reglement zur Behandlung von Beschwerden durch die Berufsethikkammer (BEK) der Kommission der Verbandsgerichtsbarkeit** (Stand 1. Januar 2023) gibt Psychologinnen und Psychologen eine gute und hilfreiche Anwendung, wie sie ihre Klage resp. ihre Beobachtung auszuführen haben. Dieses müsste im Grunde genommen jede weitere Satanic Panic und Mind Control Verschwörungstheorie in den psychotherapeutischen Praxen der Schweiz zukünftig verhindern. Reglemente und Berufsordnungen wären dazu bereit, nun fehlt es hoffentlich nicht an mutigen und ehrbaren Charaktern bei den Mitgliedern.

Literatur und Quellen

Literatur und Quellen sind im Text erwähnt.

Hinweis

In meiner Schreibwerkstatt entstand auch eine mehrbändige Buchreihe über Krankheiten des menschlichen Geistes. Darin geht es um das ‚**Verrückt-Sein**‘, um seelische und geistige Krankheiten, die Menschen auf dem Lebensweg begleiten.

Die bald 2000 Seiten umfassende Buchreihe ist chronologisch aufgebaut, beginnt also in der sog. Urzeit, besser gesagt im Neolithikum (Trepanationen), erwähnt den Schamanismus und dessen geistigen Heiler, führt über das alte Ägypten, über China ins antike Griechenland z. B. zu Asklepios, Hippokrates und Galen.

Ebenso erwähnt wird das alte Rom, der Byzanz und der Islam mit den jeweiligen Vorstellungen über Geisteskrankheiten.

In einem Folgeband wird die christliche Dämonologie tangiert, die monastische Medizin, Bader und Quacksalber, Steinschneider und Wundheiler und geht über die mittelalterlichen Narren bis in die Zeit der Entstehung der ersten Tollhäuser und behandelt auch kuriose Krankheitsbilder wie den Veits-Tanz.

In der Zeit der Renaissance begegnen wir der Alchemie, der Iatromedizin, Paracelsus, Melanchthon und Weyer, nicht ohne auch das auf den Geist wirkende Krankheitsbild der Syphilis zu erwähnen.

Weiter führt uns die Zeit in die Inquisition mit ihrem Hexenglauben, berührt die Dämonologie, die Besessenheit als Geisteskrankheit und führt uns zum Exorzismus des Rituale Romanum. In die Neuzeit geleitet uns ein Bogen nach Möttlingen, wo Teufelsaustreibungen eines Blumhardt an der Tagesordnung waren.

Im nächsten Band wird die ‚vorpsychiatrische‘ Zeit erwähnt, resp. deren Vertreter wie Willis, Sydenham, Stahl Cheyne, Battie, Cullen, Tuke und auch den noch heute berühmten Franz Anton Mesmer, die sich den Seelenkranken annahmen.

Im nächsten Band begegnen wir einer ersten, noch zaghaften Psychiatrie und erwähnen die Pioniere der Anstaltspsychiatrie wie Pinel, Reil, Chiarugi, Esquirol. Hölderlins Krankheit wird ebenso erörtert wie die brutale moralische (physische) Behandlung seiner Krankheit.

Im nächsten Band begegnen wir den grossen Pionieren der Psychiatrie und ihren Behandlungsmethoden: Horn, Heinroth, Jacobi, Nasse, Conolly und Griesinger, nicht ohne den Fall des Königs Ludwig II. von Bayern zu behandeln.

Band 8 ist noch in Arbeit, aber der letzte Band 9 ist schon käuflich. Er behandelt die Psychiatrie während der Nazi-Zeit, erörtert die Euthanasie von Geisteskranken und erwähnt Psychiater wie: Forel, Bleuler, Kraepelin und widmet sich der Degeneration und Eugenik.

Die Verrückten – Irrsinn in der Geschichte.

Bisher sind 8 Bände erschienen, ein letzter Band befindet sich noch im Aufbau.

Band 1

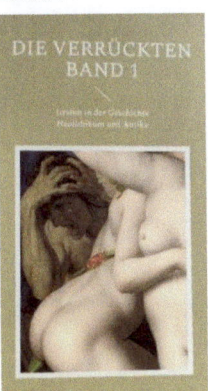

Neolythikum / Antike

Band 2

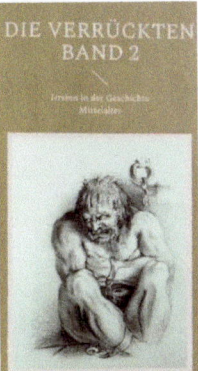

Mittelalter

Band 3

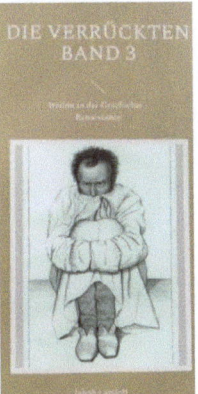

Renaissance

Band 4

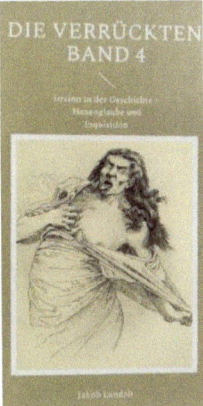

Hexenglaube

Band 5

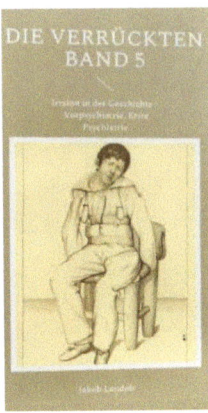

Vorpsychiatrie

Band 6

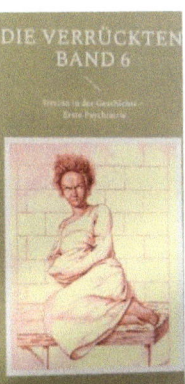

Erste Psychiatrie

Band 7

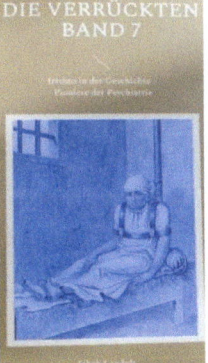

Pioniere der Psychiatrie

Band 9

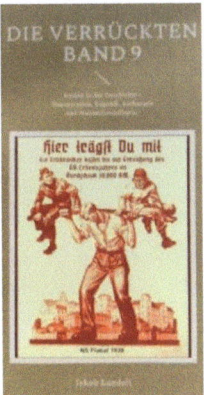

Psychiatrie der Nazizeit